Gustav Jungbauer

Deutsche Volksmedizin

Deutsche Volksmedizin

Ein Grundriß

Von

Gustav Jungbauer

Walter de Gruyter & Co.

vormals G. J. Göschen'sche Verlagshandlung — J. Guttentag, Verlags-
buchhandlung — Georg Reimer — Karl J. Trübner — Veit & Comp.

Berlin und Leipzig

1934

Archiv-Nummer 46 12 34

Druck von Walter de Gruyter & Co. Berlin W 10

Printed in Germany

Vorwort

Die Volksmedizin war bisher ein Stiefkind der deutschen Volkskunde. In den volkskundlichen Schriften wird sie meist nebensächlich behandelt, in der „Deutschen Volkskunde" von K. Reuschel sind ihr ganze vier Seiten eingeräumt. Auch an den deutschen Hochschulen wurde sie bisher wenig beachtet, bloß an der Deutschen Universität in Prag werden seit 1925 regelmäßige Vorlesungen über dieses Stoffgebiet abgehalten.

Dafür besteht von seiten der Ärzte und medizinischen Sachgelehrten ein umfangreiches Schrifttum, das einseitig ist, weil sich überall die Einstellung des Arztes zeigt, der den Stoff zuweilen mit dem überlegenen Lächeln des alles besser Wissenden betrachtet. Es ist auch einseitig, weil es meist landschaftlich beschränkte Darstellungen sind. Zudem begnügt man sich in diesem Schrifttum gewöhnlich mit der trockenen Wiedergabe der Tatsachen, ohne auf eine wissenschaftliche Erklärung der Erscheinungen einzugehen. Hierin bildete bloß der 1914 gestorbene Tölzer Badearzt Max Höfler eine Ausnahme, der ungefähr 200 volkskundliche Arbeiten geschrieben hat. Leider war er ein Kind seiner Zeit und wandelt oft im Irrgarten einer falsch verstandenen Mythologie. Im übrigen ist die Meinung, daß der Arzt an der Quelle der Volksmedizin sitzt und vor allem berufen ist, den volksmedizinischen Stoff zu sammeln und zu erforschen, nicht richtig. Nur ausnahmsweise, wenn er selbst aus dem Volke stammt und klug vorgeht, wird er beim Stoffsammeln Erfolg haben. Sonst hüten sich gewöhnlich sowohl die Volksheilkünstler wie auch die von ihnen Behandelten, einem Arzt nähere Angaben zu machen. Von zwei Ärzten stammt auch das Hauptwerk, die „Vergleichende Volksmedizin" von O. v. Hovorka und A. Kronfeld. Die zwei Bände, von welchen der erste Schlagwörter in alphabetischer Reihenfolge bringt und der zweite sich mit den einzelnen Krankheiten befaßt, sind als Einführung in die deutsche Volksmedizin nicht geeignet. Denn diese wird mit den durchaus nicht immer gleichartigen Vorstellungen und Überlieferungen anderer Völker vermengt, so daß sich kein klares, übersichtliches Bild gewinnen läßt. Dem wissenschaftlichen Arbeiter wird überdies die Benutzung dieses Werkes durch die ungeschickte Art erschwert, wie auf die Quellen verwiesen wird.

Eine schon lange bestehende Lücke im volkskundlichen Schrifttum auszufüllen, ist daher der Zweck des vorliegenden Buches. Es bietet einen Überblick über den wesentlichen Stoff und einen Einblick in die geistig-seelischen Voraussetzungen und Grundlagen. Es beschränkt sich auf die deutsche Volksmedizin und offenbart so einerseits die deutschen Besonderheiten und andrerseits die allgemein menschlichen Zusammenhänge, die gerade der volksmedizinische Glaube und Brauch in reichem Maße aufweist. Der Stoff ist dem Schrifttum der letzten Jahrzehnte entnommen, stammt aber zum Teil auch aus eigener Beobachtung des Verfassers. Immer wieder wurde getrachtet, vor allem die Erscheinungen der Gegenwart festzuhalten und in den Vordergrund zu stellen. Wenn auch manches Vergangene aufgenommen wurde, das sich gegenwärtig nicht mehr belegen läßt, so ist zu bemerken, daß es auf dem Gebiete der Volksmedizin wie des Aberglaubens ganz unmöglich ist, die Erscheinungen zeitlich genau zu bestimmen und abzugrenzen. Ein volksmedizinischer Brauch, der um 1850 noch in Übung war und heute anscheinend ganz vergessen ist, kann unter Umständen im Jahre 1950 irgendwo wieder überraschend auftauchen, wenn die gleichen Voraussetzungen und Umstände gegeben sind. Im übrigen sind nicht die einzelnen Formen die Hauptsache, sondern ihr Inhalt, die Vorstellungen, aus denen sie erwachsen sind. Und diese bestehen heute noch wie früher und werden bestehen, so lange Menschen leben und leiden.

Unser Grundriß soll nicht bloß dem wissenschaftlichen Arbeiter als Hilfsbuch dienen, sondern auch alle jene in den Stoff einführen helfen, die damit beruflich immer wieder zu tun haben, namentlich Lehrer, Ärzte, Geistliche und Volksbildner.

Die Handschrift wurde vor der Drucklegung von einem Facharzt, Herrn Sanitätsrat Dr. A. Klein in Prag, durchgesehen, wofür ihm der Verfasser seinen verbindlichsten Dank ausspricht.

Prag, Allerseelen 1933

Gustav Jungbauer

Inhaltsverzeichnis

Einleitung

Unter Volksmedizin versteht man den Inbegriff der von alters her überkommenen Krankheitsvorstellungen und Heilverfahren des Volkes im Gegensatz zur wissenschaftlichen Medizin [1]).

Wie bei dieser ließe sich auch bei der Volksmedizin das Stoffgebiet gliedern in Anatomie, Physiologie, Pathologie mit ihren zahlreichen Abteilungen, Therapie, Hygiene usw., wobei die Therapie mit ihren Hilfswissenschaften den größten Raum einnehmen würde.

Die volkskundliche Wissenschaft muß aber eine ganz andere Stoffgliederung vornehmen, die ihrer besonderen Einstellung entspricht. Die wissenschaftliche Medizin beschäftigt sich mit der Volksmedizin nur insoweit, als sie innerhalb der Geschichte der gesamten Medizin eine Rolle spielt und dem Praktiker greifbare und verwertbare Erkenntnisse und Erfahrungen darbietet. Der Volksforscher dagegen muß den Ursachen und Zusammenhängen der Erscheinungen nachgehen, er muß ihre Entstehung und Entwicklung untersuchen und ihre Beziehungen zu den übrigen Volksüberlieferungen darlegen. Außer den psychologischen Grundlagen der Volksmedizin, die sich im allgemeinen auf dem gleichen Geleise bewegen wie die des gesamten Volksglaubens, muß er aber auch die sprachlichen und dichterischen Seiten dieses Gegenstandes beachten, wie sie insbesondere in den Krankheitsnamen und Heilsegen zum Ausdruck kommen. Denn gerade hier äußert sich die Eigenart des Volkes am besten und ergibt sich gar mancher Unterschied gegenüber andern Völkern.

Ein großer Unterschied zwischen der wissenschaftlichen Medizin und der Volksmedizin besteht ferner darin, daß diese nur eine

---

[1]) Hovorka-Kronfeld I. XIV.

ganz kleine Zahl von Krankheiten kennt, mit einer einzigen Bezeichnung viele Krankheiten, die von der wissenschaftlichen Medizin getrennt betrachtet und behandelt werden, zusammenfaßt und alles in der gleichen Weise und mit den gleichen Mitteln zu heilen sucht.

Manche Krankheiten, die der Arzt als sehr ernst ansieht, hält das Volk für geringfügig und unbedeutend. Es fehlen daher hiefür besondere Heilmittel und Heilverfahren. Man beachtet vor allem jene Krankheiten, die ein Arbeiten unmöglich machen oder sich äußerlich auffällig kundgeben. Während man etwa Nervenkrankheiten unterschätzt oder vielleicht gar belächelt, besonders dann, wenn die betreffende Person nach außen einen guten und wohlgenährten Eindruck macht, ist man gegen Kleinigkeiten, mit denen sich die wissenschaftliche Medizin nur nebenbei befaßt, sehr empfindlich. Die zahlreichen Mittel gegen die Warzen bezeugen dies am besten [1]).

Im allgemeinen hat es die Volksmedizin mit zwei Bestandteilen zu tun [2]).

1. Sehr viel ist reine Erfahrungsmedizin, baut sich auf alter Erfahrung und Überlieferung auf. Der Unterschied gegenüber der wissenschaftlichen Medizin ist oft rein äußerlich. Wenn das Volk menschliches und tierisches Blut als Heilmittel verwendet und der moderne Arzt Blutpräparate verschreibt, so ist dies nur ein technischer Unterschied. Sonst dürfte der wichtigste Unterschied darin liegen, daß in vielen Fällen bloß die wissenschaftliche Medizin die Ursachen kennt und daher, wenn auch die Volksmedizin in den gleichen Fällen dieselben Mittel anwendet, doch allein die Erklärung zu geben vermag. Obwohl die Erfahrungsmedizin aus dem Rahmen der eigentlichen Volksmedizin herausfällt, muß sie dennoch wegen ihrer Zusammenhänge mit der folgenden Gruppe stets beachtet werden.

2. Unter Volksmedizin im engeren Sinne und im Gegensatz zur wissenschaftlichen Medizin versteht man die Zaubermedizin, die nicht von der Erfahrung und Wirklichkeit ausgeht, sondern

---

[1]) Vgl. Meyer, Volksk. 263f.

[2]) Diepgen 26ff.

geheimnisvolle Beziehungen zwischen der Krankheit und der sinnlichen und übersinnlichen Welt herstellt und die Krankheiten mit Zaubermitteln abzuwehren und zu heilen sucht. Es ist nicht nötig, hier zwei Gruppen zu scheiden, von welchen die eine ihre Theorien und Methoden der religiösen, die andere der natürlich-magischen Weltanschauung entnimmt [1]). Denn auch bei der zweiten Gruppe kommen immer wieder religiöse Gesichtspunkte in Betracht, und auf primitiven Stufen ist eine Trennung von natürlichem und religiösem Zauber überhaupt unmöglich. Wenn in diesem Buche die religiösen und kirchlichen Heilmittel gesondert behandelt werden, so geschieht dies hauptsächlich deswegen, weil die kirchliche und — wie man zugleich sagen kann — katholische Volksmedizin auf deutschem Boden eine eigenartige, auch stammheitlich und geographisch bedingte Stellung einnimmt.

Die Gliederung der gesamten Medizin in die Entwicklungsabschnitte Vormedizin, Urmedizin, Volksmedizin, Zaubermedizin und Berufsmedizin [2]) ist theoretisch ganz schön, aber praktisch unhaltbar. Vor allem ist eine Scheidung der Begriffe Volksmedizin und Zaubermedizin ein Unding. Wo sie versucht wurde, sieht man deutlich, daß der Begriff Volksmedizin falsch aufgefaßt wurde und daß sich auch mit dem Begriff Zaubermedizin unklare und einseitige Vorstellungen verbanden. So wurde z. B. behauptet, daß in der Volksmedizin „der gesunde Menschenverstand, die kalte Überlegung, der logische Schluß die erste Rolle spielen, während in der Zaubermedizin ein Hauptfaktor vorherrscht, und das ist der Animismus, und zwar sowohl der eingebildete als auch der vorgespiegelte" [3]).

Die Volksmedizin bestand seit je und auch schon in den Zeiten der Vor- und Urmedizin, die ebenfalls reine Volksmedizin waren, aus Erfahrungs- und Zaubermedizin. Mit dem Aufkommen der Berufsmedizin (Schulmedizin oder wissenschaftliche Medizin) stellten sich zwischen ihr und der Volksmedizin Beziehungen ein, indem diese manches aus der Schulmedizin übernahm und ent-

---

[1]) Ebd.

[2]) Hovorka, Medizin 2ff.

[3]) Ebd. 199.

weder als reine Erfahrungsmedizin ausübte oder mit Motiven der Zaubermedizin verband und in dieser Richtung weiterbildete. Es ist aber ganz unrichtig, wenn immer wieder geschrieben wird, daß aus der sogenannten Oberschicht, in unserem Falle aus der Schulmedizin, „Kulturgut in die breiten Volksschichten herabgesunken“ [1]) sei, und dabei völlig übersehen wird, daß aus dem Erfahrungsteil der Volksmedizin gar viel „Kulturgut“ in die Oberschicht „hinaufgestiegen ist“. Und man kann auch in der Gegenwart bemerken, daß die wissenschaftliche Medizin noch immer manches aus der Volksmedizin lernt und übernimmt.

In diesem Zusammenhang muß ausdrücklich betont werden, daß auch für die deutsche Volksmedizin eine Scheidung zwischen einer Oberschicht und der Volksmasse und damit eine Scheidung zwischen einem sogenannten Kulturgut und einem primitiven Gemeinschaftsgut ganz und gar abzulehnen ist, selbst dann, wenn sie im Hinblick darauf, daß „im realen Leben weder eine Ober- noch eine Unterschicht in der hier sorgsam destillierten Reinheit besteht, sondern daß ein Übereinander vieler geistiger und sozialer Schichtungen von zahlreichen vertikalen und diagonalen Bildungen durchkreuzt wird“ [2]), nur als eine Behelfskonstruktion gedacht ist.

Denn bei der Volksmedizin ist das ganze deutsche Volk tätig und leidend, gebend und nehmend, neu schaffend und überliefernd beteiligt. Hier gibt es keine Schichten, kein Oben und Unten, sondern nur Menschen [3]). Die Geschichte der deutschen Volksmedizin beweist, daß Angehörige aller Stände als Volksärzte in Betracht kommen, von den Herrschern, die durch Handauflegen und daher durch Zauber geheilt haben, bis zu den Schäfern, die in gar mancher Hinsicht erfahrene Berufsärzte waren. Die Geschichte der deutschen Volksmedizin und die tägliche Erfahrung beweist andrerseits, daß Angehörige aller Stände von den volksmedizinischen Heilverfahren und Heilmitteln Gebrauch machen. Man könnte hier höchstens den Unterschied machen, daß der dumme und ge-

[1]) Klapper, Schles. Vk. 101.

[2]) A. Spamer, Um die Prinzipien der Volkskunde. In: HessBl. 23 (1924) 89.

[3]) Vgl. Liek, Wunder 121.

fährliche, ja verbrecherische Teil der auf Aberglauben beruhenden Volksmedizin mehr bei der städtischen als bei der ländlichen Bevölkerung zu finden ist, so das Auslecken der Augen bei Augenentzündungen, wobei eine Kurpfuscherin in Hamburg ihre Kunden mit Syphilis ansteckte, die Übertragung von Geschlechtskrankheiten auf Menschen und Tiere u. a.[1])

Wichtiger als der Gegensatz Stadt und Land ist die landschaftliche und zum Teil stammheitliche Gliederung der Erscheinungen. Eine Geographie der deutschen Volksmedizin — ein Buch, das erst zu schreiben ist und von größter Bedeutung nicht bloß für die Wissenschaft, sondern auch für die praktische Pflege der Volksgesundheit wäre —, müßte davon ausgehen, daß die Bodenbeschaffenheit, das Klima, die Art der vorwiegenden Nahrungsmittel und Getränke und andere Umstände Krankheiten begünstigen oder auch einschränken bzw. ganz verhindern können. Bei der sonst kerngesunden Bevölkerung des deutschen Böhmerwaldes herrschen rheumatische und Herzkrankheiten vor, wie dem Verfasser von Militärärzten, die jahrelang bei Assentkommissionen im Böhmerwald tätig gewesen waren, vor dem Weltkrieg erzählt wurde. Das feuchte Klima des teilweise sumpfigen Waldlandes mit seinen ausgedehnten Hochmooren scheint jene Krankheiten zu fördern. Kröpfe, die in Oberschwaben, wo man sie scherzhaft Tirolerwirtel nennt, unbekannt sein sollen[2]), aber im übrigen Schwaben und vor allem in den Alpenländern sehr häufig sind, sollen namentlich durch Trinkwasser verursacht werden, das kalk- und gipshaltig ist. Deshalb ist der Kropf „in den unterjurassischen Schichten des Bodens, im bunten Sandstein, Keuper, Muschelkalk und auf der sog. jüngeren Moräne besonders häufig, ja geradezu endemisch“ [3]). Auch in Russisch-Turkestan sagt man dem Trinkwasser im gebirgigen Süden nach, daß es Kropfbildung und überdies geschlechtliche Impotenz zur Folge habe[4]).

[1]) Vgl. unten die Abschnitte „Tierische Heilhandlungen“, „Übertragung“ u. a.

[2]) Buck, Schwaben 16.

[3]) H. Höhn, Der Kropf (Struma) im schwäbischen Volksglauben und in der Volksmedizin. In: SADk. 20 (1916) 186 = Höhn, Volksheilkunde 87.

[4]) G. Jungbauer, Kriegsgefangen. Budweis 1921, 160.

Andrerseits sind wieder Krankheiten der deutschen Landschaft fremd, wie etwa subtropische Magen- und Darmkatarrhe und Malaria-Erkrankungen mit ihren Folgen, den Störungen der Blutbildung und den Anschwellungen der Milz, die in der Volksmedizin Siziliens im Vordergrund stehen [1]).

Die Heilmittel selbst veranlassen ebenfalls landschaftliche Unterschiede. Die Umgebung muß sie vor allem liefern, und wenn ein oder das andere Mittel, z. B. eine Heilpflanze, in der Gegend nicht vorhanden ist, so tritt oft ein Ersatz ein, indem etwas im Aussehen oder auch in der Wirkung Ähnliches verwendet wird.

Noch wichtiger sind die religiösen und kulturellen Voraussetzungen, die sich ebenfalls räumlich aussprechen. Der katholische Südosten und das katholische Rheinland scheiden sich deutlich vom protestantischen Gebiet, in dem naturgemäß die vorwiegend katholischen Seiten der Volksmedizin (Krankenheilige, Wallfahrten, Votive u. a.) nur ausnahmsweise hervortreten. Es gibt daher in dieser Hinsicht kaum einen größeren Unterschied als etwa den zwischen der Volksmedizin Bayerns und Sachsens. Das Buch von C. Seyfarth „Aberglaube und Zauberei in der Volksmedizin Sachsens" (Leipzig 1913), die beste landschaftliche Darstellung der Volksmedizin [2]), die daher auch für das vorliegende Werk eine gute Quelle darbot, widmet den „Christlich-kirchlichen Dingen" bloß $2^1/_2$ Seiten. In kultureller Beziehung ergibt sich insbesondere zwischen dem fortgeschritteneren Westen und Südwesten Deutschlands und dem Osten ein Unterschied. Wenn z. B. in Baden gegenwärtig Pyramidontabletten, Aspirin- und Aspirinersatztabletten neben „Kopfwehpulvern" bereits volkstümlich geworden sind [3]), so kann man dies von weiten Gebieten des Ostens nicht behaupten.

Über diesen landschaftlichen Besonderheiten stehen die durch Volk und Rasse bedingten. Unstreitbar besitzt jedes Volk Erb-

---

[1]) Nach G. Pitré, Medicina popolare Siciliana. XIX. Band der Biblioteca delle Tradizioni popolari Siciliane. Turin-Palermo 1896. Vgl. ZfVk. 6 (1896) 337.

[2]) Vgl. die Besprechung von F. Boehm in der ZfVk. 24 (1914) 328f.

[3]) Zimmermann, Baden 22.

anlagen, die es empfänglich oder widerstandsfähig für bestimmte Krankheiten macht. Solche Anlagen können sich auch im Laufe der Entwicklung erst gebildet haben durch den Einfluß der Lebensweise und jahrhundertelange Anpassung an Grund und Boden, durch Gewöhnung und Erzeugung von Gegenstoffen, von Gegengiften im Körper, so daß ursprünglich gefährliche Krankheiten mit der Zeit harmlos oder leichter heilbar geworden sind. Man kann hier auf die allerdings wissenschaftlich noch nicht einwandfrei aufgeklärte Tatsache hinweisen, daß schon die Namen von Krankheiten eine volkliche Erbanlage und Abstammung verraten. So sollen von dem „Englischer Schweiß" genannten Schweißfriesel, von dem nur feststeht, daß er zuerst in England im Jahre 1486 auftrat, vor allem Engländer betroffen werden, und die Syphilis soll ihren weitverbreiteten Namen „Franzosenkrankheit" (morbus Gallicus) oder kurz „Franzosen" deswegen erhalten haben, weil die Franzosen von Natur besonders empfänglich sind für diese Krankheit, wobei astrologische Gründe allerdings kaum mitspielen dürften [1]).

Volklich bedingt und daher zumeist bodenständig und eigener Art ist fast alles, was in der Volksmedizin mit der Sprache zusammenhängt. Das sind die Krankheitsnamen, dann die Heilsegen, soweit sie nicht Übersetzungen aus dem Lateinischen des Mittelalters sind, und alle Heilverfahren, die sich auf einer Wort- oder Namenanalogie bzw. Etymologie aufbauen. Auch hier kann literarische Überlieferung vorliegen, z. B. wenn nach Plinius 22, 64 die Pflanze Saxifragium (saxum + frangere) dadurch hilft, daß sie die Blasensteine zerbricht, und wenn sich im Deutschen mit der ebenfalls Steinbrech benannten Pflanze derselbe Glaube verbindet [2]).

Unser Stoff ist auch zeitlich bedingt. Die Geschichte der deutschen Volksmedizin zeigt, daß einzelne Krankheiten zeitweise gar nicht vorhanden waren, weshalb auch die darauf bezüglichen Heilmittel und Heilhandlungen gefehlt haben. So soll es

---

[1]) Steinlein, Astrologie I. 398ff. Zu dieser strittigen Frage vgl. die Lit. bei Höhn, Volksheilkunde 118.

[2]) Hw. Aberglaube II. 1066.

in altgermanischer Zeit keine Leber- und Herzkrankheiten gegeben haben [1]). Und auch bei Krankheiten, die man seit je kannte und behandelte, sind nicht immer dieselben Heilverfahren üblich, kommen Schwankungen und Wandlungen vor.

Vor allem sind aber die Veränderungen von einschneidender Bedeutung, die die deutsche Volksmedizin mit der Einführung des Christentums erfahren hat, mit dem zugleich die antike Medizin vermittelt wurde. Im Volke selbst blieben freilich die Grundvorstellungen und allgemein menschlichen Grundsätze in bezug auf die Heilung von Krankheiten bestehen, der Inhalt ist oft gar nicht berührt worden, nur die Form, das Kleid hat gewechselt. Durch Vermittlung der Mönchsärzte wurde besonders viel aus Dioskurides, Plinius und spätrömischen Schriften übernommen. Dazu kam vom 10. bis 13. Jahrhundert der Einfluß der Schule von Salerno, die neben der antiken Medizin auch die arabische berücksichtigte [2]). Mit der Entwicklung einer selbständigen medizinischen Wissenschaft stellte sich endlich das bis in die Gegenwart dauernde Wechselspiel zwischen Schulmedizin und Volksmedizin ein, wobei auch diese hie und da der gebende Teil ist [3]).

Das Bild der Volksmedizin wandelt sich auch deshalb von Jahrhundert zu Jahrhundert, derzeit schon von Jahrzehnt zu Jahrzehnt, weil immer wieder Überlebtes und Unpassendes, mit der fortschreitenden Bildung Unvereinbares abgestoßen wird. So waren z. B. die von C. Seyfarth im Jahre 1913 für Sachsen dargestellten volksmedizinischen Formen schon damals nicht mehr Allgemeingut der breiten Volksmassen und sind es heute noch viel weniger [4]).

In der Gegenwart hat verstärkte Humanität und weitgehendes soziales Mitgefühl bewirkt, daß von staatlicher und privater Seite für alle Kranken mit Einschluß der Unheilbaren in vorbild-

1) Höfler, Volksbotanik 120.

2) Neuburger Geschichte II. 329ff.; Diepgen, Geschichte II. 13ff.

3) Vgl. R. Zaunick, Von Sinn u. Unsinn volksmedizinischen Glaubens und Brauches. In: Gesundheit u. Erziehung 45 (1932) 402, 405 f.

4) Vgl. Grundriß Sachsen I. 117, 125f.

licher Weise gesorgt wird[1]). Hierbei zeigt sich gegenüber Kranken, die dauernd arbeitsunfähig und eine Last für ihre Umgebung sind, aber auch noch heute im Volke hie und da eine harte Auffassung, die mit den Bestrebungen der öffentlichen Fürsorge nicht übereinstimmt. Das Aussetzen schwächlicher und verkrüppelter Kinder und das Töten gebrechlicher Greise lebt nur mehr in Sagen und Märchen weiter[2]).

---

[1]) So kostet dem Deutschen Reiche der Krüppel und Taubstumme täglich je 6 Mark, der Geisteskranke täglich 4 Mark 50, während der gesunde Arbeiter nur mit 2 Mark 50 Lebenshaltungskosten für den Tag rechnen kann. Es gibt im Reiche rund 450 000 mit einem schweren erblichen Gebrechen behaftete Menschen, deren Erhaltungskosten etwa 700 Millionen Mark jährlich betragen. Vgl. B. K. Schultz, Erbkunde, Rassenkunde, Rassenpflege. München 1933. 95.

[2]) Vgl. Mailly, Rechtsaltertümer 106ff.

I. Krankheitsnamen

Im großen ganzen hält das Volk auch heute noch fest an seinen alten Bezeichnungen und hat nur einzelne Ausdrücke der gelehrten Medizin übernommen. Dies gilt besonders für Gegenden mit einer rein bäuerlichen Bevölkerung, wo auch der Landarzt die volkstümlichen Krankheitsnamen teilweise verwendet.

Sie sind zuweilen ungenau und schwankend[1]. Mitunter bezeichnen sie bloße Vor- oder Begleiterscheinungen einer Krankheit, aber nicht diese selbst. Zumeist aber sind sie doch glücklicher und treffender als die dem Griechischen und Lateinischen entnommenen Sachausdrücke der gelehrten Medizin, von welchen übrigens auch manche in ihrer deutschen Übersetzung volkstümlich geworden sind. Ein solches viel gebrauchtes Wort ist z. B. „Fluß", das der Schulmedizin entstammt, die es dem griechischen ῥεῦμα nachgebildet hat.

In den Krankheitsnamen spiegelt sich oft die Vorstellung des Volkes über die Entstehung und über die Art der Heilung einer Krankheit anschaulich wieder. Gar häufig überraschen sie auch durch ihre bildliche Kraft und dichterische Schönheit. Aus der Fülle von Krankheitsnamen können hier nur einige Beispiele herausgehoben werden.

Die alte Bezeichnung „Sucht"[2] für Krankheit, die mit dem Eigenschaftswort „siech" vom 13. Jahrhundert an immer mehr zurückgedrängt und mehr in der übertragenen, mit „suchen" in Verbindung gebrachten Bedeutung (Eifersucht u. a.) in der

---

[1]) Vgl. Zimmermann, Baden 18. Dieses Buch bringt regelmäßig alle volkstümlichen Krankheitsnamen, ebenso auch SAVk. 5 (1901) 173—200; 8 (1905) 141—153 u. Schmid, Glarus. Vgl. Staak, Mecklenburg 294 f.

[2]) Höfler, Krankheitsnamen 700 ff.; Staak, Mecklenburg 255 ff.

Schriftsprache verwendet wurde, hat sich in der Volkssprache noch immer erhalten. Man gebraucht das Wort zunächst für Krankheit im allgemeinen, Schwäche und Siechtum, dann für auffallende, akute oder regelmäßige Krankheiten, wie fieberhafte Seuchen, mit Leibschmerz und Durchfall verbundene Krankheiten, ferner insbesondere für schleichende, lange dauernde Krankheiten und Krankheitserscheinungen, wie Bleichsucht, Lungensucht, Wassersucht u. a. Dabei ergeben sich im einzelnen Unterschiede. Während z. B. das Volk wie die Wissenschaft die Bleichsucht (Chlorose) auch dem Namen nach von der Blutarmut (Anämie) auseinanderhält, benennt es mit dem Wort Wassersucht alle wässerigen Ansammlungen unter der Haut oder in den Leibeshöhlen und macht keine Unterschiede zwischen den nach Ursprung und Sitz verschiedenen Arten der Krankheit, die nach allgemeinem Glauben entsteht, wenn sich das Blut in Wasser verwandelt.

Die Lungentuberkulose bezeichnet man als Lungensucht, häufiger aber als Schwindsucht. Da das Volk dabei nicht an den Lungenschwund, sondern an den Kräfteschwund und an die Abmagerung des Körpers denkt, bedeutet das Wort Schwindsucht ferner auch so viel wie Ab- oder Auszehrung. Und diese wird vom Volk oft auch dann auf ein Lungenleiden zurückgeführt, wenn Krebs, langwierige Eiterungen oder andere Ursachen vorliegen. Tritt bei der Lungensucht eiteriger Auswurf ein, dann spricht man von Lungengeschwür oder Lungenfäule.

Auf die vom Volk angenommene Entstehungsursache weist der Ausdruck Mondsucht hin. Damit wird nicht allein das Schlaf- oder Nachtwandeln bezeichnet, sondern auch die monatliche Periode, dann eine periodisch wiederkehrende Geisteskrankheit und endlich auch die Fallsucht. Der Name Fallsucht[1]) selbst, wie der noch deutlichere „hinfallende Krankheit", erklärt sich von selbst.

Neben der Lungensucht und Fallsucht spielt die Gicht eine große Rolle in der Volksmedizin. Meist ist es ein Sammelname für verschiedene neuralgische, rheumatische und arthritische Erkrankungen, für im Blut oder Körper herumziehende „Flüsse".

---

[1]) Andere Namen bei Heckscher, German. Vk. 340.

Für die Bildung des Namens scheint die vorwiegend im Besprechen (mhd. verjehen, daraus Vergicht, Gicht) bestehende Behandlungsart von Einfluß geworden zu sein [1]). Einen besonderen Namen bekam die Fußgicht, wo wir neben dem aus dem griechischen Wort ποδαλγία (Fußschmerz) entstandenen Podagra die beliebte Bezeichnung Zipperlein haben, ein Wort, das in Anlehnung an das mhd. zippeltrit (trippelnder Tritt der Gichtkranken) gebildet wurde, bei dem man aber auch an das immer wiederkehrende Zucken denkt. Das Volk glaubt, daß die Gicht, vor allem aber das Podagra oder Zipperlein durch übermäßigen Wein- oder Biergenuß, durch allzu gutes Essen und durch Ausschweifungen geschlechtlicher Art hervorgerufen wird, wie es in dem alten Sprüchlein heißt:

Vinum, der Vater,
Coena, die Mutter,
Venus, die Hebamm,
Machen das Podagram.

Daher erklärt sich, daß in Weingegenden der hl. Urban zum Schutzheiligen der „Urbansplage" genannten Gicht geworden ist.

Merkwürdig ist, wie Pflanzennamen zu Krankheitsnamen werden oder wie man sie damit in Verbindung bringt. Es verrät sich da der alte, primitive Glaube, daß man durch schöne Schmeichelnamen eine Krankheit vielleicht ebenso leicht zum Abziehen bringen kann wie durch Drohungen und Verwünschungen. So heißen die mit der wärmeren Jahreszeit erscheinenden oder stärker auftretenden Sommersprossen „Maiblümchen". Der Rotlauf und eine Reihe von Hautkrankheiten, die mit starker Entzündung und Röte einhergehen, werden neben Ausdrücken wie Brand und Feuer mit Vorliebe als „Rose" bezeichnet [2]). Ursprünglich hat die Farbe, die an eine rote Rose erinnerte, die Wahl des Namens veranlaßt, an die Blume selbst konnte man kaum denken. Aber im Laufe der Zeit wurde auch da eine Verbindung hergestellt, so in den Heilsegen gegen die Rose, in welchen die Blume immer wieder erscheint, z. B.

---

1) Vgl. P. Lessiak, Gicht. Ein Beitrag zur Kunde deutscher Krankheitsnamen. In: Zeitschr. f. d. Altertum 53 (1912) 101—182.

2) Vgl. Hovorka-Kronfeld II. 732ff.

Unser Herr Jesus ging über Land
Und trug drei Rosen in seiner Hand.
Die eine flog,
Die andere zog,
Die dritte verschwand,
So sollst du, Rose, verschwinden [1]).

Häufiger sind Tiernamen. Wenn jede unter der Zunge zu beiden Seiten des Zungenbändchens vorkommende Geschwulst Frosch oder Fröschel heißt [2]), so mag die Form der Geschwulst und ihre Farbe, die Ähnlichkeit mit der Kehlblase eines Frosches oder auch mit dem glatten Froschbauche, den Namen veranlaßt haben, aber auch die auf primitiver Stufe leicht erklärliche Volksmeinung, daß es sich da um einen Krankheitsdämon in Froschgestalt handelt, kann hier hereinspielen. Viel lebendiger ist der Name Krebs, mit dem das Volk auch allerlei Geschwüre benennt, die mit dem Karzinom nichts zu tun haben. Man sieht deutlich das bösartige, fressende Tier, das nach dem Volksglauben die Krankheit verursacht. Ebenso wurde der Wolf, das gierige Raubtier, schon früh zu einem sprachlichen Bild nicht allein für die infolge heftiger Reibung beim Gehen oder Reiten erzeugte Hautentzündung, sondern auch für um sich fressende Geschwüre und als Lupus der Mittellateiner auch zur Bezeichnung für offenen Krebs, Knochenfraß u. a.

Die größte Rolle in der Volksmedizin spielt aber der Wurm. Man bezeichnet damit [3]):

1. Alles Gewürm, besonders Eingeweidewürmer, z. B. Bandwürmer.

2. Wurmähnliche, lange Gewebsfasern, abgestorbene Sehnen oder Bindegewebspfröpfe.

3. Madenähnliche Talgpfröpfe der Haut oder Mitesser.

4. Schlangenähnlich gekrümmte Gefäßknäuel. z. B. die Goldader.

5. Die wie eine Made im Zahne sitzende Zahnpulpa und den Zahnkeim der bleibenden Zähne. Deshalb dachte man sich früher Zahnschmerzen durch diesen Zahnwurm verursacht.

---

[1]) Seyfarth 123.
[2]) Ebd. 78.
[3]) Vgl. Höfler, Krankheitsnamen 820ff.

6. Krankheiten, die mit nagenden, bohrenden Schmerzen einhergehen.

7. Alles, was „zerfressen" aussieht, z. B. Hautgeschwüre, Knochenfraß, den man im Böhmerwald einem Wurm zuschreibt, der fortwährend an dem betreffenden Knochen frißt[1]).

Der Wurm als Krankheitserreger und Krankheitsträger hat die Einbildungskraft aller Völker seit je beschäftigt[2]). Schädigende Würmer und Maden beobachtete der Mensch beim Obst, bei Hülsenfrüchten und in der Baumrinde; gelegentlich bemerkte er bei sich selbst oder in seiner Umgebung das Abgehen von wirklich krankmachenden Würmern, von Darmparasiten, und nicht selten fand er beim Schlachten von Tieren große Mengen von Eingeweidewürmern. Und immer wieder sah man, daß der menschliche Leib nach dem Tode gewissermaßen in Würmer sich auflöst. Daher nahm man schon früh an, daß der Menschenleib überhaupt künstlich aus Würmern zusammengesetzt sei. Und da man fast überall, wo Krankheit und insbesondere Verwesung stattfand, Würmer beobachtete, so wurden diese in der Volksvorstellung zur Ursache der mannigfachsten Leiden.

So entstanden Bezeichnungen wie Fingerwurm für das neben der Nagelwurzel sich bildende Geschwür, Herzwurm, den man früher besonders fürchtete, für das Sodbrennen und Magenbeschwerden, Haarwurm für Spul- und Magenwürmer, Ohrwurm, Beinwurm, Fleischwurm u. a. Der Herzwurm sah nach der Volksmeinung am Haupt wie ein Hirsch aus. Man glaubte, daß der Mensch, dem der Herzwurm aus dem Munde krieche und auf die Zunge trete, sterben müsse. Den Hexen wurde nachgesagt, daß sie in der Gestalt des Herzwurms das Herz eines Menschen aufzehren[3]). In Redensarten, wie etwa „ein Wurm nagt ihm am Herzen", hält die Sprache auch heute noch die Erinnerung an früheren Volksglauben fest. Auch auf Wendungen wie „es wurmt

---

[1]) Schramek, Böhmerwald 284.

[2]) Vgl. Seyfarth 17ff.; Drechsler, Schlesien II. 317. Lucas, Volkspflanzen 40 u. bes. F. K. Hensinger, Die Würmer als Krankheitsdämonen im deutschen Volksglauben. Diss. Erlangen 1923; Hempler, Weichselland 54ff.

[3]) Seyfarth 20.

mich etwas" oder „jemandem die Würmer aus der Nase ziehen" ist zu verweisen.

In einer Reihe von Beschwörungsformeln treten farbige Würmer auf. Meist wird ein roter, weißer und schwarzer Wurm genannt. Diese drei Farben entsprechen den drei Stufen einer Entzündung: Röte (rot), Eiterung (weiß), Brand (schwarz) [1]).

Der Glaube des Volkes, daß Würmer die Krankheit verursachen, ist aber nicht bloß aus eigenen Beobachtungen erwachsen. Es wirkt hier auch die Ansicht des Aristoteles nach, daß viele niedere Tiere geschlechtslos sind und ein Teil von ihnen, aber auch der höheren Tiere, wie Aale und Frösche, unter dem Einfluß der Wärme und des Feuchten spontan aus faulenden Stoffen entstehe, wobei ähnliche Kräfte wirksam sind wie bei der geschlechtlichen Zeugung. So bildete sich die volkstümliche Lehre, daß niedrige Lebewesen und besonders Würmer gewissermaßen durch Urzeugung aus unorganisierter Materie entstehen. Nach der Schulmedizin des Mittelalters entwickeln sich die krankmachenden Würmer im Darm, in den Ohren und Zähnen aus verdorbenen, eingedickten, ungenügend verdauten Säften [2]). Und noch heute glaubt man zuweilen, daß aus verdorbenen Speisen und Darmschleim Würmer im Darm entstehen [3]).

In neuester Zeit scheint die Bakterienlehre den alten Glauben an die Würmer und kleinen, fressenden Tierchen als Krankheitserreger befruchtet zu haben. Ein Mann in Baden suchte auf folgende Art seine Schwindsucht zu heilen. Er tauchte eine elektrische Birne in Alkohol und steckte sie angeknipst möglichst tief in den Mund. Zur Begründung gab er an, daß der Alkohol durch die Wärme verdunstet und durch die Dunstteilchen dann die „Tierchen", die nach seiner Ansicht die Schwindsucht hervorgerufen hätten, getötet würden [4]).

Sonst aber hat sich das Volk seit je die übertriebensten Vorstellungen insbesondere von dem im Innern des Leibes fressenden

[1]) Ebd. 21.
[2]) Diepgen 28f.
[3]) Hovorka-Kronfeld I. 453, II. 103f.
[4]) Zimmermann, Baden 30f.

Wurm gemacht, den man sich in einer teuflischen Höllengestalt dachte. Anschaulich erzählt davon ein Flugblatt [1]), das in 12 Gesätzen die am 2. März 1745 erfolgte Abtreibung eines abscheulichen Wurmes schildert, den ein Mann namens Johann Georg Stolle in Seifhennersdorf bei Rumburg im Leibe hatte. Es heißt von ihm im 2. Gesätz:

Ein Mann, der sonst frisch und gesund — Doch öfters solchen Schmertz empfund, — Als ob in seinem Leibe, — Was Fressendes zu treffen an, — Daher schrie er, so sehr er kan, — Ich weiß nicht, wo ich bleibe.

Ein Zimmermann mit Namen Johann Friedrich Richter treibt dem Manne den Wurm ab und gibt diesen in frisches Wasser, wo er aber gar nicht ruhig sein konnte und sich schändlich drehte. So gab man ihn in Branntwein, wie es im 6. Gesätz heißt:

So bald man ihn in Brandtewein, — An statt des Wassers setzte ein, — Ist er gantz ruhig blieben, — Dies hat der Mann auch ausgesagt, — So oft der Wurm ihn hat genagt, — Brandtwein den Schmerz vertrieben.

Und in dem 8. und 9. Gesätz folgt die genaue Beschreibung des fürchterlichen Wurmes:

Zwei Köpfe waren da zu sehn, — Auch sahe man sechs Beine stehn, — Die Augen roth wie Feuer, — Die Rachen waren so gestalt, — Daß sich entsetzte Jung und Alt, — Für diesen Ungeheuer.

Die Farbe war sonst Lichtebraun, — Doch konnte man auch dorbey schaun, — Zwey dunkelbraune Streifen, — Und weil es sonst gros ungestalt, — So kan dis Wunder, Jung und Alt, — Nicht rathen, noch begreifen.

Im niederösterreichischen Marchfelde glaubt man, daß es 72 Würmer oder „Beißer" gibt und ebenso viele Arten der Tötung. Eine davon besteht darin, daß der Wunderdoktor — es muß ein Mann oder eine als Mann verkleidete Frau sein — den Namen des Wurmes sagt und unter allerlei geheimnisvollen Worten mit dem Messer ein Loch in die Tischplatte bohrt, entweder von oben nach unten oder umgekehrt. Dann ist der Wurm tot. Damit er aber ja nicht wieder lebendig wird, darf man durch kein fließendes Wasser gehen. Tut man dies, so kehrt das Übel zurück, und die Schmerzen sind dann ärger als früher [2]).

Im übrigen kennt die Wissenschaft neben den allgemein bekannten Würmern, z. B. den Eingeweidewürmern, noch andere

---

[1]) Mitgeteilt bei Jühling, Tiere 336f.

[2]) Pfalz, Marchfeld 145f.

wirkliche „Würmer", die unter Umständen sehr gefährlich sein können, und entdeckt bisweilen ganz neue. Besonders Östrusarten, Calliphora, Lucilia hominivora, legen ihre Eier in den menschlichen Körper, z. B. in den Gehörgang, in die Augenwinkel, in die Nase usw. Und die aus den Eiern entstehenden Larven, unsere „Würmer", durchbohren leicht das Trommelfell und gelangen auch bis zum Labyrinth. Von der Nase aus können sie in das Gehirn einwandern und hier schwere Zerstörungen anrichten [1]). Eine bis dahin unbekannte Wurmkrankheit wurde um 1900 unter den Bergleuten des Ruhrkohlengebietes festgestellt. Sie beruhte auf der Ansiedlung eines Rundwurms, des Anchylostomum duodenale in dem Darm, hauptsächlich im Zwölffingerdarm [2]). Um dieselbe Zeit wurde die gleiche Krankheit im nordwestböhmischen Bergbaugebiet um Dux festgestellt [3]).

Bei den Krankheitsnamen muß endlich noch auf die stammheitlich und landschaftlich verschiedenen Bezeichnungen derselben Krankheit aufmerksam gemacht werden. Hier offenbart sich die sprachschöpferische Gabe der deutschen Stämme in der Fähigkeit, eine Krankheit nach der auffälligsten Erscheinungsform oder nach dem wichtigsten Merkmal kurz und schlagend zu benennen. Nicht alle deutschen Stämme besitzen diese Gabe in gleichem Maße. Wenn der Steiermärker den Mumps die Sauschädelkrankheit nennt, so ist diese Bezeichnung für die Anschwellung der Ohrspeicheldrüse, die dem Gesicht ein breites und blödes Aussehen gibt, sicher bildkräftiger als der sonst verbreitete Name Ziegenpeter.

Auch innerhalb derselben Landschaft und desselben Stammes kann es noch weitere Unterschiede geben, indem etwa der eine Krankheitsname als derb und roh, der andere aber, der dasselbe bezeichnet, als gewählter gilt. So wird im Böhmerwald und Egerland für den Schnupfen allgemein das Wort „Schneuzen"

[1]) Lewin, Gifte 197.
[2]) M. Kirchner, Hygiene und Seuchenbekämpfung. Berlin 1904, 190.
[3]) Nach Mitteilung von Dr. A. Klein (Prag).

gebraucht. Will man sich aber feiner ausdrücken, z. B. im Verkehr mit Höhergestellten, so sagt man „Strauchen“ oder „Katarrh“ [1]).

Bemerkenswert ist, daß zwischen den Krankheitsnamen und den Bezeichnungen vieler Arzneimittel ein sprachlicher, zuweilen volksetymologischer Zusammenhang besteht [2]).

---

[1]) Vgl. Höhn, Volksheilkunde 81f.

[2]) Vgl. G. Arends, Volkstümliche Namen der Arzneimittel, Drogen und Chemikalien. Eine Sammlung der im Volksmunde gebräuchlichen Benennungen und Handelsbezeichnungen. 10. Aufl., Berlin 1926.

II. Entstehung

Häufig findet man die unrichtige Ansicht, daß das Volk sich die Entstehung aller Krankheiten auf eine übernatürliche Weise erkläre. Es kennt seit je auch natürliche Ursachen. Oft gibt es, namentlich in neuerer Zeit, ein Nebeneinander zweier Ansichten, indem man in der einen Gegend an den übernatürlichen Ursprung glaubt und in der andern wieder eine natürliche Erklärung sucht.

Durch eigene Beobachtung und Erfahrung ist das Volk auf manche natürliche Ursache gekommen. Es hat richtig erkannt, daß die Vererbung eine große Rolle spielt [1]) und daß das Seelische von großem Einfluß auf die Gesundheit des Menschen ist [2]), daß z. B. ein plötzlicher Schreck Krankheiten, besonders bei Kindern und Wöchnerinnen, verursachen kann [3]). Auch der pädagogische Volksglaube, der sich Kindern gegenüber in Geboten und Verboten ausspricht, gibt hie und da natürliche Erklärungen. So sagt man, daß der in die Augen geratene Sporenstaub der Boviste [4]), die man in Westböhmen „Des Teufels Schnupftabak" und in Tirol „Judentabak" nennt [5]), blind macht. Man kann auch erblinden oder böse Augen bekommen, wenn einem die Samenfäden des Löwenzahns, der deshalb in Schlesien auch Augenblume heißt, oder der Staub eines ganz trockenen Pilzes oder Hasenfett in die Augen geraten [6]). Nach der Meinung der Rumänen in

[1]) Schmid, Glarus 33.
[2]) Hempler, Weichselland 21 f.
[3]) Vgl. Flügel, Frankenwald 12.
[4]) Hw. Aberglaube I. 1485.
[5]) ZföVk. 11 (1905) 190.
[6]) Drechsler, Schlesien II. 296.

der Bukowina erblindet man, wenn einem der Flügelstaub von Schmetterlingen in die Augen kommt [1]). Nach ihrem Rate sollen Kinder nicht zu lange ins Licht schauen, weil sie dann ein schwaches Gesicht bekommen, und keinen Kamm in den Mund nehmen, weil sonst Ausschläge im Munde entstehen [2]). Das Streben, die Krankheitserscheinungen auf eine natürliche Weise zu erklären, führt das Volk mitunter zu weit, so wenn man sich die Tollwut durch große Hitze, Hunger, Durst und unterdrückten Geschlechtstrieb der Tiere entstanden denkt.

Mittel, durch die man sich absichtlich Krankheiten, besonders Geschwüre, zuziehen kann, waren dem Volke seit je bekannt. Berufsbettler des 15. und 16. Jahrhunderts machten sich, um Mitleid zu erregen, Wunden an der Haut, und zwar durch Clematis und vielleicht auch durch Arum maculatum und die Rinde von Seidelbast [3]). Diese und andere Mittel wurden bis heute mit Vorliebe von jenen gebraucht, die bei der Musterung als untauglich für den Militärdienst befunden werden wollten. Um Lagau in Südböhmen waren hiezu folgende Mittel üblich: Man legte Seidelbast [4]) auf die Glieder, um häßliche Geschwüre zu erzeugen; man ließ beim Liegen den Kopf stets im Bette herabhängen, um einen Blähhals zu bekommen; man aß Kreide oder Unschlittkerzen, um grün und gelb im Gesicht zu werden; man ließ sich Vitriol oder Schwefelsäure ins Ohr gießen, um das Gehör zu verlieren [5]). Mit solchen Mitteln hat gar mancher seine Gesundheit zeitlebens zerstört. Der Weltkrieg hat sie in vermehrtem Maße wieder aufleben lassen.

Zu den durch eigene Beobachtung und Erfahrung gewonnenen natürlichen Erklärungen für die Entstehung von Krankheiten kommen die der Schulmedizin früherer Zeit und dem Schrifttum entnommenen. Gegenwärtig wird überdies viel Wissen durch das hochentwickelte Volksbildungswesen, durch Vorträge, Büche-

---

[1]) ZföVk. 2 (1896) 252.
[2]) Ebd. 3 (1897) 184.
[3]) Lewin, Gifte 102.
[4]) Vgl. BayHfte 3 (1916) 118.
[5]) ZföVk. 21/22 (1915/16) 191.

reien, Filmvorführungen und auf andere Weise vermittelt. Doch hält das Volk auch heute noch vielfach an Überbleibseln der alten Schulmedizin fest, die von der wissenschaftlichen Forschung längst überholt sind. So beherrscht die alte Humoralpathologie (Flüsse=Verschleimung) und die Lehre von den Schärfen der Säfte noch jetzt die Krankheitsanschauungen weitester Kreise, die z. B. Hautausschläge auf Schärfe oder „Unreinigkeit" des Blutes, Mitesser, Geschwüre u. a. auf zu häufiges Salzessen zurückführen [1]). Gegen Ausschläge soll man daher auch nichts unternehmen, eine Ansicht, die bis vor kurzem auch Ärzte vertraten [2]).

Als „Ausschlag" wird nicht selten manches bezeichnet, was nicht hieher gehört. Im Frankenwald verstand man darunter auch die Krätze und betrachtete sie als Krankheit, die durch das unreine und scharfe Blut verursacht wird. Dabei war aber doch die Möglichkeit der Übertragung bekannt, weshalb der Umgang mit krätzigen Leuten gemieden wurde [3]).

Innere Krankheiten pflegt man meist auf Erkältung [4]), auf einen „kalten Trunk" oder Durchnässung zurückzuführen; Hals- und Brustkrankheiten sieht man oft als Folge „zurückgeschlagenen" Schweißes an [5]). In Baden meint man, daß bei Abkühlung die Körperfeuchtigkeit gefriert und der Schweiß nicht mehr abfließen kann, weshalb es dann von ihm heißt: „er schlägt zurück". Man scheut sich daher, gegen Schweißfüße etwas zu unternehmen, und gebraucht Mittel, die den Schweiß heraustreiben [6]). Schweißausbrüche, Schnupfen und Fieber gelten als Ableitungen für ernste Leiden. Es steckt „etwas" in einem, das heraus will. Und so werden auch Geschwüre und größere Eiterungen als Austritte von Krankheiten aufgefaßt [7]). Ähnlich meint man von der Pferdemauke in Baden, sie sei eine „Hitz, wo irgendwo naus muß" [8]).

---

[1]) Seyfarth 66; Bargheer, Eingeweide 336ff.
[2]) Mitteilung von Dr. A. Klein (Prag). Vgl. Zahler, Simmenthal 52f.
[3]) Flügel, Frankenwald 58f.
[4]) Zahler, Simmenthal 15ff.; Grundriß Sachsen I. 118.
[5]) Flügel, Frankenwald 66ff.
[6]) Vgl. Stoll, Zauberglaube 89 f.; Manz, Sargans 64.
[7]) Zimmermann, Baden 12, 80.
[8]) Ebd. 108.

Das Volk, das mehrere Arten von Fieber unterscheidet [1], hat eins davon „Faulfieber“ genannt, weil man annahm, daß mit der allgemeinen Verderbnis der „Säfte“ auch ein Faulen des Blutes entstehe [2].

Gegenüber dem oft deutlich sichtbaren Streben des einfachen Mannes, sich die Erscheinungen auf eine natürliche Weise zu erklären, überwiegen in der Volksmedizin denn doch noch immer die übernatürlichen Ursachen, die man für die Entstehung der Krankheiten annimmt. Sie bilden den eigentlichen Gegenstand der volkskundlichen Forschung.

Der einfache Mensch, der nicht zu erkennen vermochte, daß jede Krankheit zwei Ausgangspunkte hat, die Beschaffenheit des Körpers und die äußere Einwirkung, und daß die Gesundheit und Widerstandsfähigkeit des Körpers wichtiger als der von außen kommende Krankheitskeim ist, sah nur die äußere Ursache, sah fast jede Krankheit als von außen in den Körper kommend. Und so erklären sich auch seine Vorstellungen über die übernatürliche Entstehung der Krankheiten, wovon im folgenden ein Überblick gegeben wird.

1. Krankheitsdämonen (Geister, Tiere und Tote)

Bei allen Völkern ist der Glaube zu finden, daß ein bösartiges, unsichtbares, zuweilen sichtbares Wesen, ein Dämon, die Krankheit verursacht [3]. Den Begriff Krankheitsdämon hat die Forschung bisher zu wenig scharf gefaßt. Man muß unterscheiden zwischen den eigentlichen Krankheitsgeistern und bloßen Verpersönlichungen

---

[1]) Grimm, Myth. II. 966f.; M. Urban, Zur altvolkstümlichen Fieberbehandlung. S.A. aus der Ärztlichen Zentral-Zeitung in Wien 16 (1904); Höhn, Volksheilkunde 152.

[2]) Urban a. a. O. 3.

[3]) Bartels, Medizin 11ff.; Heckscher, German. Vk. 90f.; Bargheer, Eingeweide 332ff.; O. Katzenberger, Dämonistische Krankheitsauffassung im badischen Volksglauben der Gegenwart. Diss. Freiburg i. Br. 1922. Vgl. noch M. Höfler, Krankheits-Dämonen. In: ARw. 2 (1899) 86—164; M. Bartels, Über Krankheitsbeschwörungen. In: ZfVk. 5 (1895) 1—40; K. L. Lübeck, Die Krankheitsdämonen der Balkanvölker. Ebd. 8 (1898) 241—249, 379—389; 9 (1899) 58—68, 194—204, 295—304; E. Kurz, Die Krankheitsdämonen nach lettischem Volksglauben. Ebd. 35/36 (1925/26) 41—43.

der einzelnen Krankheiten [1]). Nicht selten handelt es sich hiebei um verschiedene geschichtliche Entwicklungsstufen. Auf der niedrigsten wird z. B. die Krankheit noch als selbständiger Dämon aufgefaßt, auf einer späteren Stufe ist es der Geist eines Verstorbenen und noch später ein noch lebender Mensch, der die Krankheit verursacht. Hiezu kann die Entwicklung des Alpglaubens zum Teil als Beispiel genommen werden [2]).

Die einfachste Vorstellung ist die, daß die Krankheit, die körperlich gedacht ist, die sprechen und handeln kann, von dem Menschen Besitz ergreift, ihn aber auch wieder verlassen kann. Mit größter Anschaulichkeit wird dies in einem Märchen aus Tibet [3]) gesagt: Ein wassersüchtiger Mann betritt einen Lusthain, in dem ein Dämon haust. Wie dieser den Wassersüchtigen zu bedrohen anfängt, tritt die Wassersucht hervor und spricht zu dem Dämon: „Was bedrohst du diesen Mann, den ich schon in Beschlag genommen habe?"

Auch im deutschen Volksglauben erscheint dieselbe Vorstellung. Dies beweisen besonders einzelne Beschwörungsformeln. So lautet ein Heilsegen gegen den „Friesel", womit das Volk verschiedene akute Erytheme, wie Röteln, Masern u. a. bezeichnet, in Oberfranken:

Der Friesel ging über Land, da begegnete ihm der Herr Christus und fragte: „Friesel, wo willst du hingehen?" Der Friesel sagte: „Ich will in Menschen gehen." — „Was willst du in dem Menschen?" — „Ich will ihm großes Leid bringen, ich will sein Fleisch fressen, ich will sein Blut schwächen." — „Nein, Friesel, das sollst du nicht tun, das verbiete ich dir im Namen Jesu Christi. Du sollst in den grünen Wald gehen und sollst greifen und würgen Tag und Nacht bis an den jüngsten Tag. Das helfe mir Gott N. N. im Namen Gottes usw. Amen [4])."

An Geister als Erreger von Krankheiten mußte der einfache Mensch vor allem bei Nerven- und Geisteskrankheiten denken, dann auch bei allen mit schrecklichen Fieberträumen verbundenen Krankheiten und bei solchen, wo sich nicht die geringste äußere Ursache

---

[1]) Manninen, Krankheiten 138ff.

[2]) Vgl. Hw. Aberglaube I. 287f.

[3]) Jungbauer, Turkestan 251.

[4]) Hovorka-Kronfeld II. 700. Vgl. Köhler, Volksbrauch 404; Meißner, Altenburg 105; Seyfarth 108.

erkennen ließ. Mit der Einführung des Christentums machte sich allmählich eine Art Zusammenfassung aller bösen Geister unter dem Namen des alles Böse verursachenden Teufels geltend. Insbesondere Luther hat den Teufel für die Entstehung mancher — nicht aller Krankheiten, wie hie und da behauptet wird [1] — verantwortlich gemacht [2]. Auch die Sprache bringt in ihrem Bilderreichtum immer wieder die Vorstellung eines körperlich gedachten und tätigen Krankheitsgeistes zum Ausdruck. Die Krankheit fällt den Menschen an, packt, ergreift ihn, wirft ihn nieder, sie schlägt, rüttelt, schüttelt, reißt ihn, sie nagt und zehrt an ihm, sie bricht ihm die Glieder, sie überwältigt und tötet ihn, sie kann ihn aber auch wieder loslassen, so daß er ihr und dem Tode glücklich entrinnt [3].

Bei den Krankheitsgeistern muß auch der Alp [4] (Drud, Mahr u. a.) erwähnt werden. Wiederholte Alpträume können tatsächlich zu schweren Gesundheitsstörungen, Geisteskrankheiten, epileptischen und hysterischen Zuständen und zu Schlagfluß führen [5]. Und so stiftet nach dem Volksglauben der in menschlicher oder tierischer Gestalt gedachte Alp mancherlei Schaden. Alpdruck und Gichter (Krämpfe) der Kinder werden häufig als ein und dasselbe betrachtet [6]. Nach süddeutscher Volksmeinung entsteht das Wundwerden der Brustwarzen bei kleinen Kindern, weil Druden nachts an der Brust des Kindes saugen [7]. Die gewöhnlich als Henne erscheinende Mora der Dalmatiner kann sogar durch Blutaussaugen den Menschen langsam austrocknen, bis er schließlich der Lungenschwindsucht verfällt [8].

Auf dem Alptraum beruht zum Teil auch der Glaube an den Wechselbalg [9]. Wöchnerinnen haben oft den aufregenden

---

1) Magnus, Aberglaube 69f.
2) Ebstein, Luther 41f., 62f.
3) Seyfarth 4.
4) Hw. Aberglaube I. 281ff.
5) Ebd. 283.
6) Zimmermann, Baden 38.
7) ZföVk. 2 (1896) 151, 319.
8) Ebd. 3 (1897) 89.
9) Wuttke 382ff. § 581ff.; Klingner, Luther 57ff.; ZfVk. 6 (1896), 52—57.

Traum, daß ihr Kind in Gefahr sei, von feindlichen Wesen bedroht oder entführt werde. Ein Wechselbalg ist ein Kind, dessen Äußeres bald nach der Geburt eine auffallende Veränderung erleidet, das krank und elend wird, fortwährend schreit, ein häßliches Aussehen, blöden Gesichtsausdruck, dicken Kopf, aufgetriebenen Leib, Verbiegungen und Einsenkungen der Wirbelsäule und unförmliche Arme und Beine erhält; es wird besonders dann leicht als Wechselbalg bezeichnet, wenn sich diese rachitischen Krankheitserscheinungen in kurzer Zeit entwickeln. Ferner nennt man ein von Geburt an mißgestaltetes und verkrüppeltes Kind mit unförmlichem Wasserkopf oder angeborenem Kropf einen Wechselbalg und endlich auch ein Kind, das infolge Ernährungsstörungen plötzlich abmagert und ein greisenhaftes, durch Fettschwund unter der Haut bedingtes Runzelgesicht bekommt [1]).

Da nun jede Mutter glaubt, daß das aus ihrem Leibe entsprossene Kind gesund und schön sei, so erklärt sich, warum man solche häßliche und kranke Kinder nicht als eigene ansehen mochte und sie als von bösen Geistern gebracht auffaßte, die ihre Brut an Stelle des geraubten Menschenkindes zurückgelassen hätten. Solche Wechselbälge bringen die Zwerge, die Erdweibchen, die Roggenmutter und andere Sagengeister, aber auch die Hexen und Druden und der Teufel selbst [2]).

Krankheiten bringen zuweilen auch Nachtgeister [3]), koboldartige Hausgeister und Flurgeister, wie das Jütel in Sachsen, das die Schuld am „Unkraut", den Krämpfen der Kinder, sowie an sonstigen Kinderkrankheiten ist, aber auch den Wöchnerinnen gefährlich werden kann [4]). Wenn man als Krankheitserreger einen dämonischen „Wind" oder einen „Luft", jenen mehr bei Krank-

[1]) Seyfarth 13f.

[2]) Vgl. etwa Grimm, Sagen 74f.; Müllenhoff, Schleswig-Holstein 331ff.; Jahn, Pommern 73, 98, 102; Strackerjan, Oldenburg I. 496ff.; Lübbing, Friesland 231; Zaunert, Westfalen 23f. u. Rheinland I. 196f. u. Hessen-Nassau 32; Quensel, Thüringen 200f.; Sieber, Harzland 56ff. und Sachsen 185; Kühnau, Schlesien IV. 214; Jungbauer, Böhmerwaldsagen 32f., 45; Depiny, Oberösterreich 273; Graber, Kärnten 45ff. —

[3]) Vgl. A. Wrede, Der Nachtgriff. In: ZfrwVk. 23 (1926) 106—111.

[4]) Seyfarth 10ff.

heiten der Menschen, diesen mehr bei Tierkrankheiten[1]), annimmt, scheint auch noch die Vorstellung eines bösen Geistes mitzuspielen.

In den Sagen mancher Völker findet sich der schöne Gedanke, daß die Tiere Feinde der Menschen sind und ihnen Krankheiten bringen, daß aber die Pflanzen den Menschen freundlich gesinnt sind und ihnen daher die Heilmittel gegen jene Krankheiten liefern[2]). In unserem Zusammenhang kommt es nicht auf die giftigen und wilden Tiere an, die den Menschen tatsächlich Krankheit und Tod bringen können, sondern auf sonst harmlose Tiere, denen man aber einen unerklärlichen, zauberhaften Einfluß auf die Gesundheit zuschreibt, und auf jene Tiere, die nur in der Einbildungskraft des Volkes leben.

Bei der ersten Gruppe ist das Wiesel zu nennen, das durch Anblasen Menschen und Tiere schädigen, ja töten kann[3]), das aber auch das Lebenskraut kennt[4]). Einen Übergang zur zweiten Gruppe bilden die Würmer, die sich das Volk durchaus nicht immer als Geister oder Dämonen vorstellt, sondern als wirkliche und greifbare Tiere, wie es die Eingeweidewürmer tatsächlich sind. Bei anderen Würmern und Tieren aber besteht ihr Vorhandensein im Leibe nur in der Einbildung.

Die Vorstellung, daß Tiere im menschlichen Leibe hausen und Schmerzen und Krankheiten verursachen, ist schon in der Antike zu finden[5]). In der deutschen Volksmedizin spricht sie sich heute seltener aus[6]), lebt aber noch in der Sage und gelegentlich im Märchen weiter. Dafür sind ältere Berichte über solche im Bauche gewachsene oder verschluckte Schlangen, Eidechsen, Frösche und andere Tiere vorhanden[7]), manchen Beleg bieten auch Votivtafeln.

---

1) Zahler, Simmenthal 26.

2) Dähnhardt, Natursagen III. 255. Vgl. Beth, Religion 82.

3) Müller, Isergebirge 35; Hempler, Weichselland 48.

4) Heyl, Tirol 785, 790. Vgl. unten: Heilung im allgemeinen, 3. Dinge, a) Heilkräuter u. b) Tiere.

5) Herzog, Wunderheilungen 81f.

6) Zahler, Simmenthal 24f.; Seefried-Gulgowski, Kaschubei 203.

7) O. Heilig, Mittel aus dem XVI. Jahrhundert (1554) gegen Kröten, Schlangen, Würmer, Nattern usw. im Leibe. In: Alemannia 26 (1898) 264—267. Vgl. Hempler, Weichselland 87ff.

In Schwaben bestand der Glaube, daß man Tiere in den Leib bekomme, wenn man von ungefähr „das Laich von solchen Tieren“ mit dem Trinkwasser erwische, noch um die Mitte des vorigen Jahrhunderts. Hiezu schrieb 1864 ein Arzt: „Ich habe mehrere solche Leute mit Fröschen, die man quaken hört, untersucht, die meisten litten an organischen Herzfehlern (Verwachsungen); der Schrei, welchen man allerdings deutlich hört und der mit einem Lurchlaut Ähnlichkeit hat, geht immer synchronisch mit dem Herz- oder Pulsschlag. Ein Weib, welches eine Katze im Leib fühlt, leidet wohl an derselben perversen Empfindung (Gefühlsanomalie), welche früher die Leute glauben machen mochte, sie seien versipelles (Werwölfe)“ [1]).

Zur Erklärung ist noch anzufügen, daß peinigende Magenschmerzen und das Reißen und Wühlen in den Gedärmen besonders leicht den Gedanken an dort sich windende und nagende Tiere hervorrufen. Und das angebliche Schreien dieser Tiere ist dann wohl nichts anderes als Geräusche, die als Folge einer gestörten Verdauungstätigkeit durch die sich entwickelnden Gase auftreten [2]).

Hieher gehört auch die Gebärmutter, die man sich schon in der Antike [3]) als ein im Leibe lebendes, selbständiges Wesen dachte [4]). In einem Tiroler Segen des 15. Jahrhunderts wird sie beschworen, sich zu legen und nicht mehr zu regen, denn wenn sie sich rege, so sterbe die Kranke und dann

> legt man euch pede (beide) in ain grab,
> da müst ir in ligen bis an den jungsten tag [5]).

Die Art und Weise und der Verlauf der Geburtswehen hat in Süddeutschland zu der Vorstellung geführt, daß die Gebärmutter die Gestalt einer Kröte habe, die im Innern des Körpers aufkriecht, beißt und Schmerzen verursacht [6]). In einer Erweite-

[1]) Buck, Schwaben 20.

[2]) A. Jacoby, Von verschluckten Schlangen und Eidechsen. In: OberdZfVk. 6 (1932) 13—27.

[3]) Herzog, Wunderheilungen 80f.

[4]) Hw. Aberglaube V. 634f.; Bargheer, Eingeweide 415 ff.

[5]) ZfVk. 1 (1891) 176.

[6]) Kriß, Gebärmuttermotiv. Dazu Nachträge in BayHmtschutz 26 (1930) 107f.

rung dieser Vorstellung wurde diese Kröte dann zur Verursacherin aller Unterleibskrankheiten der Frauen und schließlich aller Bauchleiden überhaupt. So wurden Votive in Krötengestalt auch bei Bauchgrimmen (Kolik) [1]), das man sich durch Bisse der Bärmutterkröte veranlaßt dachte, dargebracht, was auch Männer taten [2]). In Polen glauben übrigens die Bauern noch heute, daß auch der Mann eine Gebärmutter hat [3]). Daß gerade die Kröte hier erscheint, hat dort, wo es sich um Unterleibsleiden von Frauen allein handelt, wahrscheinlich noch andere Ursachen [4]). Im übrigen ist sie doch auch das ausgesprochene Hexentier [5]).

In Südtirol wurde der stechende Schmerz, den die aufsteigende Gebärmutter erzeugen soll, zum Hin- und Herkriechen eines stacheligen Körpers, den man sich zumeist als eine Stachelkugel vorstellte, weshalb auch solche als Votive geopfert wurden. Etwas ferner liegt die Erklärung, die dieses Votiv mit dem sogenannten Igelkalb, dem umgestülpten Tragsack der Kuh, in Zusammenhang bringt [6]).

Ein Seitenstück der Bärmutter ist der Herzwurm, der im Herz oder im Magen, mit dem bisweilen das Herz verwechselt wird [7]), sitzt und durch sein Pissen das Sodbrennen und ähnliches vom Magen kommendes Übelsein verursacht [8]).

Diese der Einbildungskraft entstammenden Tiere können zugleich mit den in der Volksvorstellung zu unheimlichen Krankheitsträgern gewordenen Würmern und Insekten [9]) als Tiergespenster bezeichnet werden. Im engeren Sinne sind dies der Roggenwolf, der nach dem Volksglauben Pommerns den Sonnenstich der Schnitter hervorruft [10]), und vor allem der Basilisk, dessen

---

[1]) ZfVk. 1 (1891) 206. —

[2]) Andree, Votive 130.

[3]) W. S. Reymont, Die polnischen Bauern II. (Jena 1912) 123, 351.

[4]) ARw. 29 (1931) 253f.

[5]) Hw. Aberglaube V. 625ff.

[6]) Kriß a. a. O. S. 89.

[7]) Hw. Aberglaube III. 1811.

[8]) Höfler, Krankheitsnamen 827f.

[9]) Vgl. Bartels, Medizin 21ff. und den Abschnitt „Baum, Menschenleib und Krankheitsdämonen" bei Mannhardt, Wald- u. Feldkulte I. 12ff.

[10]) Jahn, Pommern 33.

Blick nach der Sage, die schon Plinius bekannt war und die aus dem Orient über Rom in die mittelalterlichen Klöster und von da in das Volk gekommen ist, Verderben und Tod bringt. Wo ein verendeter Basilisk verfault, dort soll die Pest entstehen [1].

Die Pest selbst erscheint im Volksglauben zuweilen in tierischer Gestalt als Fliege [2], Schmetterling [3] oder roter Hahn [4], dann auch als ein geheimnisvolles, wie ein Vogel mit Schwingen versehenes Wesen [5], meist aber als Wolke [6], als weißer Nebelstreif oder blaues Wölklein [7], als Rauch [8], zu dem vielleicht, wenn er nicht bloß sichtbar, sondern auch riechbar ist, irgendein Verwesungsgeruch den Anlaß gegeben haben mag [9], als blauer Dunst [10] oder blaues Flämmchen [11], endlich auch in menschlicher Gestalt, z. B. als unheimlicher Fremder in rotem Mantel oder als der Tod selbst, der die Sense schwingt, während seine Frau, die Tödin [12], mit dem Rechen das, was er mäht, zu Haufen sammelt oder gar mit dem Besen zusammenkehrt. Dann bleibt niemand am Leben [13].

Nach dem Volksglauben kündigt ein Traum von Toten eine schwere Krankheit an [14]. Die Toten selbst erscheinen auch als Krankheitsdämonen [15]. Nicht alle Verstorbenen finden Ruhe und Frieden im Grabe, einzelne müssen bis zu ihrer Erlösung oder

---

[1] Hw. Aberglaube I. 935ff.

[2] Jungbauer, Böhmerwaldsagen 169.

[3] Zaunert, Westfalen 192f.

[4] Manninen, Krankheiten 139f.

[5] Kühnau, Schlesien II. 540.

[6] Jegerlehner, Oberwallis 165; Müller, Uri 51f.; Kern, Leitmeritz 26.

[7] Kühnau, Schlesien II. 538f.

[8] Lütolf, Sagen 114; Sann, Steiermark 94.

[9] SchwVk. 11 (1921) 7f.

[10] Wucke, Werra 45f.; Künzig, Schwarzwald 308; Sieber, Harzland 157; BlPommVk. 4 (1895/96) 50.

[11] Zaunert, Rheinland I. 51 u. Westfalen 192.

[12] J. Hanika, Ostmitteldeutsch-Bairische Volkstumsmischung im westkarpathischen Bergbaugebiet. Münster i. W. 1933, 124ff.

[13] Jungbauer, Böhmerwaldsagen 169f. Vgl. Lütolf, Sagen 114; Sann, Steiermark 96f.

[14] Müller, Isergebirge 35.

[15] Bartels, Medizin 18ff.; Zahler, Simmenthal 28; Manninen, Krankheiten 13ff.

auch bis in alle Ewigkeit ruhelos umherirren. Und wenn diese als gefährliche Dämonen Unheil treiben, so ist es meist durch besondere Umstände in ihrem Leben oder beim Sterben begründet.

Es geht zu weit, wenn behauptet wird: „Der Mensch wird ein dämonisches Wesen einfach durch das Faktum des Todes" [1]). Der „gefährliche Tote" war und ist nur ein Ausnahmefall. Es ist dies der bösartige Wiedergänger, von dem die deutschen Sagen erzählen, es ist dies der Nachzehrer oder Vampir, der vor allem im slawischen Volksglauben daheim ist, wo sich der saugende Vampir der Südslawen und der von ihnen beeinflußten Völker (Rumänen, Neugriechen) von dem schmatzenden Gierrach der Nordslawen und der unter und neben ihnen wohnenden Deutschen deutlich abhebt [2]). Eine Sonderstellung nehmen die polnischen Strzygen ein. Ein solcher kommt um Mitternacht aus dem Grabe, besteigt den Kirchturm und blickt in die Runde. So weit sein Blick reicht, muß alles sterben, was gleich alt mit ihm ist [3]).

Die ziemlich übereinstimmenden Angaben der Überlieferungen darüber, wer zum Nachzehrer wird, beweisen, daß es sich um Ausnahmefälle handelt. Der Glaube an die schädigende, nachzehrende Kraft von Toten ist namentlich aus den Erfahrungen entstanden, die man bei ansteckenden Krankheiten und Seuchen gemacht hat. Man sah, wie dem Toten gerade seine Familien- und Hausangehörigen und die Leute, mit denen er in persönlicher Berührung gewesen war, in das Grab nachfolgten. Da man von der Ansteckungsmöglichkeit durch Bazillen nichts wußte, erklärte man sich die auffällige Erscheinung eben damit, daß der zuerst Gestorbene die Ursache aller folgenden Todesfälle sei. Zu dieser Tatsache formte die erregte Einbildungskraft nähere Angaben, auf welche Weise der Nachzehrer die Lebenden nachzieht.

Betreffs der durch Nachzehrer veranlaßten Krankheiten wird in der Überlieferung gewöhnlich nichts Bestimmtes angegeben. Es heißt meist, daß sie das Hinsiechen und den Tod ihrer Opfer

[1]) H. Naumann, Primitive Gemeinschaftskultur. Jena 1921, 51.
[2]) St. Hock, Die Vampyrsagen. Berlin 1900, 24. Vgl. Hempler, Weichselland 40 f., 74 f.
[3]) Kühnau, Schlesien I. 170.

veranlassen. Genauere Angaben finden sich bei den Rumänen in der Bukowina. Dort glaubt man, daß diejenigen an Hexenschuß erkranken, die von männlichen Vampiren angeglotzt werden, und daß diejenigen Herzstechen und Blutsturz bekommen, die von weiblichen Vampiren verschrien werden [1]). Damit zeigt sich hier die auch sonst bemerkbare Vermischung des Vampirglaubens mit allgemeinem Hexenglauben.

2. Böse Mitmenschen (Hexen)

Im allgemeinen hält man wohl jeden Menschen für fähig, schon durch den bloßen Wunsch einem andern Krankheit und Schaden zu verursachen. Das „Verneiden“ schreibt man jedem Menschen zu. Auch beim aufgeklärten Kulturmenschen kann das „Verneiden“ beim Essen, der Umstand, daß ihm jemand beim Essen zusieht, ein unbehagliches Gefühl und Übelkeit erzeugen.

Aber seit je heben sich aus der Masse bestimmte Personen heraus, die besonders befähigt sind, Schadenzauber auszuüben [2]). Das sind zunächst die Leute mit dem bösen Blick [3]). Sie können nach dem Volksglauben des oberen Böhmerwaldes nicht allein Menschen und Tiere krank machen, sondern auch Pflanzen und keimende Saaten mit ihrem Blick schädigen [4]).

Die größten Schadenstifter sind aber — auch nach dem heutigen Volksglauben noch immer — die als Hexen [5]) verschrienen weiblichen Personen. Weibern, die in diesem Rufe stehen, zeigt man auf keinen Fall das neugeborene oder kleine Kind. Man scheut sich vor ihnen und man befürchtet Schaden im Stall, wenn sie ihn betreten. Die Namen der Krankheiten, die sie verursachen, verraten die Vorstellung des Volkes über die Art

---

[1]) ZföVk. 16 (1910) 209.

[2]) Vgl. bes. den Abschnitt „Sympathetischer Heil- und Schadenzauber“ bei Freudenthal, Feuer 85—108.

[3]) Seligmann, Blick und Zauberkraft.

[4]) ZföVk. 11 (1905) 188.

[5]) Hw. Aberglaube III. 1827ff. Dazu Zahler, Simmenthal 29f.; Haas, Rügen 40; Brunner, Ostd. Vk. 249; Kurtz, Schlesien 106ff.; Depiny, Oberösterreich 162ff.; Müller, Uri 87ff.; Schmid, Glarus 36ff.; Staak, Mecklenburg 52ff., 199f.; Hempler, Weichselland 22ff. 53ff., 75ff.

der Entstehung. Sie sind die Schuld am Hexenschuß [1]), Hitzschlag, Seitenstechen u. a. Dabei denkt das Volk heute kaum mehr daran, durch welchen Schuß, Schlag oder Stich man einst diese Krankheiten verursacht glaubte. Die Hexen, die vielfach an die Stelle früherer Dämonen getreten sind, sind auch die Ursache an dem Nichtgedeihen der Kinder. Sie vertauschen die gesunden Kinder gegen Wechselbälge, sie plagen die Menschen aber auch durch Alpdrücken. Am verbreitetsten ist gegenwärtig der Glaube an Milch- und Stallhexen [2]).

In den Ruf von Hexen kommen auch Frauen, denen mehrere Männer nacheinander sterben und von denen man daher annimmt, daß sie eine weiße Leber haben. Dieser Glaube, daß von den Besitzern einer weißen Leber eine verderbliche, tötende Liebeskraft ausgeht, ist bis in die Gegenwart bezeugt [3]). In Brandenburg ist eine Verbindung mit dem Vampirglauben erfolgt, indem man von Männern, denen mehrere Frauen sterben, sagt, daß sie Nachzehrer seien und eine weiße Leber hätten [4]). Die berühmteste unter den Frauen mit einer weißen Leber ist Anna Neumann von Wasserleonburg, die einer bürgerlichen Familie aus Villach in Kärnten entstammte und durch Handel, Bergbau und geschickte Bewirtschaftung ihrer Güter in Steiermark großen Reichtum gewann. Sie war sechsmal vermählt, jedesmal mit Männern aus dem höchsten Adel. Im Jahre 1617 heiratete sie mit 82 Jahren den 31 Jahre alten Georg Ludwig Grafen von Schwarzenberg. Sie starb 1623 und ihr letzter Gatte erbte den großen Besitz, dessen Mittelpunkt die Herrschaft Murau in Steiermark war, und legte so den Grund zu dem gewaltigen Vermögen der Schwarzenberge. Von Anna Neumann aber erzählt die Sage, daß sie auf dem Schlosse Murau als weiße Frau umgeht [5]).

Von den Hexen und Hexenmeistern wurden in manchen Gegenden Überlieferungen auf die Freimaurer übertragen, die

---

[1]) Vgl. auch Klingner, Luther 74.
[2]) Vgl. SudZfVk. 3 (1930) 31f.
[3]) Bargheer, Eingeweide 95f.; Hw. Aberglaube V. 979.
[4]) ZfVk. 1 (1891) 184.
[5]) Ebd. 7 (1897) 253f.

als Teufelsbündner ebenfalls Krankheiten, gewöhnlich aber gleich den Tod durch Fernwirkung (Bildzauber) verursachen[1]).

Die gleiche schlimme Gabe schreibt man den Angehörigen von Fremdvölkern zu, die auch sonst im Rufe von Zauberern stehen, so den Juden und besonders den Zigeunern, die der einfache Landmann auch heute noch beschenkt, weniger aus Nächstenliebe als aus Furcht, daß sie sich rächen und Brandstiftung, Krankheit und anderes Unheil anrichten könnten. Im Mittelalter pflegte man zu Pestzeiten Juden und Landstreicher zu beschuldigen, daß sie die Seuche durch Brunnenvergiftungen oder an die Haustüren geschmierte Giftsalben erregt hätten. Solche Äußerungen eines Massenwahnes kehren immer wieder in aufgeregten Zeiten des Krieges und großer Volkskrankheiten. Das Volk sucht eine besondere Ursache und will zugleich sein Opfer haben[2]). Zu Beginn des Weltkrieges wurden nicht wenige angebliche „Spione" verhaftet, die man als Brunnenvergifter verdächtigte.

Wie erzeugen nun diese bösen Menschen Krankheiten? Es kann durch den bloßen Blick, durch Anhauchen und durch Worte geschehen. Man spricht dann von „Beschreien" oder „Berufen". Dies erfolgt aber nicht bloß mit bösen Worten oder teuflischen Verwünschungen, sondern auch mit Schmeichelei, wenn jemand wegen seiner Gesundheit, Schönheit, Kraft und sonstigen guten Eigenschaften gelobt wird. Mit Worten und Beschwörungen kann man einem Menschen sogar den Tod bringen. Dies ist auch durch Gebete zu erreichen. Das Totbeten, das Abbeten des Lebens, ist heute noch hie und da im Volke bekannt[3]).

Am häufigsten sind aber Zauberhandlungen. Dabei ist fast immer Vorbedingung, daß der böse Mensch irgendetwas von der Person, die er krank machen oder schädigen will, besitzen und verwenden muß. Dies können Kleidungsstücke, Körperbestandteile, wie Haare, Zähne, Fingernägel, Harn, Exkremente u. a. sein.

---

[1]) Lüpkes, Ostfries. Vk. 118; Olbrich, Freimaurer 42ff., 111; Hw. Aberglaube III. 31f.

[2]) Lewin, Gifte 23ff. Vgl. Hempler, Weichselland 28f.

[3]) A. Wesselski, Das Totbeten. In: SudZfVk. 1 (1928) 93—102 = Wesselski, Erlesenes 132ff.; Zahler, Simmenthal 35.

Es kann aber auch der bloße Name bei der Zauberhandlung genügen oder es kann hiezu die Fußspur [1]) oder das Bild dessen, den man schädigen will, benützt werden. Dieser uralte, in veränderter Form noch immer lebendige Bildzauber [2]) erfolgt an Zeichnungen und Abbildungen, ferner an Nachbildungen, z. B. Puppen aus Wachs, Metall, Ton, Lehm, Stroh und Lumpen, die den Abwesenden darstellen sollen. Was man diesen Abbildern, die man sticht, schlägt, mißhandelt, ins Wasser oder Feuer hält usw., antut, das spürt die betreffende Person. Sticht man z. B. mit einer Nadel in den Kopf des Bildes, so wird die Person Kopfschmerzen haben. Zerstört man das Abbild vollständig, so bedeutet es den Tod der gehaßten Person. Auch zur Herstellung dieser Puppen müssen vom Feinde stammende Dinge, z. B. Haare, Zähne u. a. verwendet werden.

Auch in der Gegenwart, in der sonst dieses Motiv auf Sagen [3]) beschränkt bleibt, kann es noch immer vorkommen, daß der alte Bildzauber geübt wird, indem etwa das verlassene Mädchen auf dem Lichtbilde des Treulosen die Augen aussticht und dabei wünscht, daß er erblinden möge. Mit dem Glauben an die Möglichkeit eines Schadenzaubers durch ein Bild hängt die Furcht zusammen, sich abbilden oder photographieren zu lassen, die nicht allein bei Natur-, sondern auch bei Kulturvölkern anzutreffen ist [4]).

Ähnlicher Art ist ein anderer Schadenzauber, das Nageln, durch das man jemand krank machen oder töten kann. An Stelle des Bildes tritt hier der Name des Feindes, den man treffen will. Man muß ihn nennen und zugleich in den drei höchsten Namen den aus einem Sarge stammenden Nagel in der Neujahrsnacht zwischen 11 und 12 Uhr in einen wachsenden Baum einschlagen. Wenn der Nagel nur ein Stück weit ins Holz geschlagen wird, so beginnt der Genagelte zu kränkeln und siecht langsam dahin; wird

---

[1]) Vgl. Freudenthal, Feuer 95f.
[2]) Hw. Aberglaube I. 1282ff.
[3]) Müllenhoff, Schleswig-Holstein 238; Lübbing, Friesland 184.
[4]) Hw. Aberglaube I. 1296; SAVk. 1 (1897) 207.

der Nagel dem Baum bis ins Mark getrieben, bzw. ganz eingeschlagen, so stirbt der Betreffende in dem Augenblick, wo der Nagel das Mark berührt [1]).

3. Der Mensch selbst

Die selteneren Überlieferungen, nach welchen der Mensch selbst seine Krankheiten — von äußeren Verletzungen, offensichtlichen Folgen unvorsichtigen Tuns u. a. abgesehen — verursacht, beruhen zum Teil auf altem Analogieglauben, zum Teil aber auf der Erfahrung, wie wichtig der Einfluß des Seelischen auf den Körper ist. Dabei hat man es überdies nicht selten mit pädagogischem Aberglauben zu tun.

Ein Analogieglaube liegt vor, wenn jener Trinker Seitenstechen oder Leibschneiden bekommt, der das Getränk mit einem Messer umrührt [2]) oder wenn den das kalte Fieber befällt, der eine Nadel von der Erde aufhebt, oder wenn sich der die Auszehrung holt, der Tränen auf etwas Totes fallen läßt. Meist sind dies unbeabsichtigte, unfreiwillige Handlungen, wie etwa auch das Schaukeln einer leeren Wiege, was Krankheit des dann hineingelegten Kindes zur Folge hat [3]).

Zur zweiten Gruppe gehören jene Fälle, bei welchen die Krankheit als Folge einer Sünde oder eines Verbrechens erscheint. Der Mensch, den sonst Gott straft, bestraft sich so selbst. Wer lügt, der bekommt Blasen auf der Zunge. Dieser schon bei den Altgriechen [4]) bezeugte Glaube liefert zugleich die Nutzanwendung und Lehre, daß man nicht lügen soll. Verbreitet ist ferner die Meinung, daß jenes Körperglied vom Siechtum befallen wird, mit dem man gesündigt hat. Wer einen Meineid ge-

---

[1]) Zahler, Simmenthal 33ff; Schmid, Glarus 38 f. Vgl. ZfVk. 24 (1914) 200f.; 25 (1915) 348—355; H. Bächtold-Stäubli, Aberglaube. In: Meier, Volksk. 116.

[2]) Zahler, Simmenthal 20.

[3]) Kuhn, Westfalen II. 35; Zingerle, Tirol 4; Bacher, Lusern 75; SAVk. 12 (1908) 280.

[4]) Vgl. Sitzungsberichte der Wiener Akademie der Wissenschaften 202, 1, S. 4 Anm. 3.

schworen oder seine Eltern geschlagen hat, kann eine Lähmung, einen Bruch oder Knochenfraß im Arme erhalten.

Mitunter zeigt sich die Strafe erst an den Kindern, indem etwa ein Kind deswegen mit verkrüppelten Fingern auf die Welt kommt, weil der Vater einen falschen Eid geschworen hat. Allerdings wird man den Satz, daß sich die Sünden der Väter an den Kindern rächen, weder als erziehlich noch als sittlich bezeichnen können. Jedoch steht auch hier zu allem Anfang die erzieherische Absicht im Hintergrund mit der Mahnung, alles Böse zu meiden.

Diese Absicht läßt sich auch aus der Angabe herauslesen, daß der ein Gerstenkorn am Auge bekommt, der etwas „Unverschämtes" sieht. Mit diesem Glauben hängt in Baden der Name Wegscheißer für Gerstenkorn zusammen. Denn mit einem solchen wird der bestraft, der seine Notdurft am Wege verrichtet, aber auch derjenige, der dies sieht und nicht wegblickt [1]).

4. Strafe Gottes

Seit je wurden Krankheiten und namentlich vernichtende Volksseuchen als Strafe der Götter aufgefaßt [2]). Auch das Christentum kennt den Zorn Gottes als eine wichtige Erklärung für die Entstehung von Krankheiten. Davon berichtet schon die Bibel. Gott, der die Krankheiten als Warnung oder Strafe sendet, z. B. für Sonntagsarbeit [3]) oder wie in manchen Märchen für Hostienfrevel [4]), bedient sich hiebei gewöhnlich des Teufels, der die Krankheiten bringt. In manchen Sagen von der Erschaffung der Menschen ist es aber der Teufel ganz allein, der gegen den Willen Gottes die Krankheiten erzeugt [5]).

Die Vorstellung, daß Gott die Krankheit als Strafe oder Prüfung sendet, hat das ganze Mittelalter beherrscht. So knüpft die hl. Hildegard das erste Auftreten der monatlichen Reinigung

---

[1]) Zimmermann, Baden 25.

[2]) Bartels, Medizin 27ff., 39ff.; Grimm, Myth. II. 961; Widlak, Synode 27f.; Zahler, Simmenthal 14f.; Steinlein, Astrologie I. 103ff; Schmid, Glarus 40f.

[3]) Treutlein, Arbeitsverbot 20.

[4]) Bolte-Polivka I. 322.

[5]) Vgl. Dähnhardt, Natursagen I. 66, 96, 99, 101f., 104, 109, 337.

bei Eva an den Sündenfall, und der Arzt Pollich von Mellerstadt erörtert in seinen Syphilisthesen vom Jahre 1496 die Frage, ob man gottgesandte Krankheiten mit natürlichen Mitteln bekämpfen kann. Nach ihm besteht zwischen Krankheit und Sünde in der Weise ein Zusammenhang, daß die sündigen Triebe und Handlungen vom Gehirn ausgehen und daß durch gesunde Ernährung des Körpers die Tugend gefördert werde [1]). Im Jahre 1556 versicherte der Bischof von Seeland Peter Paladius, daß der Englische Schweiß [2]), diese zuerst in England im Jahre 1486 aufgetretene furchtbare Seuche, von Gott aus Zorn über die übertriebene Putzsucht der damaligen Menschheit geschickt worden sei [3]). Auch Paracelsus zählt unter den Krankheitsursachen die göttliche Fügung (ens deale) auf und sogar noch im 19. Jahrhundert wurde von einzelnen Ärzten die Frage vom göttlichen Ursprung der Krankheit ernsthaft erörtert [4]).

Die katholische Kirche selbst hält noch immer an der Auffassung fest, daß dämonische Krankheiten, vor allem Besessenheit, mit Zulassung Gottes durch die Macht böser Geister erzeugt werden. In der 1911 unter Approbation des Erzbischofs von Freiburg erschienenen Pastoralmedizin des Dr. Ernst von Olfers steht ein Hinweis darauf, daß die Erkennung dämonischer Krankheiten durch jemand, der nicht eine übernatürliche Gabe der Unterscheidung der Geister besitze, sehr schwierig sei und von der scheinbaren Besessenheit nur schwer unterschieden werden kann. „Deshalb", heißt es wörtlich, „hat die Kirche ihren Dienern verboten, auf eigene Faust Exorzisationen (Austreibung des Teufels) vorzunehmen. Es soll über jeden verdächtigen Fall an das zuständige Ordinariat berichtet werden und Erlaubnis bzw. Auftrag des Bischofs abgewartet werden." Das bedeutet nichts anderes, als daß der Bischof zu denjenigen gehört, die die übernatürliche Gabe besitzen, zu erkennen, ob eine Krankheit eine gewöhnliche körperliche ist oder durch Besessenheit von Dämonen entstanden ist.

---

[1]) Diepgen 31f.

[2]) H. Immermann-Jochmann, Der Schweißfriesel. 2. Aufl. Wien 1913. Vgl. Ebstein, Luther 38f.

[3]) Magnus, Religion 44 u. Aberglaube 47f.

[4]) Diepgen a. a. O.

Und in der in 5. Auflage von Dr. Ludwig Kannamüller 1909 herausgegebenen Pastoralmedizin von August Stöhr wird ausdrücklich geschrieben: „Die Möglichkeit der Entstehung von Krankheiten durch dämonische Einflüsse muß von jedem gläubigen Katholiken als eine über allem Zweifel erhabene Tatsache angenommen werden." Und ferner: „Es gibt also dämonische, in ihrer Ätiologie von den durch den Einfluß natürlicher Dinge entstandenen pathologischen Vorkommnissen grundverschiedene, mit Zulassung Gottes durch übernatürliche Kräfte und durch die Macht böser Geister erzeugte menschliche Krankheiten [1])."

Im übrigen wird noch heute dem katholischen Priester in den der eigentlichen Priesterweihe vorausgehenden niederen Weihen die Macht erteilt, Teufel und Dämonen auszutreiben [2]).

In unseren Zusammenhang gehört der folgende Sagenzug, dem zuweilen ein tatsächlicher Vorfall zugrunde liegen mag. Jemand verspricht etwas und beteuert, wenn er sein Versprechen nicht halte, möge ihn Gott mit einer bestimmten Krankheit heimsuchen. Dies erfolgt auch, als er das Gelobte nicht erfüllt [3]).

5. Gestirne

Auch die Gestirne [4]) rufen Krankheiten hervor und beeinflussen sie, in unserem gemäßigten Klima weniger die Sonne, die Sonnenbrand, Sonnenflecken (Sommersprossen), Sonnenfriesel (Hautausschlag mit Hitzbläschen) erzeugt, als vielmehr der Mond.

Schon nach Galen, der hierbei nach eigener Angabe babylonischen und ägyptischen Lehren folgte, wird alles Irdische vom Mond bewegt [5]). Die vom Monde beeinflußte Gemütsstimmung spricht sich in dem deutschen Worte Laune aus, das über mhd. lune auf lat. luna zurückgeht. Aus dem schädlichen Einfluß des Mondes entspringen mancherlei Krankheiten, z. B. einzelne Geisteskrank-

[1]) Vgl. Hansemann, Aberglaube 40f.
[2]) Kritz, Relig. Vk. 171f.
[3]) Ein Beispiel in SAVk. 21 (1917) 224f.
[4]) Vgl. Boll, Sternglaube; Diepgen, Geschichte II. 83ff.; Stemplinger, Aberglaube 108ff.; Steinlein, Astrologie I. 240ff.
[5]) Diepgen 35f.

heiten, der Schlafwandel, zum Teil die Fallsucht, der Kropf u. a. Wie Ebbe und Flut von der Anziehung des Mondes und der Sonne herrührt, dachte man sich den menschlichen Körper abhängig vom Monde, von dem alle „Feuchten" des Körpers, darunter auch die des Rückenmarks und Gehirns, geleitet sein sollten. Am deutlichsten prägt sich dieser Glaube in der Volksmeinung aus, daß das Wasser bei Wassersüchtigen steigt, wenn der Mond zunimmt, und zurückgeht, wenn er abnimmt [1]).

Im Mond sieht man seit je die Ursache des weiblichen Monatsflusses; auch die Entbindung steht nach dem Volksglauben unter seinem Einfluß, indem der zunehmende Mond sie erleichtert und der abnehmende Mond erschwert. Unter dem widrigen Einfluß des Mondes konnte sich im Mutterleibe ein „Mondkalb" bilden, eine Mißgeburt, die man sich damit erklärte, daß die Frucht während des Monatsflusses, der Mondzeit, gezeugt wurde [2]).

Hie und da wirkt noch die Astrologie des Mittelalters nach. Für die Heilkunde war besonders wichtig die Lehre von dem beherrschenden Einfluß der Himmelszeichen und die Lehre von dem Einfluß der Planeten [3]).

Darüber berichtet der spanische Arzt und Philosoph Arnold Villanova (1235—1313), der ein Kenner der arabischen Medizin und Astrologie war, in seiner Schrift „De judiciis astronomiae": „Das Zeichen des Widders ... beherrscht den Kopf, weil der Widder hier seine ganze Stärke hat. Das Zeichen des Stieres beherrscht den Hals und den Nacken, weil der Stier in diesen Teilen besonders mächtig ist. Die Arme und Hände sind den Zwillingen unterworfen, weil letztere das Bild einer Umarmung sind, die Fähigkeit zu umarmen aber in den genannten Teilen des Körpers liegt. Der Krebs steht in Beziehung zur Brust und den benachbarten Teilen, weil der Krebs eine besonders starke Brust hat. Der Löwe beherrscht das Herz, die Mundhöhle, die Lunge und die Leber, weil der Löwe seine Stärke im Herzen und in den anderen erwähnten Teilen hat. Das Zeichen der Jungfrau ist

---

[1]) Wrede, Rhein. Vk. 214.
[2]) Hovorka-Kronfeld I. 312.
[3]) Vgl. Klapper, Schles. Vk. 105f.

Herr über die Eingeweide und den Unterleib, weil das der Jungfrau Eigentümliche sich hier befindet. Die Waage beherrscht die Haut, die Nieren, das Gesäß, den After und die benachbarten Partien. Der Skorpion ist Herr über die Geschlechtsteile, weil die ganze Kraft des Skorpions im Schwanz liegt und jene den Schwanz des Menschen bilden. Der Schütze ist Herr über die Hüften und Oberschenkel, der Steinbock über die Knie, der Wassermann über die Unterschenkel und die Fische über die Füße. Es ist somit klar, daß ein jedes Zeichen in seiner Weise bestimmte Glieder beherrscht und beeinflußt, und dies hat große Bedeutung, wenn man aus den Zeichen Weissagungen entnehmen will." Und weiter heißt es: „Nun müssen wir beachten, daß, da der Mond die Macht hat, Flüssigkeiten in Bewegung zu setzen und sie zu leiten, es einleuchtet, wie er in irgendeinem bestimmten Zeichen Einfluß auf dieses oder jenes menschliche Glied ausübt, so daß es nicht gut ist, an diesem Glied zu schneiden oder zu kurieren, wenn der Mond in dem betreffenden Zeichen steht. Deshalb kann man nicht ohne große Gefahr eingreifen, wenn etwas am Haupte beschädigt ist, so lange der Mond im Zeichen des Widders steht, da der Widder ja Beziehung zum Haupte hat. Ähnlich ist es mit dem Hals, wenn der Mond im Zeichen des Stieres, mit den Armen, wenn er im Zeichen der Zwillinge steht usw.[1])

Von diesen medizinischen Beziehungen, die in einem scheinwissenschaftlichen Schrifttum der für Astrologie sehr empfänglichen Kriegs- und Nachkriegszeit neue Behandlung fanden[2]), ist im gegenwärtigen Volksglauben und Volksbrauch kaum eine Spur vorhanden. Die Stellung der Planeten und der Sonne im Tierkreise wird aber noch immer bei Geburten und Hochzeiten als Schicksalszeichen beachtet, das einen Blick in die Zukunft gestattet[3]).

---

[1]) Lehmann, Aberglaube 177f.

[2]) F. Feerhov, Die medizinische Astrologie. Unter Berücksichtigung des Pflanzenheilverfahrens, der Homöopathie, Hygiene und „Biochemie". 2. Aufl. Leipzig 1919. Bd. IX der Astrologischen Bibliothek. Vgl. auch deren II. Band (Astrologische Deutungsregeln in neuer Bearbeitung) 113ff.

[3]) Wuttke 87f. § 105.

III. Vorbeugung. Schutzmittel

Sehr viele Schriften zur Volksmedizin vermengen die Mittel, die einer Krankheit vorbeugen oder vor ihr schützen, mit jenen, die eine bereits vorhandene Krankheit heilen sollen. Obwohl beide oft gleicher Art sind, muß man sie doch getrennt behandeln. Dann erst wird man auf die feineren Unterschiede aufmerksam.

Zahlreich sind die Vorbeuge- und Schutzmittel gegen Krankheitsdämonen. Manche beruhen auf der Ansicht, daß der böse Geist auf sein übles Tun verzichtet, wenn die vom Menschen getroffenen Vorbereitungen ihm sagen, daß man ihn erwartet, ihn also erkannt hat. In Wirklichkeit sind die meisten Vorkehrungen nur Mittel, um sich selbst zu beruhigen, also autosuggestive Mittel, die in vielen Fällen wohl auch den erwarteten Erfolg haben. Dies gilt vor allem von den Abwehrmaßnahmen gegen den Alp, gegen Wechselbalgdämonen, Hexen u. a., ebenso auch für die Vorsichtsmaßregeln beim Tode und bei der Beerdigung von Personen, die man verhindern will, als Nachzehrer Schaden zu stiften.

Dies gilt ferner für jene Fälle, in welchen sich der Mensch davor zu sichern sucht, daß er sich selbst „beschreie". Man soll es z. B. vermeiden, sich seiner Gesundheit zu rühmen. Tut man es doch, so muß man hinzusetzen „unberufen" oder „unbeschrien" oder auch „Gottseidank" u. a. Oder man muß dreimal auf Holz, auf die Unterseite einer Tischplatte oder auf die Tischkante klopfen, was in feineren Kreisen üblich ist, oder dreimal ausspucken, was weniger feine Leute tun.

Wo man die Krankheit als eine Heimsuchung oder Strafe Gottes betrachtet und sich durch Gebet, Erfüllung der religiösen Pflichten usw. gegen drohende Krankheiten zu sichern sucht, liegt in der festen Überzeugung, daß Gott den Frommen nicht mit

Krankheiten bestraft, und in dem dadurch geschaffenen gläubigen Vertrauen, in dieser starken Autosuggestion, sicherlich ein guter Schutz gegen allerlei Krankheiten, deren Auftreten durch Angst und Furcht gefördert wird.

Als Vorbeuge- und Schutzmittel erscheinen Worte und Zeichen, Handlungen und Dinge [1]).

1. Worte und Zeichen

Zunächst können es gesprochene Worte sein, z. B. der Name Gottes, Jesu Christi, der hl. Dreifaltigkeit, der verschiedenen Heiligen, die man anruft, dann auch kurze Beschwörungen, Segen und Gebete, wie z. B. beim Ohrenklingen, bei dem einen leicht der Schlag treffen kann [2]). Häufiger werden geschriebene Worte benutzt, die auf Zetteln, Medaillen u. a. stehen, sich mitunter auf bloße Buchstaben und Zeichen beschränken [3]), aber auch zu Zauberformeln, Segen und Gebeten erweitern [4]).

2. Handlungen

Aus der fast unübersehbaren Fülle von vorbeugenden Handlungen können nur einige Beispiele angeführt werden.

Hieher gehören alle auf die Erhaltung der Gesundheit bezüglichen Handlungen im Jahresbrauch, besonders zur Frühlingszeit. Gegen Krankheit, namentlich gegen Rücken- und Kreuzweh und Seitenstechen sichert sich derjenige, der sich beim ersten Donner nach Neujahr oder beim Erblicken der ersten Schwalbe oder Bachstelze im Frühjahr im Grase wälzt [5]). Vorbeugend sind besonders die mit Frühlingsbräuchen zusammenhängenden oder dabei geübten Handlungen des Schlagens mit Ruten, Begießens mit Wasser

[1]) Vgl. bes. Manz, Sargans 52ff.
[2]) Pfalz, Marchfeld 10.
[3]) Dornseiff, Alphabet 11ff.
[4]) Zahler, Simmenthal 41.
[5]) Strackerjan, Oldenburg I. 68; Drechsler, Schlesien II. 309; Haltrich, Siebenbürgen 266; Urquell 2 (1891) 130 (Schlesien); ZföVk. 3 (1897), 280; 15 (1909), 174. Vgl. 2 (1896), 252.

u. a.[1]) Krätzen und Hautausschlag verhindert, wenn man sich am Ostermorgen vor Tagesanbruch in einem fließenden Wasser wäscht. Karl Huß, der aufgeklärte Scharfrichter von Eger, bemerkt dazu: „Wann sonst kein anderes Geheimnis dahinter, so wird wohl an jedem Tag das öftere Waschen und Reinigen für solches Übel gut sein[2])."

Viele Gebote und Verbote für Schwangere beziehen sich auf die Gesundheit und Schönheit des erwarteten Kindes. Bestimmte Bewegungen und Handlungen sind zu unterlassen, die das Kind im Mutterleibe gefährden könnten[3]). Häufig sind vorbeugende Handlungen beim kleinen Kinde[4]). Beim Gähnen macht man ihm in Steiermark ein Kreuzzeichen über den Mund, um es vor einer Krankheit zu bewahren[5]). Denn nach der primitiven Auffassung kann beim Öffnen des Mundes die Krankheit in den Körper gelangen. Damit ein Kind von den Fraisen verschont bleibt, geht man mit ihm zu Fronleichnam zu jedem der aufgestellten Altäre[6]), was auch sonst für die Gesundheit und das Glück des Kindes von Vorteil ist[7]).

Verbreitet ist der Glaube, daß das Zusammenschlafen schwächlicher Kinder mit Erwachsenen gesundheitsfördernd ist. Umgekehrt glauben auch Erwachsene, besonders alte Leute, Krankheiten vorzubeugen, wenn sie mit gesunden Kindern[8]) oder jungen und kräftigen Personen schlafen[9]).

---

[1]) Mannhardt, Wald- u. Feldkulte I. 251ff.; Sartori, Sitte u. Brauch III. 101, 105f.

[2]) Huß, Aberglaube 35.

[3]) Wuttke 376ff. § 570ff.; Grüner, Egerland 34f.; Zingerle, Tirol 3ff.; Schulenburg, Sagen 231f. u. Volkstum 107f.; Zahler, Simmenthal 22; Hoffmann-Krayer, Feste 23; Hoops, Sassenart 81f.; Zaunert, Rheinland II. 135f.; Stückrath, Nassau 8ff.; Treutlein, Arbeitsverbot 9. Vgl. Samter, Geburt 21ff.; Hempler, Weichselland 71f.

[4]) Wuttke 380ff. § 579ff.; Hw. Aberglaube IV. 1310ff.; Haltrich, Siebenbürgen 259f.; Müller, Isergebirge 20ff.; Stückrath, Nassau 11ff.; Hoops, Sassenart 87f.; Lüpkes, Ostfries. Vk. 93f.

[5]) ZföVk. 3 (1897) 10.

[6]) Böhmerwald (Verfasser).

[7]) Hw. Aberglaube III. 121; Pfalz, Marchfeld 86f.

[8]) Hw. Aberglaube IV. 1333.

[9]) Vgl. BlPommVk. 8 (1899/1900) 25.

Die Stellung des Volkes zu den Schutzimpfungen ist nicht einheitlich. Schon die Einführung war schwer und fand bei der nicht aufgeklärten Landbevölkerung starke Gegnerschaft. In der Gemeindechronik [1]) des Dorfes Lagau bei Krummau im Böhmerwald hat im Jahre 1858 der Lehrer Thür folgende Angaben eingetragen: „Im Jänner und Feber des Jahres brach eine Blatternepidemie aus, von welcher viele Kinder ergriffen wurden. Die bereits geimpften Kinder blieben entweder verschont oder sie kamen doch leicht davon. Für die Eltern der Ungeimpften aber war dieses Übel eine eindringliche Lehre, ihre Kinder von nun an der Wohlfahrt der Kuhpocken-Impfung nicht zu entziehen. Das Weib des Gemeindehirten in Weislowitz, die aufgefordert wurde, ihren ein halbes Jahr alten Säugling impfen zu lassen, war über diesen Auftrag so aufgebracht, daß sie in die Kirche Lagau ging und dort ihren Rosenkranz mit der Äußerung auf den Taufstein warf, keine Christin mehr sein zu wollen und auch in keine Kirche mehr zu gehen, weil sie ihr Kind durch Impfen dem Antichrist, nämlich dem Bösen Geiste, verschreiben würde." Der Chronist fügt noch hinzu, daß das Kind dieses Weibes die Blattern bekam und daran starb.

Heute sind die Impfgegner in manchen Gegenden mehr unter der bürgerlichen Stadtbevölkerung zu suchen. Sie haben sich in ganz Deutschland zu Verbänden zusammengeschlossen und auch jenseits der Staatsgrenzen, besonders im Norden der Tschechoslowakei, gibt es ihrer viele. Tatsache ist jedenfalls, daß in Ländern mit Impfzwang, wie in Deutschland, die Pockenkrankheit so gut wie ausgestorben ist, während in Ländern, wo die Impfung der Bevölkerung freigestellt ist, wie in England, von Zeit zu Zeit starke Pockenepidemien auftreten, die in Ländern, wo es nur ausnahmsweise oder gar nie Impfungen gibt, auch heutzutage noch Tausende von Menschen dahinraffen [2]).

Wie gegen das Impfen äußert sich auch gegen die heute von

---

[1]) Handschrift, eingesehen vom Verfasser. Vgl. Fossel, Steiermark 139; Flügel, Frankenwald 56; Schmid, Glarus 64.

[2]) Vgl. Hansemann, Aberglaube 108f.; Peters, Arzt 120f.

vielen Ärzten bevorzugten Einspritzungen eine starke Abneigung im Volke.

Von weiteren Schutzhandlungen ist das seltene Kreuzen der Beine zu nennen, womit man den Alp, die Hexen u. a. abwehrt[1]). Heute sind auch die einst so beliebten Blutentziehungen selten, vor allem der im Zusammenhang mit der Lehre von den vier Temperamenten stehende[2]) und unter Beobachtung des Standes der Gestirne erfolgte Aderlaß[3]), der als Schröpfen, Blutegelsetzen u. a. einst zur Frühlingskur gehörte, aber auch heute noch hie und da üblich ist[4]). Selten sind ferner die vorbeugenden Bäder[5]) im Frühling und Mai und die Schwitzkuren, sowie die Abführkuren, die so recht der Volksauffassung entsprechen, daß man den Körper von Zeit zu Zeit reinigen und von schädlichen Krankheitsstoffen befreien müsse. Aus diesem Grunde werden auch Purgiermittel, Klistiere und Brechmittel[6]) noch immer verwendet.

Der Vergangenheit gehört der Brauch an, bei Seuchen einen Zauberkreis um die Dorfgemarkung zu ziehen. Das Umgehen, Umreiten, Umfahren und Umpflügen eines Stück Landes ist sonst ein volksrechtliches Verfahren, das äußere Zeichen der Besitzergreifung[7]), in der Volksmedizin aber eine alte und verbreitete Schutzhandlung, bei der allerlei Vorschriften, z. B. Nacktheit der umpflügenden Personen, zu beachten waren[8]). Nach einzelnen Überlieferungen scheinen aber solche Grenzsperren natürliche Maßnahmen ohne jedes abergläubische Beiwerk gewesen zu sein. So wird zur Erklärung von Kreuzsäulen um Steinerkirchen an der Traun angeführt, daß zur Pestzeit ein Kreis um Kirche und Dorf

---

[1]) H. Bächtold-Stäubli, Beine kreuzen oder verschränken. In: SAVk. 26 (1926) 47—54.

[2]) Vgl. Klapper, Schles. Vk. 105.

[3]) Vgl. Fossel, Studien 1—23 (Aderlaß und Astrologie im späteren Mittelalter); Hw. Aberglaube I. 172f.; Höfler, Volksmedizin 184ff.

[4]) Pollinger, Landshut 272ff.; Seefried-Gulgowski, Kaschubei 202.

[5]) Martin, Badewesen u. Hw. Aberglaube I. 796ff.; Peters, Arzt 39ff.

[6]) Most, Hausmittel 104ff.

[7]) Mailly, Rechtsaltertümer 8ff.

[8]) Bartels, Medizin 250ff.; Knuchel, Umwandlung 65ff. Vgl. dazu ARw. 20 (1920/21) 473f.; Brunner, Ostd. Vk. 248; Geramb, Brauchtum 21.

abgesteckt wurde, den niemand überschreiten durfte. Wo dieser Kreis die Straßen und Zugänge schnitt, wurden die Kreuzsäulen gesetzt. Hier pflegten sich die Leute, die nicht in den Ort durften, zur Zeit der Messe zu versammeln [1]).

Mitunter haben sich noch Reste geschlechtlichen Abwehrzaubers, wenn etwa der Mann, um sich gegen Impotenz zu schützen, durch den Ehering uriniert [2]), und alten Fruchtbarkeitszaubers erhalten, der der Kinderlosigkeit vorbeugen, bzw. Frauen die fehlende Fruchtbarkeit vermitteln soll. Solche Frauen haben gewöhnlich auf bestimmten Felsen herabzurutschen oder sich rittlings auf bestimmte längliche Steine, die meist einen riesigen Phallus vorstellen sollen, zu setzen und entsprechende Bewegungen zu machen. Von diesem uralten, auf der ganzen Erde verbreiteten phallischen Steinkult [3]), der sich insbesondere an Gleit- und Wetzsteine knüpft, haben sich auch auf deutschem Boden Spuren erhalten [4]).

Spärlich sind die Schutzhandlungen, bei denen Feuer, Rauch und Asche die Hauptrolle spielen [5]). Zudem ist hier nicht die Handlung das Wesentliche, sondern das Ding, das Feuer und der Rauch, die reinigen und alles Übel fernhalten. Auch bei der sinnbildlichen kirchlichen Handlung des Einäscherns am Aschermittwoch ist die Asche die Hauptsache. Man gewinnt sie aus den geweihten Palmzweigen des Vorjahres und streut sie den Gläubigen auf das Haupt oder zeichnet ihnen damit ein Kreuz auf die Stirn, wozu der Priester die Worte spricht: „Memento quia pulvis es et in pulverem reverteris" (Gedenke, daß du Asche bist und wieder zu Asche werden wirst [6]).

3. Dinge

Eine große Zahl von meist in der Form von Amuletten [7]) auftretenden Vorbeuge- und Schutzmitteln liefert das Steinreich.

---

1) Depiny, Oberösterreich 409.
2) Bächtold, Hochzeit I. 177.
3) Hw. Aberglaube III. 152.
4) Ebd. 864f.; Rütimeyer, Schweiz 368ff.; SudZfVk. 6 (1933) 144ff.
5) Vgl. Freudenthal, Feuer 108ff.
6) Albers, Jahr 114.
7) Stemplinger, Aberglaube 88; Widlak, Synode 18; Zahler, Simmen-

Die Edelsteine und glänzenden Metalle leiten durch ihr Licht den bösen Blick ab [1]). Verwendet werden ferner Steine, die durch ihre Form, Farbe, Herkunft oder andere Eigenschaften auffallen, wie die Adler- oder Klappersteine [2]), die Donnersteine oder Donnerkeile [3]) u. a. Sehr starke Schutzkraft kommt dem Eisen und Stahl und dem Salz zu [4]).

Aus dem Pflanzenreich spielen eine besondere Rolle die Kräuter von auffallender Form, wie der Kreuzdorn, von starkem Geruch, wie der Dost, der mit dem nicht näher bestimmbaren Dorant [5]) so häufig in Sagen erscheint [6]), der Kümmel, Lawendel und Knoblauch, von einem sonderbaren Aussehen der Wurzeln, wie die Mandragora, die den Alraun liefert [7]), oder der Allermannsharnisch, das Knabenkraut u. a. Dann Früchte, denen man bestimmte Eigenschaften und Wirkungen zuschrieb [8]), wie etwa früher der Hirse, die nach dem Volksglauben Fruchtbarkeit erzeugte [9]), endlich dem Holz bestimmter Bäume, besonders auch der vom Blitz getroffenen [10]).

Eine Anzahl Kräuter weist schon mit ihrem Volksnamen „Berufskraut" [11]) oder „Beschreikraut" auf ihre volksmedizinische und zauberhafte Verwendung hin.

Erhöhte Kraft haben die Erstlinge. Um das ganze Jahr von Fieber verschont zu bleiben, ißt man die drei ersten Windröschen, die man erblickt. Davon berichtet bereits Plinius [12]). Oder man

thal 37ff.; Seligmann, Heil- u. Schutzmittel 140ff. Vgl. Wetzer u. Welte I. 769ff.; OberdZfVk. 2 (1928) 97—102 (Scherzhafte Amulette); 5 (1931) 50—60 (Handamulette); Stoll, Zauberglaube 54ff.

1) Seligmann, Blick II. 28—31; Hw. Aberglaube II. 552ff.

2) Hw. Aberglaube I. Sp. 189 ff.

3) Ebd. II. 325ff.

4) Vgl. Wuttke 91ff. § 111ff.

5) Marzell, Volksleben 38f.

6) Grimm, Sagen 44ff.; Kuhn, Westfalen II. 29.

7) Hw. Aberglaube I. 312ff.

8) Wuttke 96ff. § 120ff.

9) Marzell, Volksleben 68f.; Hw. Aberglaube IV. 117; Lucas, Volkspflanzen 17.

10) Wuttke 97 § 121.

11) Hw. Aberglaube I. 1103.

12) Ebd. III. 158. Vgl. H. Marzell, Die Frühlingsblumen im antiken u. neuzeitlichen Zauberglauben. In: Die medizinische Welt (Berlin) 1933, Nr. 41.

ißt die erste Roggen- oder Nußblüte im Frühjahr [1]). Das von Luther [2]) bekämpfte Verschlucken der geweihten Palmkätzchen am Palmsonntag, womit man Halsweh und anderen Krankheiten vorbeugt, ist noch gegenwärtig fast in ganz Europa üblich [3]). Hieher gehört ferner das Essen bestimmter Gerichte, die aus neunerlei Kräutern bestehen [4]), oder von grünem Gemüse am Gründonnerstag [5]).

Schutzmittel aus dem Pflanzenreich trägt man auch bei sich, so Roßkastanien gegen Rückenschmerzen und Rheumatismus [6]) oder Brot gegen Heimweh [7]), oder man bringt sie auf dem Hause an. Die Hauswurz auf dem Dache verhindert nach altem Glauben den Einzug von Krankheiten und Unglück ins Haus [8]).

Kräuter als Mittel zur Verhütung der Schwangerschaft, wie auch solche zur Abtreibung der Frucht sind dem Volke seit je bekannt [9]). Neu hat sich erst in den letzten Jahrhunderten das Rauchen, Schnupfen und Kauen von Tabak als vorbeugendes Mittel eingebürgert [10]).

Aus dem Tierreich kommen zunächst lebende Tiere in Betracht, die man in der Stube hält, z. B. Kreuzschnäbel [11]) oder Turteltauben, auf deren Käfig man die Kleider legt, um Gliederweh vorzubeugen [12]), oder die den Stall beschützen, wie z. B. Ziegenböcke in der Pestzeit [13]), dann tote Tiere, die man, wie z. B. Eulen, an das Scheunentor nagelt [14]), und endlich Teile des tieri-

1) Strackerjan, Oldenburg I. 68; Fogel, Pennsylvania 272 Nr. 1422.

2) Klingner, Luther 118.

3) Seyfarth 300f.; Drechsler, Schlesien I. 77; II. 302, 311; Marzell, Volksleben 32; ZföVk. 4 (1898) 214; 6 (1900) 235; Seefried-Gulgowski, Kaschubei 204; W. S. Reymont, Die polnischen Bauern III. Jena 1912, 59.

4) Weinhold, Neunzahl 10f.

5) Hw. Aberglaube III. 1187f.

6) Drechsler, Schlesien II. 309; Pollinger, Landshut 284; Höhn, Volksheilkunde 142; Hoffmann, Rheinhess. Vk. 97.

7) Hw. Aberglaube III. 1692ff.

8) Heyl, Tirol 792.

9) Vgl. Stoll, Zauberglaube 104 ff.

10) Vgl. Flügel, Frankenwald 6f.

11) Schönermark, Harz 60. Vgl. unten.

12) Höhn, Volksheilkunde 140. Vgl. Manz, Sargans 82.

13) Depiny, Oberösterreich 408. Vgl. unten Tierheilkunde.

14) Wuttke 124 § 165; Liebrecht, Zur Volksk. 342.

schen Körpers [1]). Hier können auch Nachbildungen die Urform ersetzen. So ist das Horn, diese Stoßwaffe, ein wirksames Schutzmittel. Es wird ersetzt durch die abwehrende Handbewegung, bei der man den Zeigefinger und den kleinen Finger ausstreckt. Vorbeugende Kräfte besitzen die Eier, namentlich die am Karfreitag gelegten, zuweilen auch die an diesem Tage gekochten [2]).

Der Mensch, Teile seines Körpers, z. B. Nachbildungen des Auges, Ausscheidungen, vor allem der Speichel [3]), dann allerlei menschliche Gebrauchs- und Schmuckgegenstände liefern weitere Schutzmittel. Oft ist freilich, wie z. B. beim Schmuck, der ursprüngliche Sinn und Zweck verloren gegangen [4]). Doch werden z. B. Ohrringe gegenwärtig noch häufig zum Schutze gegen Augenkrankheiten getragen [5]). Als Amulette dienen ferner von Toten herstammende Dinge, dann solche, die der Mensch auf eine besondere Art erworben hat, die ererbt, zufällig gefunden, z. B. Hufeisen, vierblättriger Klee, geschenkt, erbettelt oder gestohlen sind, endlich sehr oft Münzen, bei denen das Metall und nur ausnahmsweise der Geldwert die Verwendung als Schutzmittel veranlaßt [6]).

Solche Vorbeugemittel gebraucht das Volk heute in vielen Fällen weniger aus Aberglauben als aus Überlieferungstrieb. Oft weiß man gar nicht, warum dies oder jenes Stück, z. B. als Anhängsel an der Uhrkette, getragen wird oder warum das eine oder andere Mittel gut ist. Die Juden in der Bukowina pflegen beim Auftreten einer Epidemie die Wände ihrer Häuser mit Kohlenanstrichen zu umgeben und glauben, dann von der Seuche verschont zu bleiben [7]). Kaum jemand unter ihnen wird etwas

---

[1]) Vgl. Wuttke 113ff. § 149ff.

[2]) Hw. Aberglaube II. 607. Dazu Sartori, Sitte u. Brauch III. 142, 144; Seyfarth 295; Müller, Isergebirge 26f.; SchwVk. 7 (1917) 12; Fogel, Pennsylvania 278 Nr. 1462; 292 Nr. 1544.

[3]) Heckscher, German. Vk. 134f.

[4]) Vgl. etwa Andree-Eysn 116ff.

[5]) Urquell N. F. 2 (1898) 210f. (Niederösterreich); ZfrwVk. 11 (1914) 172; SudZfVk. 1 (1928) 166, 221.

[6]) Niemer, Geld 232 (Register).

[7]) ZföVk. 2 (1896) 81.

über die abwehrende Kraft der Kohle [1]) aussagen können. Mitunter ist die günstige Wirkung des Vorbeugungsmittels durch andere Umstände bedingt als das Volk annimmt. Die Tibetaner betrachten den Tee als Schutzmittel gegen Typhus und andere Krankheiten [2]), während in Wirklichkeit die Vorbeugung in dem Abkochen des Wassers — kaltes Wasser wird fast nie getrunken — beruht, durch das schädliche Keime vernichtet werden. Ähnlich verhält es sich auch bei uns dort, wo der Kranke nur Tee aus irgend welchen Kräutern zu sich nimmt und während der Krankheit kein ungekochtes Wasser, das ihm schädlich sein könnte, trinkt.

Für den Gebrauch von Amuletten gegen bestimmte Krankheiten ist der Analogieglaube richtunggebend. Gegen Gelbsucht trägt man einen gelben Gegenstand, gegen den Rotlauf etwa ein Stück roter Koralle, gegen Blasen- und Gallensteine die Darm- oder Gallensteine von Tieren u. a.

Weit zahlreicher als die weltlichen Amulette sind die religiösen Schutzmittel. Neben dem Weihwasser, mit dem man sich in vielen Gegenden noch heute beim Aufstehen und Schlafengehen besprengt [3]), steht das Kreuz an erster Stelle. Bloß bei der Abwehr des Alp und dem Schutz der Kinder hat sich auch das von den Pythagoräern stammende, bei ihnen die Gesundheit bedeutende Pentagramm, der Drudenfuß, erhalten [4]). Diesen mit einem Zug gezogenen fünfspitzigen Stern verwechselt man oft mit dem aus zwei übereinander gelegten Dreiecken gebildeten Hexagramm oder Salomons Siegel, das in handschriftlichen Rezeptsammlungen als Schutzmittel gegen die Fallsucht erscheint [5]).

Von christlichen und kirchlichen Schutzmitteln sind ferner zu nennen der Rosenkranz, den man gern neugeborenen Kindern anhängt, dann Kruzifixe und Kreuzdarstellungen aller Art, das seinerzeit als Pestamulett viel geschätzte T (Tau) [6]), die Bibel

[1]) Hw. Aberglaube V. 74ff.

[2]) W. M. McGovern, Als Kuli nach Lhasa. Berlin 1924, 199.

[3]) Pollinger, Landshut 274.

[4]) Wuttke 181 § 246.

[5]) Seyfarth 153.

[6]) Andree-Eysn 63—72. Vgl. R. Wünsch, Das Antoniterkreuz. In: HessBlfVk. 11 (1912) 49—63; Dornseiff, Alphabet 109.

und auf Papier geschriebene Bibelstellen, Reliquien, geweihte Dinge wie Kerzen, Salz, Kreide, Wasser u. a. [1]).

Viele dieser Schutzmittel sind im Weltkrieg in verstärktem Maße gebraucht worden [2]). Zumeist hatten sie, wie schon im Altertum [3]), den ausgesprochenen Zweck, vor Verwundung und vor dem Tod zu sichern. Bei norddeutschen und evangelischen Soldaten scheinen solche Amulette nicht so häufig gewesen zu sein wie bei süddeutschen und katholischen Soldaten [4]), bei denen, wie der Verfasser aus eigener Erfahrung weiß, fast jeder dritte Mann etwas, meist eine geweihte Medaille, bei sich trug. Sonst hatten die Soldaten in Brustsäckchen Kampfer gegen Ansteckungsgefahr, Roßkastanien, rohe Kartoffeln oder Farnkraut in der Tasche gegen Rheumatismus, Hauswurz gegen Kreuzweh, Lorbeerblätter gegen Krämpfe, weiße Kieselsteine gegen Schlangenbiß u. a. [5]). Gewinnsüchtige Unternehmer lieferten moderne Seitenstücke zu den alten Nothemden in ihren „Siegeshemden in unerreichter Qualität" [6]). Auch der schöne und sinnige Brauch lebte wieder auf, etwas Heimaterde mitzutragen. Neu erwachte hie und da die alten Kriegszauber verratende Sitte, gefallenen Feinden abgenommene Gegenstände, z. B. Uniformknöpfe, Kappenschildchen, aus ihrem Leib herausgenommene Geschosse u. a. bei sich zu führen. Die ovalen schwarz-weiß-orange bemalten Blechschildchen, das „Auge des Zaren" der russischen Soldaten, denen diese eine zauberische Schutzwirkung zuschrieben [7]), pflegten österreichische Soldaten an den eigenen Kappen zu befestigen.

In Österreich wurde eine besondere Art von Amuletten im ersten Kriegsjahr nahezu offiziell ausgegeben. Es waren dies aus eisernen Hufnägeln gemachte „Glücksringe" mit der Inschrift „Kriegsglück 1914", die vom Kriegshilfsbureau des Ministeriums des Innern in Wien empfohlen wurden [8]).

[1]) Vgl. bes. Manz, Sargans 47ff. u. unten Abschnitt V. D.
[2]) Kronfeld, Krieg 40ff.
[3]) Berthold, Unverwundbarkeit 62ff.
[4]) Vgl. Hellwig, Weltkrieg 24; ZfrwVk. 13 (1916) 79—81.
[5]) Bächtold, Soldatenbrauch 28f.
[6]) Ebd. 23.
[7]) Kronfeld, Krieg 7 Anm.
[8]) Ebd. 63.

Neue Verbreitung fanden im Kriege die Schutzbriefe[1], die zuweilen nur aus einzelnen Buchstaben bestehen, die Namen von Geistern, Teufeln oder geheimnisvolle Zeichen und Formeln, wie die bekannte Satorformel, aufweisen oder einfache Gebete sind, und ihre Abart, die ausführlichen Himmelsbriefe[2].

Unleugbar haben alle Amulette bei darauf gläubig vertrauenden Menschen einen praktischen Zweck und oft auch den gewünschten Erfolg. Denn damit ist eine regelmäßig wiederholte Suggestion verbunden. Das Schutzmittel nimmt dem Träger die Furcht vor der Krankheit. Und welche Bedeutung der Furcht und Angst besonders bei ansteckenden Krankheiten zukommt, beleuchtet anschaulich die morgenländische Geschichte von dem Fürsten und der Cholera:[3]

Ein Fürst begegnete eines Tages der Cholera außerhalb der Stadt und fragte sie, wie viele Menschen sie diesmal zu holen gedächte. „Tausend", antwortete die Cholera. Als die Cholera wieder von der Stadt fortzog, kam der Fürst wieder mit ihr zusammen und machte ihr Vorwürfe, daß sie nicht Wort gehalten habe; anstatt tausend hätte sie fünftausend hinweggerafft. „Nein", antwortete die Cholera, „viertausend hat die Furcht getötet."

An der Front allerdings, wenn mehr die Sicherung vor Verwundung und Tod als die vor Krankheit in Betracht kommt, ist auch eine schädliche Wirkung der Amulette möglich. Der Verfasser hat im Weltkrieg Fälle erlebt, wo Soldaten in festem Vertrauen auf ihre Schutzdinge glaubten, es könne ihnen tatsächlich nichts geschehen, deshalb auch alle Vorsicht außer acht ließen und so den Tod fanden.

Die angeführten Vorbeugungsmittel gehören zum Teil der volkstümlichen Gesundheitslehre (Hygiene) und Gesundheitspflege an, deren Aufgabe die Verhütung von Krankheiten ist. Es erübrigt noch, nach den berührten einzelnen Erscheinungen auch einen Blick auf die allgemeinen Anschauungen und Verhältnisse

---

[1] Vgl. Seyfarth 142ff.; MschlesVk. 10 (1908), Heft XIX 45—71; 13/14 (1911/12) 586—620; 20 (1918) 41—71; 22 (1920) 91—93. Vgl. auch ebd. 30 (1929) 134—179.

[2] Hw. Aberglaube IV. 21ff. Vgl. Hellwig, Weltkrieg 35f., SudZfVk. 5 (1932) 105f.

[3] Lehmann, Aberglaube 578.

bei den unteren und namentlich den ländlichen Volksschichten zu werfen.

Das Volk hat Gesundheitslehren, die in ihrem Kern als verständig und richtig zu bezeichnen sind, in Redensarten, Sprichwörtern und sogar in gereimten Regeln zusammengefaßt, die freilich hie und da aus volkstümlichen Schriften und Druckwerken stammen. Eine Hauptregel ist:

Füße warm und Kopf kalt,
Dann wird man alt.

Oder auch mit einer Erweiterung:

Kopf kühl, Füß' warm, den Leib offen,
Gibt kein Doktor was zum Hoffen[1]).

Hier äußert sich nebenbei auch die im Volke noch immer sehr starke Abneigung gegen die ärztliche Behandlung, gegen den Doktor, von dem es im bayerischen Stammesgebiet heißt: „'s Fieber wär net gfährli, aber der Dokta" oder „A neuer Dokta, a neuer Gottesacka" [2]).

Wärme und Warmhalten des Körpers ist vielleicht der wichtigste Zug der volkstümlichen Gesundheitslehre, der schon in dem alten Spruche [3]) an erster Stelle steht:

Behalt den Kragen warm,
Fülle nicht zu stark den Darm,
Mach dich der Grete nicht zu nah,
Also wirst du langsam graw.

Die hier neben der Mahnung, daß man der Grete, den Mädchen, nicht zu nahe kommen, d. h. keinen übermäßigen Geschlechtsverkehr pflegen soll, ausgesprochene Lehre, man soll auch im Essen nicht übermäßig sein, wenn man alt werden will, ist auch sonst eine allgemeine Regel. Es heißt z. B.

Wer trinkt ohne Durst
Und ißt ohne Hunger,
Stirbt als Junger.

Dem widerspricht keineswegs der Satz „Essen und Trinken hält Leib und Seele zusammen", der bloß den Wert der Ernährung

---

[1]) K. F. W. Wander, Deutsches Sprichwörter-Lexikon. II. Bd. Leipzig 1870, 1501; Pfalz, Marchfeld 90; ZfVk. 30/32 (1920/22) 65f.

[2]) Vgl. Pfalz a. a. O. 28. Vgl. ebd. 96.

[3]) Ebd. 2.

für die Gesundheit und das Leben betont und wohl kaum zu einem übermäßigen Essen und Trinken auffordert.

Wenn man nun diese schönen Regeln mit den tatsächlichen Verhältnissen vergleicht, so sieht man, daß nicht alles übereinstimmt, daß sich Verschiebungen je nach den Ländern und Völkern und nach den sozialen Schichten eines und desselben Volkes ergeben. In manchen Gegenden kennen z. B. ärmere Leute keinen Unterschied zwischen einer einfachen Sommer- und einer warmen Winterkleidung. Der vermögende Großbauer wird etwa im Winter einen Pelz tragen, während der arme Knecht, Arbeiter oder Häusler in dem gleichen dünnen Anzug, den er im Sommer trägt, auch im Winter zur Kirche geht und sich vielleicht nur durch doppelte Hemden oder Westen gegen die Kälte schützt. Andrerseits kann man sehen, daß hie und da auch in der warmen Jahreszeit, wenn man nicht barfuß geht, dicke Wintersocken aus Schafwolle getragen werden. Allerdings spielt hier das Klima eine große Rolle. Wenn etwa die Bewohner Mittelasiens, z. B. die Kirgisen, im Sommer und Winter die gleichen dicken, mit Watte gefütterten Mäntel tragen, so ist dies recht wohl zu verstehen, weil diese Mäntel in diesen Gegenden mit ausgesprochen kontinentalem Klima sowohl vor der großen Winterkälte wie auch vor der Sonnenhitze des Sommers einen ausgezeichneten Schutz gewähren. Ähnlich ist die auffallende Unreinlichkeit mancher Völker, z. B. der Tibetaner, die sich nie waschen und absichtlich eine Schmutzschicht, die nach ihrer Meinung das Glück festhält, auf ihrem Körper entstehen lassen [1], nur eine hygienische Maßnahme in ihrem Sinne, um sich gegen Kälte und gegen die Folgen von Erkältungen zu schützen.

Wie bei der Kleidungshygiene sind auch die Verhältnisse bei der Nahrungshygiene, die von wirtschaftlichen, klimatischen und anderen Voraussetzungen abhängen. In der einen Gegend überwiegt Fleischkost, in der andern Pflanzenkost und in derselben Gegend sind wieder soziale Abstufungen in der Menge und Güte der Nahrungsmittel. Dazu kommt der Unterschied, ob nur ungekochtes Trinkwasser verwendet wird oder nicht. In manchen

[1] W. M. McGovern, Als Kuli nach Lhasa. Berlin 1924, 132.

deutschen Bauerndörfern, namentlich im Osten, sind Massenerkrankungen an Magen- und Darmleiden oder sogar an Typhus nicht selten und man kann zuweilen als Ursache das Trinken verseuchten, vielleicht aus einem hart neben der Jauchengrube und dem Düngerhaufen stehenden Brunnen geschöpften Wassers feststellen. In dieser Beziehung ist der Russe und Asiate, der gewöhnlich kein rohes Wasser einnimmt, sondern es fast immer in abgekochter Form als Tee trinkt, fortschrittlicher und besser gegen Krankheiten geschützt.

Auch mit der Wohnungshygiene ist es bei der deutschen Landbevölkerung nicht immer am besten bestellt. Selbst dort, wo Geldmittel zur Herrichtung und guten Instandhaltung der Wohnräume vorhanden sind, läßt gar oft der konservative, allen Neuerungen abholde Sinn des Bauern alles beim Alten und damit Ausgangsherde von Krankheiten ruhig weiterbestehen. Viele Volkskrankheiten wie Rheumatismus, Tuberkulose u. a. haben ihre Ursache in den Wohnverhältnissen. Häufig müssen nicht allein die Dienstboten, sondern auch die erwachsenen Söhne und Töchter der Bauern in den feuchten Ställen oder in dumpfen, nie geheizten Kammern und Kellern schlafen [1]) und holen sich hier den Keim zu späteren Leiden. Die alte Behauptung, als ob das Landvolk gesundheitlich höher stehen soll als die unter hygienisch bedeutend günstigeren Verhältnissen lebende Stadtbevölkerung, als ob es allein „kerngesund" sein soll, läßt sich heute nicht mehr aufrechthalten.

Auch das Volk hat seine Schönheitspflege (Kosmetik). Es gebraucht einerseits mehr oder minder natürliche Mittel, die hie und da auch den angestrebten Zweck erfüllen dürften. In Schlesien erlangt man Schönheit, wenn man sich mit Osterwasser oder mit Maitau oder mit Märzschnee oder mit Birkensaft wäscht, wenn man kalten Kaffee oder Kaffeegrund trinkt oder beim Erblicken der ersten Schwalbe sich aus der Mistpfütze wäscht. Beliebte Schönheitsmittel sind ferner: Gequetschte Gerstenkörner mit Honig, Lilienblätter, Rosenwasser, Froschlaich, eigener Harn und

[1]) Vgl. SudZfVk. 1 (1928) 165, 220.

frischer Kuhmist [1]). Ähnlich erzielt man nach Schweizer Glauben eine schöne Haut oder Gesichtsfarbe, wenn man schwarzen Kaffee ohne „Päggli", d. h. ohne Zichorie oder andere Zutaten trinkt oder wenn man sich mit Neuschnee, Maientau, Milchwasser oder dem Schaum „kuhwarmer" Milch wäscht [2]). Eine schöne weiße Haut bekommt man auch schon, wenn man sich mit dem Hader abputzt, mit dem die Milchkanne ausgewischt wird [3]).

Neben diesen zum Teil auch mit abergläubischen Vorstellungen verbundenen Mitteln gibt es reine Zauberhandlungen. In Salzburg wenden sich Mädchen, die flachbusig sind und vollbusig werden möchten, nachts an den Vollmond, indem sie sich unbekleidet ans Fenster stellen und halblaut sprechen:

Herr Man (Mond),
Schein' mei Brust an!
Daß s' wird wie ein Essigkrug,
Hab' ich mein Lebtag Brust genug [4]).

In der Dichtung und namentlich im Märchen der Völker spricht sich der uralte Verjüngungstraum aus, der Wunsch, durch irgendwelche Mittel, durch ein Lebenskraut, durch Essen von Äpfeln, die der Lebensbaum bietet [5]), durch Trinken oder Waschen mit Lebenswasser, durch Jungglühen im Feuer und auf andere Weise dem Alter und Tod zu entfliehen und wie der sagenhafte Vogel Phönix immer wieder verjüngt aufzustehen und sich des Lebens zu freuen [6]).

---

[1]) Drechsler, Schlesien II. 265.

[2]) Manz, Sargans 69; Stoll, Zauberglaube 76.

[3]) Fogel, Pennsylvania 279 Nr. 1469.

[4]) ZföVk. 3 (1897) 7.

[5]) Hw. Aberglaube V. 963f.

[6]) Vgl. A. Hejlik, Der Verjüngungstraum im Denken, Dichten und Leben der Völker. Dissertation (Handschrift). Prag 1934.

IV. Bestimmung der Krankheit

Das Volk, das aus äußeren Anzeichen (Röte oder Blässe des Gesichts, bleiche Hautfarbe u. a.) auf bestimmte Krankheiten schließt und eine Krankheit von einer andern unterscheidet, hat darüber hinaus besondere Verfahren, um eine Krankheit festzustellen, zu bestimmen oder vorauszusagen. Von dieser volkstümlichen Diagnostik und Prognostik seien einige Beispiele angeführt.

Häufig ist das Ablecken der Stirn des Kranken. Bleibt ein salziger Geschmack auf der Zunge, so ist er schwer krank oder sogar dem Tode geweiht. Im Böhmerwald kam es noch in jüngster Zeit vor, daß die Mutter nach dem Weggang einer verdächtigen Person die Stirn ihres kleinen Kindes mit der Zunge dreimal kreuzweise ableckte und nach jedem Kreuzeszeichen ausspuckte. Hatte der Speichel salzigen Geschmack, so war das Kind „verschaut" [1]. In Niederösterreich leckte man bei diesem Anlaß die Augenbrauen des Kindes ab. Schmeckten sie salzig, dann war es „verschrieen" und man wusch die Augenbrauen mit Weihwasser [2].

Während der Umstand, ob ein Kind schwitzt oder nicht oder ob der Schweiß sauren Geschmack hat oder nicht, tatsächlich auf eine Krankheit hinweisen kann, ist das Messen, gegen das sich Luther gewendet hat [3], ein rein abergläubischer Brauch, hinter dem allerdings auch als Tatsache eine suggestive Beeinflussung steckt, die für die meist mit der Diagnose oder Prognose verknüpfte Heilung wichtig sein kann. Im Rheinland stellt man Gelbsucht auf folgende Weise fest. Man mißt den Kranken mit einem Bind-

[1] Eigene Beobachtung des Verfassers.

[2] ZföVk. 9 (1903) 214. Vgl. Birlinger, Schwaben I. 392.

[3] Klingner, Luther 124f.

faden um den Leib, schneidet das über den Bauchumfang hinausgehende Stück des Fadens ab, wickelt dann den Faden um ein Ei und legt beides ins Feuer. Verbrennt der Faden, ehe die Eierschale zerspringt, so hat der Kranke die Gelbsucht. Springt das Ei zuerst, so hat er sie nicht [1]). Im Böhmerwald schöpft man, wenn man wissen will, ob ein Kind die Auszehrung hat, drei Löffel voll Wasser nach dem Laufe des Wassers unter einer Brücke, über welche Leichen getragen oder geführt werden. Damit reibt man das Kind kreuzweise im linken Ellbogengelenk und am rechten Bein unter der Kniescheibe, dann am rechten Ellbogengelenk und am linken Bein unter der Kniescheibe. Nach dieser Einreibung wird das Wasser gemessen. Sind mehr als drei Löffel voll, so hat das Kind die Auszehrung, ist weniger, dann nicht [2]). Wie man sieht, ein frommer Selbstbetrug, da stets weniger Wasser sein muß, wenn ein Teil bei der Einreibung verbraucht wird.

Häufiger ist die folgende Art des Messens, die Diagnose bzw. Prognose mit der Behandlung verbindet, wie denn das Messen auch als reine Heilwirkung (s. dort) erscheint. Der Kranke muß die beiden Arme waagrecht ausstrecken. Der Heilkünstler mißt hierauf mit einem ungebleichten Garn den Kranken von der großen Zehe bis zum Scheitel, sodann mit der ermittelten Länge über die Brust an den Armen. Reicht der Faden bis zur hohlen Hand, so ist die Herzsperre vorhanden und keine Hilfe mehr; reicht der Faden bis zu den Fingern, so ist noch Hilfe möglich; reicht er über die Fingerspitzen hinaus, dann wird der Kranke bestimmt gesund. Der Faden wird schließlich unter Gebeten verbrannt [3]). Da die Körperlänge meist die der Querlinie über die ausgespannten Arme übertrifft, so reicht der Faden fast immer über die Fingerspitzen hinaus.

Es liegt also auch hier ein Selbstbetrug bzw. eine suggestive

---

[1]) ZfrwVk. 2 (1905) 144.

[2]) Nach Aufzeichnungen des Lehrers L. Thür in Lagau bei Krummau (Böhmerwald).

[3]) Gleiche Quelle. Vgl. Hovorka-Kronfeld II. 693, 875f.; Klapper, Schles. Vk. 104f.; Peuckert, Schles. Vk. 226f.

Beeinflussung des Kranken vor, dem man so jede Gefahr ausredet, wie bei anderen Formen des Messens. So wird z. B. auch festgestellt, ob der Kranke am Leben bleibt oder stirbt, indem man ihn an drei Tagen über den Rücken mißt. Wird er kürzer, so stirbt er [1]). Es ist wohl kaum anzunehmen, daß die Körperlänge eines Menschen in drei Tagen abnimmt.

Bemerkenswert ist ein bei den Juden in der Bukowina übliches Messen. Erkrankt ein Mann, so gehen die Freundinnen seiner Frau auf den Friedhof und messen diesen mit einem Faden. Das Ergebnis ist stets, daß für ein neues Grab, d. h. für den Kranken, kein Platz mehr vorhanden ist. Und man glaubt daher, daß der Kranke genesen wird [2]).

Noch heute trifft man hie und da Leute, die einen Erdspiegel zur Bestimmung der Krankheit verwenden. Solche Zauberspiegel, die zuweilen Erbspiegel sind, oder auch Kristalle dienen überhaupt zur Erforschung des Unbekannten und Zukünftigen [3]). Die Erklärung liegt wohl darin, daß sich manche Menschen durch Betrachten glänzender Dinge in einen Zustand der Autohypnose versetzen können, in dem eine Art Hellsehen in Form von Halluzinationen möglich ist [4]) Doch dürfte es sich bei den Spiegel- und Kristallseherinnen der Gegenwart, die hauptsächlich in Großstädten daheim sind, kaum um derartige Fähigkeiten, sondern um bloßen Betrug handeln [5]). Bei Heilkünstlern auf dem Lande, die sich des Erdspiegels bedienen, hat man aber den Eindruck, daß sie an das dabei Geschaute glauben. In dem Dorfe Neutal im Böhmerwald, hart an der bayerischen Grenze bei Haidmühl gelegen, hat noch in den letzten Jahren eine alte Frau den Erdspiegel benützt. Wenn Kranke zu ihr kamen, so ging sie in einen verschlossenen Raum, den niemand betreten durfte,

---

[1]) Brunner, Ostd. Vk. 252.

[2]) ZföVk. 2 (1896) 81.

[3]) Vgl. Wuttke 245 § 354; Reiser, Allgäu I. 221f.; Meyer, Baden 563f.; Götze, Luther 17; Klingner, Luther 69f.; Höhn, Volksheilkunde 68, 71; Manz, Sargans 115; Leoprechting, Lechrain 93ff.; Huß, Aberglaube 23; John, Westböhmen 290.

[4]) Vgl. den Artikel Kristallomantie im Hw. Aberglaube V. 578ff.

[5]) Ebd. Anm. 14.

und befragte den Spiegel. Danach gab sie dann ihre Anweisungen [1]).

Heilkünstler aus dem Volke bestimmen zuweilen aus den ihnen überbrachten Kleidern der Kranken die Art der Krankheit [2]) und heilen sie durch Besprechen der Kleidungsstücke [3]). Manche glauben, die Krankheit durch Betrachten der ausgerissenen Haare der kranken Menschen und Tiere erkennen und heilen zu können [4]).

Die Diagnose aus dem „Beschauen des Wassers" ist noch heute üblich. Der Harn spielte in dieser Hinsicht eine beherrschende Rolle in der Schulmedizin des 13. bis 16. Jahrhunderts [5]), die hiebei von der Antike beeinflußt ist [6]). Volkstümliche Ärzte, wie etwa der nordböhmische Faust Doktor Kittel († 1783) [7]), haben ihre Behandlung hauptsächlich nach den Harnproben eingerichtet. Es ist hier schwer, wissenschaftliche Medizin und Volksmedizin zu scheiden. Unverblümter Aberglaube und Unfug aber war es, wenn eine der wichtigsten Personen unter den Harnbeschauern der neueren Zeit [8]), die „kluge Frau" zu Schleiz (um 1855), aus dem Urin sogar erkennen wollte, wie viele Stufen jemand treppab gefallen war [9]). Gegenwärtig kurieren noch nach der bloßen Harnschau der Naturheilkundige Meier in Göppmannsbühl bei Stadt-Kemnath [10]), eine Kurpfuscherin in Freiwaldau (Tschech.-Schlesien) [11]) u. a.

Im Schwaben nannte man die Harnbeschauer Seichgucker oder Brunzdoktoren [12]), in Braunschweig Migenkiker [13]). Hier

---

[1]) Verfasser, nach mündlichen Mitteilungen.
[2]) John, Westböhmen 290.
[3]) Huß, Aberglaube 14f.; Hw. Aberglaube IV. 1505ff.
[4]) Hw. Aberglaube III. 1286; NiederdZfVk. 10 (1932) 83f.
[5]) Peters, Arzt 18f., 66 (mit vielen Abbildungen); Diepgen 29f.
[6]) Hw. Aberglaube III. 1475.
[7]) Fischer, Kittel 46.
[8]) Vgl. Jegerlehner, Unterwallis 13; Seefried-Gulgowski, Kaschubei. 201.
[9]) Flügel, Frankenwald 33.
[10]) Höfer, Oberpfalz 7.
[11]) Gesundheitsdienst 1 (1932) 183. Vgl. SudZfVk. 6 (1933) 221.
[12]) Buck, Schwaben 29; Höhn, Volksheilkunde 62.
[13]) Andree, Braunschweig 414. Zum Ganzen vgl. Bargheer, Eingeweide 151ff.

hatte zu Beginn des 19. Jahrhunderts ein Bauer in Duttenstadt ein weiteres Verfahren zur Bestimmung der Krankheiten. Er beurteilte alle Krankheiten, indem er den Kot der Kranken betrachtete. Zu diesem Zwecke hatte er eine Anzahl von Abtritten mit Torfgruben nebeneinander errichtet, die seine Besucher benutzen mußten [1]).

[1]) Andree, Braunschweig 414.

V. Heilung

Die Heilung der Krankheit richtet sich meist nach der Art der vermeintlichen Entstehung. Gegen Leiden, die man durch Geister oder Hexen verursacht wähnt, müssen entsprechende Gegenmittel ergriffen werden, gegen solche, die als Prüfung oder Strafe Gottes aufgefaßt werden, bieten die Religion und die Kirche Mittel und Wege zur Abwehr.

Im allgemeinen herrscht aber doch im Volke die vernünftige Meinung vor, daß man die meisten Krankheiten in der Weise heilen kann, wenn man die Krankheitsstoffe durch Abführen und Erbrechen oder durch Schwitzen aus dem Körper treibt. Neben dem warmen Bett und dem heißen Tee gibt es auch allerlei seltsame schweißtreibende Verfahren, indem man etwa das Kind, das schwitzen soll, bis zum Halse in einen umgewendeten Mehlsack steckt [1]). Die Wichtigkeit der drei erwähnten Heilarten ist auch dem Facharzt wohl bekannt. Davon handelt der folgende Schwank, den ein Lehrer aus dem Böhmerwald dem Verfasser erzählt hat, der aber in ähnlicher Form auch weiterhin verbreitet ist:

„Ein Landarzt hatte viel Erfolg und Zulauf. Eines Tages besuchte ihn ein Freund und fragte, wem er dies zu verdanken habe. Der Arzt öffnete die Tür zu einem Nebenraum. Dort standen drei große Flaschen, jede mit einem S versehen. „Diesen drei S verdanke ich meine Erfolge", sagte der Arzt. In der ersten Flasche ist ein Mittel für das Schwitzen, in der zweiten eins für das Speien und in der dritten eins für das S...pülen nach der Hinterpforte zu. Mit diesen drei S habe ich noch allen meinen Kranken geholfen."

---

[1]) Urban, Tepl, 84. Vgl. Flügel, Frankenwald, 14f.; Fogel, Pennsylvania 267 Nr. 1386.

A. Träger der Volksmedizin

Als Träger der Volksmedizin kommt zunächst jeder einzelne Mensch in Betracht. Denn nicht allein derjenige, der die alten Hausmittel gebraucht, sondern jeder, der bewußt oder unbewußt, mit voller Überlegung oder rein triebmäßig der alten Überlieferung folgt und ihr gemäß handelt, ist Träger der Volksmedizin und damit zugleich in den meisten Fällen auch Träger des Volksglaubens.

Besondere und wichtigste Träger der Volksmedizin sind aber die Volksärzte[1]), die sich mehr oder minder beruflich mit der Heilung von Krankheiten befassen, und zwar seit je nicht allein Männer, sondern auch Frauen, die überhaupt in der Geschichte der Heilkunde eine große Rolle spielen[2]). Sie sind Träger und Überlieferer. Zwischen dem Volksarzt der Gegenwart und dem pflanzenkundigen Weib oder Zauberarzt der germanischen Zeit[3]) ist kein allzugroßer Unterschied. Bei allen sind bestimmte Fähigkeiten, z. B. Geschicklichkeit in der Chirurgie, Geburtshilfe usw. und praktische Kenntnisse, namentlich der Heilmittel und insbesondere der Heilkräuter, die Grundlage und Hauptsache, zu der sich als wichtiges Beiwerk die Formen der Zaubermedizin gesellen, die in beiden Fällen schließlich und endlich vor allem Suggestivmittel sind und daher für die Heilung auch ausschlaggebend sein können. Dazu kommt in heidnischer wie in christlicher Zeit die enge Verbindung der Volksmedizin und ihrer Träger mit dem religiösen Glauben und Kult. Im zweiten Merseburger Zauberspruch sind die Götter bei der Heilung des Beinbruches behilflich,

---

1) Vgl. Wuttke, 146ff. § 204ff.; Meyer, Baden 562ff.; Flügel, Frankenwald 31ff.; Huß, Aberglaube 13f.; John, Westböhmen 289f.; Endt, Erzgebirge (Der Wunderdoktor Kölz); Zahler, Simmenthal 120ff.; Höhn, Volksheilkunde 68ff.; MsäVk 8 (1919) 18; Lüpkes, Ostfries. Vk 118; Zaunert, Rheinland II. 159; Sieber, Harzland 262; Grundriß Sachsen I. 124f.; E. Prätzel, Aus der Praxis eines mecklenburgischen Volksheilkundigen. In: ZfVk. 39 (1929) 290—292; H. Hansjakob, Sympathie und Geheimnisse. In: Wilde Kirschen, 8. Aufl. Ohlau o. J.; ders., Schneeballen II., 5. Aufl. Ohlau 1906, 110, 127f.; Jegerlehner, Unterwallis 12ff.; Staak, Mecklenburg 14ff.

2) Vgl. M. Lipinska, Histoire des femmes médecins. Paris 1902.

3) Grimm, Myth. II. 962f.; Diepgen, Geschichte II. 20.

heute werden Jesus, die Jungfrau Maria und die Heiligen in den Krankheitssprüchen angerufen.

Wenn wir von den städtischen Kurpfuschern, die nur an Gewinn denken, die in allen Schichten der Bevölkerung ihr Unwesen treiben und mit aller Kraft bekämpft werden sollen, weil sie — oft durch die käufliche Tagespresse unterstützt — das Vertrauen der Allerärmsten, der Kranken mißbrauchen, hier ganz absehen, so bleiben uns zwei Gruppen von Heilkünstlern aus dem Volke, die als tatsächliche Träger der Volksmedizin zu betrachten sind.

Die ersten sind die Facharzte, Personen, die auf bestimmten Gebieten oft von Geschlecht zu Geschlecht in derselben Familie vererbte Kenntnisse und Fertigkeiten besitzen, namentlich in der Tierheilkunde, dann als Chirurgen beim Einrichten von Knochenbrüchen, Verrenkungen usw. Meist verwenden sie alte, guterprobte Arzneien, für deren Herstellung Heilkräuter die wichtigsten Bestandteile liefern, oder eine bestimmte Salbe, deren Zusammensetzung ein Familiengeheimnis ist[1]). Allerdings kann es vorkommen, heute seltener als früher, daß auch sie wie die Ärzte der zweiten Gruppe mit Suggestivmitteln arbeiten, etwa bestimmte Gebete verrichten lassen.

Zu dieser ersten Gruppe kann man die Hebammen[2]) rechnen, die seit je für Kinderkrankheiten und für Frauenkrankheiten allerlei aus Erfahrung und Überlieferung geschöpfte Mittel verwenden. Neben Altheimischem ist hier aber auch manches, das aus griechischen und arabischen Arzneibüchern und den Schriften des Scholastikers Albertus Magnus stammt, in die verschiedenen Hebammenbücher und Hebammenordnungen früherer Jahrhunderte gekommen und durch Weisungen der Geistlichkeit und Verordnungen der weltlichen Behörden vermehrt worden[3]). Doch ist gerade bei Hebammen bis in die Gegenwart herauf neben der Erfahrungsmedizin nicht wenig Zaubermedizin in Übung geblieben. Vor allem auf dem Lande ist es meist die erste und

---

[1]) Vgl. Heckscher, Hannover I. 124.
[2]) Peters, Arzt, 45f.; Höfler, Volksmedizin 200ff.
[3]) Meyer, Baden 36.

wichtigste Aufgabe der Hebammen, abwehrende und schützende Amulette an dem Neugeborenen — meist an den Wickelbändern — anzubringen und nicht selten pflegen sie Kinderkrankheiten durch Besprechen zu heilen [1]).

Die zweite und wichtigste Gruppe bilden die Zauberärzte. Sie heilen die Krankheiten auf magischem Wege, meist durch sogenannte Sympathiekuren. Die Macht der Suggestion verhilft hier nicht selten zu vollem Erfolg.

In der deutschen Volksmedizin kennt man die sizilianische Sitte nicht, daß Leuten wegen ihres Familiennamens die Fähigkeit zugeschrieben wird, irgend eine bestimmte, je nach dem Familiennamen wechselnde Krankheit zu heilen, daß z. B. die Mitglieder der Familie Ceraulo Schlangenbisse, die der Familie Potenzano schwere Wunden, die der Familie Grassellini den Grind zu heilen vermögen [2]). Aber auch bei den deutschen Volksheilkünstlern gibt es eine Familienüberlieferung in der Art, daß die Heilkunst, die dabei gesprochenen Heilsegen und das ganze Heilverfahren stets nur von der Mutter auf den Sohn und vom Vater auf die Tochter [3]), seltener vom Vater auf den Sohn und von der Mutter auf die Tochter [4]) überliefert werden dürfen, das Geheimnis also innerhalb der Familie bleibt. Wird es Fremden preisgegeben, so verliert es seine Kraft. Und da die meisten Volksärzte Sonderärzte sind, so vererbt sich auch im Deutschen die Behandlung bestimmter Krankheiten in der gleichen Familie. Die eine befaßt sich mit dem Besprechen von Blutungen, die andere versteht Zahnschmerzen zu heilen, für die es besonders viele volkstümliche Heilmittel gibt [5]), die andere heilt Gicht usw. In der Sprachinsel Gottschee lebte um 1890 in der Pfarre Nesselthal ein Hufschmied, der bloß Schlangenbisse heilte [6]), wie die sizilianische Familie Ceraulo.

[1]) Ein Zeugnis aus dem 18. Jahrhundert bei Birlinger, Schwaben I. 393f.

[2]) ZfVk. 6 (1896) 337. Vgl. ebd. 443f. u. 7 (1897) 100, 212.

[3]) Hw. Aberglaube I. 1164; Wuttke, 147 § 205; Fossel, Steiermark 27; BlHessVk 2 (1900) 7; Wuttke, Sächs. Vk. 351; Staak, Mecklenburg 20f.

[4]) NiederdZfVk. 10 (1932) 86.

[5]) Wuttke, S. 350ff. § 526f.; Bl PommVk. 5 (1896/97) 13—15, 25—27, 71f.; 9 (1900/01) 159f.; ZfrwVk. 14 (1917) S. 174—185.

[6]) Hauffen, Gottschee 103.

Die Heilkunst kann aber auch erworben werden, besonders in der frühesten Kindheit. In Württemberg, wo in manchen Ortschaften mehrere Personen[1]), in einem Falle sogar ein Drittel der Einwohnerschaft[2]), sich auf Sympathie verstehen, erlangt nach dem Volksglauben derjenige die geheime Kraft, Krankheiten zu heilen, der am Karfreitag unbesehen einen Maulwurf, der zu Mittag über den Weg läuft, fängt und so lange in der Hand hält, bis er stirbt. Ein Kind erhält die Kraft zu Sympathiekuren, wenn es im Alter von 6 Jahren ebenfalls einen Maulwurf in seiner Hand absterben läßt. Man bindet auch einem Kind oder dem Erstgeborenen vor der Taufe ein lebendes Würmchen in die Hand. Wenn das Würmchen beim Heimkommen von der Kirche abgestorben ist, so bekommt das Kind später die Kraft zur Sympathieheilung[3]).

Nach deutschem Glauben kann die Heilgabe einzelnen Menschen aber auch durch das Geschick zufallen. Unter den Bauern der Vorberge des Koralpenzuges gelten die am Lichtmeßtage geborenen Kinder als besonders geschickt zum „Abbeten" [4]). Im Niederdeutschen hat der „Sebenpüster", der letzte von sieben in einer Familie geborenen Knaben, die Gabe, ein krankes Auge durch Anblasen wieder gesund zu machen, jedoch kann er diese Kraft nur zu bestimmten Zeiten ausüben[5]).

Die Heilverfahren sind sehr verschieden. Die meisten Volksheilkünstler begnügen sich mit dem bloßen Ansprechen und der Verwendung alter Beschwörungsformeln und Krankheitssegen. Davon haben sie auch in jenen Gegenden, wo man das Besprechen mit Büßen bezeichnet, den Namen „Büßer" (vgl. unten). Andere bevorzugen das Abbeten oder Gesundbeten, die dritten befassen sich mit dem Messen oder Wenden, die vierten mit dem Übertragen der Krankheit auf Bäume, Tiere oder in die Erde, ins Wasser, Feuer usw. Manche verwenden für alle Krankheiten bei Menschen

---

[1]) Höhn, Volksheilkunde 71.

[2]) Ebd. 73.

[3]) Ebd. 78. Vgl. Pollinger, Landshut 285; Staak, Mecklenburg 20.

[4]) Fossel, Steiermark 27.

[5]) Lauffer, Niederd. Vk. 84. Vgl. Wuttke 323 § 479; Liebrecht, Zur Volksk. 346f.

und Tieren immer dasselbe Mittel und sprechen dazu ihre Segensformeln, die allerdings hie und da dem einzelnen Fall entsprechend verschieden sein können. Ein Sympathie-Doktor aus dem Schwarzwald gab bei jeder Krankheit kleine mit Geißbutter bestrichene Brötchen zu essen, wozu er sein Sprüchlein murmelte [1]).

Die erste Forderung aller Volksärzte ist, daß die Kranken ihnen unbedingt glauben und vertrauen. Darauf beruht ja auch ihr Erfolg. Der Glaube steht zum Werke, pflegte der Wunderdoktor Kölz im Erzgebirge zu sagen [2]). Sie selbst unterliegen aber auch mancherlei Vorschriften. In manchen Gegenden dürfen sie auf dem Wege zum Kranken nichts reden und dürfen niemanden grüßen. Sie selbst sollen beim Betreten des Hauses und der Krankenstube nicht angesprochen werden. In völligem Schweigen vollzieht sich gewöhnlich die ganze Heilhandlung bis auf etwa laut gesprochene Gebete zum Schlusse. Häufig nimmt das Volk an, daß der Heilkünstler, der die Krankheit gewissermaßen übernimmt, dann selbst die Schmerzen des Kranken empfindet [3]). Eine ständige Vorschrift ist endlich, daß er keine Bezahlung annehmen darf; dafür erhält er Geschenke [4]). Zum größten Teil gelten für das ganze deutsche Gebiet die folgenden von den Heilkünstlern des Schwarzwaldes gesagten Worte: „Ein Sympathie-Doktor muß, wenn er im Volke Ansehen haben will, ein frommer Mann sein, gerne beten und gerne in die Kirche gehen. Er darf kein Flucher und kein Trinker sein. Man legt im Volke an ihn einen so strengen Maßstab wie an einen Priester" [5]).

Eine eigenartige, aber psychologisch wohl begründete Erscheinung ist, daß das Volk den Fremden und Fernstehenden als Arzt bevorzugt. Vielfach werden Juden, die schon im Mittelalter als Heilkundige gern gesucht waren [6]), bevorzugt, namentlich

[1]) H. Hansjakob, Der Fürst von Teufelsstein. In: Waldleute, 7.—9 Aufl. Stuttgart 1922. 122.

[2]) Endt, Erzgebirge 123.

[3]) Zahler, Simmenthal 98f.; Endt, Erzgebirge 124.

[4]) Wuttke, 324 § 481; Höhn, Volksheilkunde 71; Grundriß Sachsen I. 124; Staak, Mecklenburg 34.

[5]) H. Hansjakob, Sympathie und Geheimnisse. In: Wilde Kirschen, 8. Aufl., Ohlau o. J., 325.

[6]) Vgl. etwa Gördes, Münster 59f.

in Nordwestdeutschland und im Rheinland, weshalb man das dort übliche Wort „brauchen“ [1]) für „besprechen“ irrtümlicherweise sogar aus dem hebräischen Stamm „barach“ (borach, berech) = segnen abzuleiten gesucht hat [2]). Ähnlich wendet man sich bei Pferdekrankheiten auch heute noch lieber an einen Zigeuner als an den geprüften Tierarzt. Und in den deutschen Sprachinseln des Ostens kommt es sogar vor, daß sich die Deutschen von den kulturell viel tiefer stehenden, in dem Rufe von Hexenmeistern und Hexen stehenden Ukrainern behandeln lassen [3]).

Die zwei Merkmale, das gläubige Vertrauen der Hilfesuchenden und die Wahrung des Abstandes, die dort, wo der Heilkünstler fremd ist, sich von selbst ergibt, haben die Volksärzte mit den Wunderärzten aller Zeiten und auch der Gegenwart gemeinsam. Besonders für Zeileis sind die gleichen Merkmale hervorgehoben worden [4]).

Als Heilkünstler betätigen sich Angehörige aller Berufe, Stände und Volksschichten. Während die heilkundigen Scharfrichter [5]) und Bader [6]) — hie und da erscheinen aber auch heute noch Friseure als Heilkünstler [7]) —, zum Teil auch die kräuterkundigen Köhler und Pechler [8]) der Vergangenheit angehören, üben neben Geistlichen u. a. noch immer Schmiede, Hirten (Schäfer) und Schinder (Abdecker) die Heilkunst aus, die letzten allerdings mehr bei Tieren als bei Menschen. Sie verkaufen oft Salben und Schmieren, wie Roß-, Hunde- und Katzenfett. Auf die Krankheiten der Schweine verstehen sich häufig die Sauschneider, die ihre Arbeit zuweilen noch mit Gebeten verbinden [9]).

---

[1]) Wrede, Eifel 94; Diener, Hunsrück 92f.

[2]) Fox, Saarland 124, 296; Becker, Pfalz 134ff.

[3]) Schmid, Sprachinsel 98.

[4]) Liek, Wunder 73ff.

[5]) Keller, Scharfrichter 224—237; Gördes, Münster 43ff.; F. Heinemann, Die Henker u. Scharfrichter als Volks- u. Viehärzte seit Ausgang des Mittelalters. In: SAVk. 4 (1900) 1—16.

[6]) Hw. Aberglaube I. 851f. Vgl. Höfler, Volksmedizin 57ff.; Alemannia 33 (1905) 127ff.

[7]) Höhn, Volksheilkunde 74.

[8]) Höser, Oberpfalz 10.

[9]) SudZfVk. 4 (1931) 175. Vgl. Pfalz, Marchfeld 121.

Die Frage, warum sich auch gegenwärtig noch viele Leute lieber an den Heilkünstler aus dem Volke wenden als an den geprüften Arzt, ist leicht zu beantworten.

Zunächst begünstigt der in allen Menschen steckende Hang zum Mystizismus die Volksmedizin [1]). Dort, wo ein verfeinerter Kulturmensch einen derben Volksarzt bevorzugt, mag vielleicht auch ein dumpfes Gefühl mitspielen, daß der einfache Mensch viel mehr Lebenskraft in sich birgt und gewissermaßen ausströmen kann. Den Leuten seiner Umgebung aber ist der Volksarzt meist persönlich bekannt, er ist ihresgleichen, er spricht die Mundart und hält alle Befangenheit von Anfang an fern. Gewöhnlich kennen die Leute auch die Art der Behandlung schon von vornherein und stehen daher nicht einer unbekannten und daher gefürchteten Sache gegenüber. Im übrigen arbeitet der Volksarzt gewöhnlich mit den alten, im Volke verankerten Krankheitsbegriffen (Säfte, verschlagenes Blut u. a.).

Die Eigenart der Volksmedizin gestattet ferner dem Wunderdoktor, der mit Sympathie heilt, Begründungen, die im Munde eines Arztes lächerlich wären. Der Volksheilkünstler Johann Heider (†1905) in Hammer-Trevesen (Oberpfalz) hatte einmal eine wassersüchtige Frau geheilt. Als sie nach einigen Jahren wieder an Wassersucht erkrankte und ihn holen ließ, kam er wohl, sagte aber gleich beim Eintritt: „Diesmal hilft nichts, denn ein Sympathiemittel läßt sich nicht zweimal gebrauchen [2])."

Weiters spielt die mangelnde Aufklärung eine ziemliche Rolle. Gar mancher Kranke würde sich sofort an den richtigen Arzt wenden, wenn er wüßte, daß die moderne Medizin sein Leiden ganz bestimmt und auf einfachem, nicht schmerzhaftem und auch nicht zu kostspieligem Wege heilen kann. Denn auch die Geldkosten kommen wesentlich in Betracht. Der Volksarzt ist gewöhnlich billiger als der geprüfte Arzt und auch kein so rücksichtsloser Geschäftsmann wie mancher heutige Arzt.

Oft geht man erst zum Arzt, wenn alles zu spät ist. Und dann kann es vorkommen, daß man ihm allein und nicht auch dem

---

[1]) Magnus, Volksmedizin 50ff.

[2]) Höser, Oberpfalz 30f.

Wunderdoktor, den man früher oder gleichzeitig in Anspruch genommen hat, Schuld an dem Mißerfolg gibt. Andrerseits gibt es Leute, die vom geprüften Arzt Wunder erwarten. Diese Überschätzung kann, wenn die übertriebenen Erwartungen getäuscht wurden, in das Gegenteil umschlagen und bewirken, daß man wieder zum Heilkünstler zurückkehrt.

Endlich darf nicht übersehen werden, daß die Volksheilkünstler als „Sympathie-Doktoren" in vielen Fällen tatsächlich Erfolge erzielen, die vor allem aus der Macht der Suggestion zu erklären sind. H. Hansjakob, der noch keine Begründung für die Heilerfolge der Volksärzte kannte, meint dazu in seiner Skizze „Aus meinem Tagebuch. 1878" [1]):

„Diese geheimnisvollen sympathischen Kuren sind ganz entschiedene Tatsachen, die sich nicht bestreiten, aber auch nicht erklären lassen. Die Einflüsse von Gebetsformeln und ganz eigenartigen Dingen sind, so sehr sie auch von den Ärzten ignoriert werden, nicht zu leugnen.... Auch von seiten der Geistlichkeit werden sie gewöhnlich als Aberglauben verpönt oder als „diabolisch" verboten. Ich möchte beides nicht annehmen. Aberglauben sind sie nicht, weil sie unbestreitbare, heilsame Wirkungen hervorbringen, und diabolisch können sie nicht sein, weil bei all jenen sympathischen Kuren das Gebet und die heilige Dreifaltigkeit eine große Rolle spielen."

Es ist kein Wunder, wenn viele Volksheilkünstler schon zu Lebzeiten in den Ruf von Hexenmeistern und Teufelsbündnern kamen und zum Mittelpunkt ganzer Sagenkränze wurden [2]) wie weiland Doktor Faust.

Die Volksärzte richten sich oft nach geschriebenen oder gedruckten **Arzneibüchern** [3]) oder Rezeptbüchern. Solche können

---

[1]) Sammlung „Dürre Blätter" II. Band, 4. Aufl., Ohlau 1905, 5f.

[2]) Vgl. etwa Kühnau, Schlesien III. 234ff.; Peuckert, Schlesien 86; Fischer, Kittel 30f.; Endt, Erzgebirge (Pater Hahn und Rölz); Kern, Leitmeritz 48f.; Hübner, Aussig 56f.; Eisel, Voigtland 217; Zaunert, Hessen-Nassau 327; Müller, Uri 193ff.; Jegerlehner, Oberwallis 96f.

[3]) Vgl. das Verzeichnis bei Jühling, Tiere 355. Dazu einige Ergänzungen: F. Pfeiffer, Zwei deutsche Arzneibücher aus dem 12. und 13. Jahrhundert. In: Phil.-hist. Sitzungsberichte der Wiener Akademie 2 (1863)

aus eigener Erfahrung zusammengestellt sein, meist aber sind sie bloße Abschriften aus den verschiedensten, dem Volke immer wieder durch Jahrmarktdrucke und Kalender [1]) vermittelten Rezeptsammlungen, in denen aus aller Welt zusammengetragene, zum Teil aus der mittelalterlichen Schulmedizin stammende Anweisungen vereinigt sind.

Noch vor Jahrzehnten pflegte man von den Heilkünstlern, denen man übernatürliche Kräfte zuschrieb, auch noch andere Dinge zu verlangen. Vor allem sollten sie Gestohlenes zurückschaffen helfen und andere Zauberdinge vollführen. Damit stimmt überraschend überein, daß die erwähnten Arzneibücher meist auch solchen Zauber lehren, Mittel zum Bannen von Dieben, zum Unsichtbarmachen, zum Schatzgraben, Segen gegen Feuersbrünste u. a. enthalten, weshalb man sie, wie z. B. das verbreitete Romanusbüchlein, in die allgemeine Gruppe der Zauberbücher [2]) einreiht.

Neuere Drucke bringen mitunter ganz vernünftige Ratschläge,

110—200; J. Rieber, Alte Bauernrezepte aus der Karlsbader Gegend, Prag 1895. Vgl. dazu Hauffen-Jungbauer Bibl. Nr. 3799; Birlinger, Schwaben I. 417ff.; Zahler, Simmenthal 4ff.; Höhn, Volksheilkunde 78ff.; J. Jörimann, Frühmittelalterliche Rezeptarien, Diss., Zürich 1925; Klapper, Schles. Vk. 106f.; C. Borchling, Die mittelniederdeutschen Arzneibücher. In: Janus 7 (1902), 131—134, 175—179, 245—251; ders., Mittelniederdeutsche Arzneibücher, Bd. I. Das Gothaer mittelniederdeutsche Arzneibuch und seine Sippe. Herausgegeben von Sven Norrborn, Hamburg 1921; H. Schöppler, Ein Prager Pestarzneibuch aus dem Jahre 1679. In: Janus 14 (1909) 725—745; Urquell 1 (1890) 154f., 169f., 186f. (Kreis Rendsburg); BlPommVk. 1 (1892/93) 25, 47; 3 (1894/95) 69f.; 8 (1899/00) 23f.; MsäVk. 1 (1898) Nr. 6, 9—12; Nr. 7, 11—14; 4 (1908) 334—339; 6 (1913) 123—134; 6 (1915) 256 —259; 8 (1919) 90—92, 108—110; SAVk. 6 (1902) 51—60; 7 (1903) 46—50; 10 (1906) 167—172, 267—274; 15 (1911) 89—94, 177—184; 27 (1927) 78—92, dazu 28 (1928) 130f.; MschlesVk. 7 (1905) Heft XIII. 22—29; Janus 13 (1908) 631ff. (altnordische Arzneibücher); BlBayVk. 2 (1913) 12—36; Unser Egerland 28 (1924) 123—128; 37 (1933) 10—16, 38—40, 51—57; Staak, Mecklenburg 23; OberdZfVk 4 (1930) 58—64; 5 (1931) 125—133; 6 (1932) 38—41; BayHmtschutz 27 (1931) 48—51.

[1]) Vgl. etwa E. Lombard, Der medizingeschichtliche Inhalt der schweizerischen Volkskalender im 18. u. 19. Jahrhundert, 2. Bd. der Zürcher Medizinalgeschichtl. Abhandlungen, Zürich 1925.

[2]) Wuttke, 188ff. § 258ff.; Meyer, Volksk. 266; Zahler, Simmenthal 122; John, Westböhmen 308ff.; Schramek, Böhmerwald 261ff.; BlHessVk 2 (1900) 5ff; MschlesVk. 31 (1930) 208—228.

so z. B. ein bei Fr. Berger in Leitomischl 1848 gedrucktes und auf Jahrmärkten vertriebenes Heftchen [1]): „Ein sehr nützliches Hilfsbuch, welches allerlei Hilfsmittel, sowohl bei Menschen- als auch Viehkrankheiten; eben so verschiedene zuträgliche Sachen zur Belehrung in sich enthält." Dazu wird auf dem Titelblatt noch bemerkt: „Gemäß Betrachtung und Überzeugung berühmter Ärzte gesammelt, und dem gemeinen Volke zum häuslichen Gebrauche herausgegeben." So zeigen sich deutliche Übergänge von den alten Zauberbüchern zu den von Ärzten geschriebenen Hausbüchern der Gegenwart, die über alle einschlägigen Fragen Auskunft geben und im Volke stark verbreitet sind.

B. Allgemeine Grundlagen und Grundsätze

Die Heilung der Krankheiten erfolgt im allgemeinen nach denselben Gesichtspunkten und mit denselben Mitteln wie die Vorbeugung, und zwar durch gesprochene oder geschriebene Worte, durch Handlungen und Dinge.

Bevor dies dargelegt wird, muß auf die näheren Grundlagen und Grundsätze, zuweilen auch Gesetze eingegangen werden, auf welchen sich das ganze Heilverfahren aufbaut. Innerlich gründet sich der überwiegende Teil auf die Macht der Suggestion, die äußerlich meist dadurch erregt und gefördert wird, daß eine geheimnisvolle Beziehung zwischen der Krankheit und dem Kranken und angewendeten Heilmittel vorausgesetzt wird, die vor allem im Analogieglauben zum Ausdruck kommt.

1. Glaube und Einbildung (Suggestion)

Die Bedeutung der Suggestion [2]) innerhalb der gesamten Heilkunde braucht nicht erst erwiesen zu werden. Hervorzuheben ist aber, daß bei dem einfachen Manne, der gläubig und vertrauensvoll der Heilperson und dem Heilverfahren gegenübersteht, die Suggestion viel stärker wirkt als bei dem ungläubigen Zweifler aus Intelligenzkreisen.

---

[1]) Im Besitz des Verfassers.

[2]) Stoll, Suggestion 540ff., bes. 553; Liek, Wunder 122ff., bes. 178 Sanders, Hypnose 64ff.; Jacobj, Okkultismus 13ff.

Gerade die Volksmedizin beweist immer wieder, daß die Art des Mittels gewöhnlich nebensächlich und gleichgültig ist, daß die Hauptsache stets ist, eine seelische Einstellung zu schaffen, die sich dann beim Kranken körperlich äußert. Und die Hauptbedingung solcher Suggestivbehandlungen, die sich meist aus Selbstsuggestionen der Kranken und Fremdsuggestionen der heilenden Personen zusammensetzen und daher von zwei Seiten aus wirksam sind, ist und bleibt immer das, was die Volksmedizin und die Heilkünstler aus dem Volke, aber auch der geprüfte Arzt, stets betonen und fordern, der Glaube. Und der Glaube kann tatsächlich Berge versetzen und Unmögliches möglich machen.

Ein gutes Beispiel wird aus der Tätigkeit des Fürsten Hohenlohe berichtet, dem manche Wunderkuren gelangen. Einmal kam zu ihm ein Bauer, der wegen einer Zungenlähmung stumm geworden war. Der Arzt wollte die Temperatur des Kranken messen und steckte ihm ein Thermometer unter die Zunge. Aber der Bauer glaubte, es sei ein Instrument, mit dem die Zunge operiert werden sollte, und als der Arzt das Thermometer wegnahm, fiel der Mann plötzlich geheilt auf die Knie und rief mit kräftiger Stimme: „Gott sei gelobt, ich bin gesund, ich kann wieder sprechen“ [1]).

Mit Recht betont Liek: „Es gibt keine Betriebsstörung im lebenden Organismus, keine Krankheit, mögen wir sie funktionell oder organisch nennen, die nicht der seelischen Beeinflussung mehr oder weniger zugänglich wäre.“ Dies gilt sogar vom Krebs [2]).

Die suggestive Beeinflussung ist namentlich beim Kinde leicht möglich und rasch wirksam. Hat sich ein Kind wehgetan oder verletzt, so wird wie bei Erwachsenen mit Anblasen und Besprechen der Wunde oder des schmerzenden Körperteiles vorgegangen, wenn auch hie und da mehr in scherzhafter Weise und mit Aufsagen von Reimsprüchen, die meist erheitern sollen.

Mit dem Besprechen ist gewöhnlich ein Streichen der ver-

---

[1]) Lehmann, Aberglaube 579.

[2]) Liek, Wunder 178.

letzten Stelle und ein Handauflegen[1]) verbunden. Dieses auch von Jesus geübte Suggestivmittel kann auf eine uralte Überlieferung zurückblicken. Mit Handauflegen pflegten vor allem hochgestellte Personen, Kaiser, Könige und Fürsten, von denen eine besonders starke suggestive Kraft ausging, zu heilen. Dies tat schon Vespasian (69—79 n. Chr.), wie Tacitus (Historiae IV. c. 81) berichtet, dies taten im Mittelalter und bis in die neuere Zeit herauf besonders die Könige Frankreichs und Englands, namentlich bei Kropfkrankheiten, wobei das Handauflegen gewöhnlich in feierlicher Weise erfolgte, so daß die suggestive Wirkung noch mehr erhöht wurde[2]). Der Graf von Habsburg pflegte Kropfleidende dadurch zu heilen, daß er sie aus seiner Hand trinken ließ.

Die Macht der Suggestion kann der religiöse Glaube[3]), wie die Geschichte der Wallfahrtsorte am besten beweist, bis zum höchsten Grade steigern. Dabei braucht nicht immer der Gedanke und die Zuversicht auf die Gnade und Güte Gottes allein vorherrschen. Wenn z. B. jemand, der einen lahmen oder mit Geschwüren bedeckten Arm hat, einen Arm aus Wachs oder Silber opfert, so leitet ihn dabei auch die Vorstellung, daß diese Leistung oder Zahlung an die Kirche zugleich dem himmlischen Arzt oder dem jeweiligen Krankheitsheiligen gilt, der so gewissermaßen genötigt ist, als Gegenleistung die Krankheit zu heilen.

Der Hinweis auf Gott begegnet häufig in den Blutsegen, deren Wirkung eine rein suggestive ist und bei einfachen Gewebsblutungen nicht bezweifelt werden kann[4]). Ein Segen von den drei Blumen, für die in anderen Segen drei Frauen oder Jungfrauen erscheinen, lautet:

Am Himmel stehen drei Blumen,
Die eine heißt Wohlgemut,
Die andere heißt Demut,

---

[1]) W. Ebstein, Zur Geschichte der Krankenbehandlung durch Handauflegen und verwandte Manipulationen. In: Janus 15 (1910) 200—228. Vgl. Stoll, Suggestion 549f.

[2]) Vgl. W. Ebstein, Die Heilkraft der Könige. In: Deutsche mediz. Wochenschrift 1908, Nr. 25.

[3]) Vgl. Herzog, Wunderheilungen 68f.

[4]) Stoll, Suggestion 540ff.

Die dritte heißt Gottes Wille.
Blut, stehe stille! [1])

Dieser Befehl ist kennzeichnend für den Schluß der meisten Blutsegen. Mitunter wird statt auf Gottes Willen viel richtiger auf den eigenen Willen hingewiesen, wie dies im folgenden Segen geschieht:

Auf Christi Grab, da stehn drei Lilien.
Die erste heißt die Gottheit,
Die zweite ist Gerechtigkeit,
Die dritte ist dein eigener Wille,
Daß dein Schmerz, dein Blut steht stille [2]).

Am stärksten prägt sich in der Volksmedizin die Tatsache aus, daß **Warzen** auf suggestivem Wege beseitigt werden können [3]). Hier hat die wissenschaftliche Medizin manche Angaben der Volksmedizin als richtig nachgewiesen. So heißt es nicht selten, daß nach einer bestimmten Handlung, z. B. Vergraben des mit so viel Knoten, als man Warzen hat, versehenen Fadens unter der Dachtraufe, sich in 14 Tagen der Erfolg zeigt und die Warzen verschwunden sind. Auch die neuere Wissenschaft hat gefunden, daß die Warzen, wenn durch Suggestion gewisse Impulse vom Gehirn in die Haut entsendet werden, die zu einem Absterben der Warzen führen, in zwei bis drei Wochen ganz verschwunden sind [4]).

Die Heilung der Warzen erfolgt, von anderen Mitteln, z. B.

---

[1]) Köhler, Volksbrauch 407. Vgl. Meißner, Altenburg 104; Seyfarth 119; Staak, Mecklenburg 273ff.

[2]) Seyfarth 120.

[3]) Stoll, Zauberglaube 74ff. u. Suggestion 544ff.; Wuttke 344f. § 513; Barghheer, Eingeweide 274f.; Kuhn, Westfalen II 54; Reiser, Allgäu II. 443ff.; Buck, Schwaben 57; Meyer, Baden 547f.; Zimmermann, Baden 70ff.; Zingerle, Tirol 30; Fossel, Steiermark 140f.; Pollinger, Landshut 289f.; Drechsler, Schlesien II. 284ff.; Meißner, Altenburg 104; Wrede, Rhein. Vk. 95; Lüpkes, Ostfries. Vk. 118; Staak, Mecklenburg 263ff.; Schmid, Glarus 50f.; Haltrich, Siebenbürgen 273; Schulenburg, Sagen 221, 225f. u. Volkstum 103; Seefried-Gulgowski, Kaschubei 203f.; Fogel, Pennsylvania 316ff.; Urquell 1 (1890), 34; 2 (1891) 176f.; 3 (1892) 248f.; BlPommVk 7 (1898/99) 87f.; SchwVk. 10 (1920) 32f.; SudZfVk. 1 (1928) 222f.; 2 (1929), 35f., 77, 130, 203, 249; 3 (1930) 39, 85, 180.

[4]) H. Kreibich, Die Stigmatisation (Rektoratsrede), Prag 1928, 24ff.; Liek, Wunder 166ff.

Einreiben mit Pflanzensäften, vor allem von Schellkraut [1]), Bestreichen mit Menstrualblut u. a. abgesehen, durch Selbstsuggestion, wenn der mit Warzen Behaftete allein vorgeht, oder durch Fremdsuggestion, wenn ihn ein Fremder behandelt [2]). Auch hier gab und gibt es Spezialisten im Volke. Ein solcher Warzenheiler war um 1890 der Oberlehrer Anton Eder in dem Dorfe Wenkerschlag in Südostböhmen. Dieser zählte zuerst alle Warzen an den Händen des Besuchers, dann sah er sie mit starrem Blicke an. Schließlich brach er das Schweigen mit den Worten: „Geh nur heim, es wird bald gut werden.“ Wie viele Personen noch heute versichern, pflegten die Warzen stets nach mehreren Tagen zu verschwinden [3]).

Hier muß auch auf das seit mehr als hundert Jahren sehr beliebte Magnetisieren hingewiesen werden, das eigentlich nur in einer Wachsuggestion, hie und da in einer suggestiven Behandlung durch Hypnose besteht [4]).

Seine Anfänge hängen mit der volksmedizinisch sehr wichtigen, zur Behandlung der Krankheiten mit Sympathiemitteln führenden Vorstellung zusammen, daß es eine gegenseitige Anziehung gleichartiger Dinge gibt. Diese alte Lehre treffen wir auch bei Paracelsus, der das, was nach seiner Meinung anziehend wirkte, Magnet nannte. Seine Ansichten wurden von J. B. van Helmont (1577 bis 1644) und Robert Fludd (1574—1637), der die beiden die Natur beherrschenden Grundsätze der Sympathie und Antipathie mit der allwaltenden magnetischen Kraft verband, weiter entwickelt und fanden in dem Vertreter des tierischen Magnetismus und Heilkünstler Franz Anton Mesmer (1733—1815) ihren Höhepunkt.

Personen, die im Besitz besonderer magnetischer Kräfte — sie entsprechen so ziemlich den magischen Kräften in der Vorstellung primitiver Völker — zu sein glauben, behandeln meist mit „magnetischen Strichen“ und führen damit gewöhnlich einen Zustand herbei, der sich nicht wesentlich von der Hypnose unterschei-

[1]) Schiller, Mecklenburg I. 29; Pollinger, Landshut 279; Kronfeld, Krieg 267f.; Marzell, Heilpflanzen 57f; Schmid, Glarus 60.
[2]) Vgl. Manz, Sargans 58—62.
[3]) SudZfVk. 2 (1929) 77.
[4]) Vgl. Lehmann, Aberglaube 589ff.

det [1]). Solche gibt es bis in die jüngste Gegenwart. Erwähnt sei der ehemalige Steinmetzgeselle Zinke, der sich nach der Mitte des vorigen Jahrhunderts in Berlin einen reichen Kundenkreis schuf. Ihm war schon in seiner Jugend aufgefallen, daß jeder, der sich verletzt hatte und blutete, zu bluten aufhörte, wenn er ihn berührte. Es kam sogar vor, daß bei einem Pferde, das eine tiefe Fleischwunde hatte, das Blut gestillt war, als Zinke das Tier anfaßte [2]). Dann kann der 1924 gestorbene Wiener Arzt Dr. Josef Gratzinger genannt werden, der sich als Magnetopath einen großen Ruf erworben hatte, dessen Massenbehandlungen jedoch in reinen Massensuggestionen bestanden. Dem Verfasser selbst war knapp nach Kriegsende in Rumburg (Nordböhmen) Gelegenheit gegeben, einen Arbeiter namens Hesse aus dem Dorfe Schnauhübel, der seine Fähigkeiten als „Magnetiseur" erkannt hatte und verwertete, bei der Krankenbehandlung zu beobachten. Er pflegte das Trinkwasser der Kranken in der Weise zu magnetisieren, daß er unter Murmeln unverständlicher Worte mit der Hand ähnliche segnende Bewegungen in Kreuzform wie der Priester in der Kirche darüber machte, alles natürlich vor den Augen des gläubig zusehenden Kranken. Im benachbarten Sachsen ist derzeit der Glaube an die magnetische Heilwirkung [3]), auf dem sich das „Streichen" der Streichfrauen aufbaute, im Schwinden [4]), während die Naturheilkunde, wie übrigens auch im deutschen Nordböhmen, von Jahr zu Jahr mehr Anhänger gewinnt.

Auf Suggestion beruhen zumeist die Heilerfolge mancher Wunderdoktoren der Gegenwart, so die des Zeileis in Gallspach (Oberösterreich), der die Verwendung elektrischer Ströme in den Mittelpunkt seiner Behandlung stellt, oder des katholischen Pfarrers Dr. Adolf Pientka in Lewin bei Leitmeritz, dessen Heilverfahren eine Art Verbindung von Daktyloskopie mit siderischem Pendel darstellt. Mit Daumen und Zeigefinger hält er ein Glasprisma,

[1]) Vgl. A. Moll, Der Rapport in der Hypnose, Berlin 1892.

[2]) E. Nielsen, Das große Geheimnis, Ebenhausen bei München 1923, 151f.

[3]) Vgl. W. Maxwell, Drei Bücher der magnetischen Heilkunde, Stuttgart 1855.

[4]) Grundriß Sachsen I. 125; Staak, Mecklenburg 29f.

das „siderische Pendel", über den zugesandten Fingerabdruck des Kranken und sagt dabei ein Sprüchlein, das aus anatomischen Begriffen besteht. Krank ist jenes Organ, bei dessen Nennung das Pendel stockt. Dazu gibt Pientka folgende Erklärung: Der Mensch sei eine Radiostation, sende die sogenannten Odstrahlen aus, für die des Pfarrers Nerven die feinsten Empfänger seien. Er empfange die Strahlen mit Hilfe des Glases von dem Handabdruck [1]).

Im Grunde handelt es sich hier um dieselbe Vorstellung von der Fernwirkung und der darauf gegründeten Fernheilung, die in der Volksmedizin seit je bekannt ist. Nur ist alles verfeinert und modernisiert. Während in der Volksmedizin ein Kleidungsstück, Haare u. a. den Kranken vertritt, ist es hier der Fingerabdruck. Dazu kommt die in der Zeit des Rundfunks naheliegende Erklärung von dem Verhältnis zwischen Sender und Empfänger.

Neben den schon erwähnten, der hohen Stellung des Heilenden, der religiösen Steigerung der gläubigen Stimmung, der feierlichen Durchführung der Behandlung u. a. gibt es noch weitere Umstände, die die Suggestion erhöhen und daher auch die Heilung fördern.

Da ist vor allem das geheimnisvolle Wesen zu nennen, mit dem die Person des Heilkünstlers und das Heilverfahren selbst umgeben ist. Daher kommen auch Volksärzte so leicht und so schnell in den Ruf von Zauberern und Hexenmeistern. Nicht selten wahren sie einen gewissen Abstand von der Umwelt, leben ruhig und zurückgezogen. Das Heilverfahren besteht mitunter in allerlei Zeremonien, die bis auf die kleinsten Einzelheiten ausgebildet sind und in mancher Beziehung an die kirchlichen Zeremonien erinnern, denen sie vielfach nachgeahmt sein dürften und mit denen sie neben dem geheimnisvollen Reiz auch die zauberhafte, suggestive Wirkung gemeinsam haben. Wie der Priester ist der Volksarzt bestimmten Vorschriften unterworfen; während er seine Kunst ausübt, ist er gewissermaßen höheren Mächten untertan.

Etwas Geheimnisvolles und Ungewöhnliches umgibt auch die Heilmittel. Sie sind oft seltsam und rätselhaft, wie manche Zeichen

---

[1]) Vgl. Prager Tagblatt vom 12. Jänner 1930 u. Tiek, Wunder 115.

und Buchstaben auf Amuletten, zuweilen auch ekelhaft. Sie müssen auf einem ungewöhnlichen Wege hergestellt oder beschafft werden, gefunden, ererbt, gestohlen, aus einem Grab genommen sein. Hiebei ist immer wieder uralter Zeitaberglaube und Zahlenmystik im Spiele. Von der Zusammensetzung der Arznei, die nicht selten sehr schwer zu beschaffen ist, darf der Kranke oft nichts wissen. Sie soll ihm ein Rätsel sein wie oft das ganze Heilverfahren.

Die Macht der Suggestion offenbart sich so auch in dem Verhalten des Volkes zur Arznei. Ein Arzt, der nichts zum Einnehmen verschreibt, beweist damit, daß er die Gedankenwelt des einfachen Menschen nicht versteht. Dieser muß etwas Greifbares in die Hand bekommen, von bloßen theoretischen Ratschlägen erhofft er sich bei inneren Krankheiten nichts. Und auch heute gilt von der Arznei im allgemeinen noch das, was vor mehr als 70 Jahren geschrieben wurde: „Die ... Arznei darf nicht oft eine nichtssagende, blasse Farbe haben, wie etwa ein Brechwasser, auch nicht einen gleichgültigen oder gar bekannten Geschmack oder Geruch, sondern sie muß sowohl durch Farbe als Geschmack ihre Kraft verraten. Was der Landmann kennt, das verachtet er, hält wenigstens nichts darauf. Name und sinnliche Eigenschaften sollen unbekannt sein, fremd und neu. Man will weiter gewöhnlich sichtbaren Erfolg haben, Erbrechen oder Laxieren, auch Schweiß oder Ausschlag, sonst sagt man gar gerne: das Ding hat nichts gewirkt [1])."

2. Similia similibus (Analogie, Sympathie, Emanation, Symbolismus u. a.)

Der Grundsatz der Homöopathie, daß Ähnliches durch Ähnliches geheilt wird (Similia similibus curantur), taucht in großem Ausmaße, in allerlei Abarten und nahezu mechanisch bis auf Einzelheiten ausgebaut, in der Volksmedizin immer wieder auf und bildet für sie einen der festesten und wichtigsten Grundpfeiler.

Die erste Voraussetzung für den Ähnlichkeitszauber ist der weitverzweigte Analogieglaube des Volkes. Den Begriff Ana-

---

[1]) Flügel, Frankenwald 10f.

logie fassen wir nicht im engeren Sinne auf [1]), sondern verstehen darunter alle Fälle, in welchen aus äußerlicher Ähnlichkeit auf innere Übereinstimmung geschlossen wird. Die praktische Verwertung dieses Glaubens in der Volksmedizin ist der Analogiezauber, allgemeiner gesprochen Ähnlichkeitszauber, den die volkstümliche Organotherapie am schärfsten ausspricht [2]).

Man kann zunächst eine sprachliche und eine sachliche Analogie unterscheiden.

Die sprachliche Analogie entsteht gewöhnlich durch die volksetymologische Deutung eines Namens und kann daher auch als Etymologie[3]) bezeichnet werden. Hier hat man es vielfach mit bodenständigen und volklichen Vorstellungen zu tun, die wegen der Gebundenheit an die Sprache nur innerhalb eines und desselben Volkes, Stammes oder Mundartgebietes möglich sind. Im Simmenthal nennt man eine Euterkrankheit der Kühe „Ast". Nur da allein konnte die Meinung entstehen, daß man diesen „Ast" im Euter heilt, indem man die Kuh durch das Loch eines Astes milkt [4]). Kommen aber die gleichen Namen bei verschiedenen Völkern vor, so ist Glaube und Brauch ebenfalls gleich. Bei den Römern half nach Plinius 22, 64 die Pflanze Saxifragium (saxum frangere) dadurch, daß sie die Blasensteine zerbricht. Im Deutschen heißt diese Pflanze Steinbrech, und mit ihr verbindet sich der gleiche Glaube [5]). Ähnlich dient Bruchkraut bei Schenkel- und Leistenbrüchen, ein Absud von Augentrost bei Augenkrankheiten [6]), das Rotkehlchen bei Rotlauf usw. [7]) Bei Schlaflosigkeit der Kinder legt man den „Schlaf" genannten moosartigen Auswuchs, der durch den Stich der Rosengallwespe an den Zweigen der Hundsrose entsteht, unter das Kopfkissen [8]). Natürlich hat die Pflanze

---

1) Wie Hw. Aberglaube I. 385ff.
2) Vgl. Barghеer, Eingeweide 232 u. unten.
3) Hw. Aberglaube II. 1064ff.
4) Zahler, Simmenthal 89.
5) Hw. Aberglaube II. 1066.
6) Marzell, Heilpflanzen 179f.; Pollinger, Landshut 282; Stoll, Zauberglaube 84.
7) Hovorka, Medizin 349.
8) ZföVk. 9 (1903) 216.

oft erst nach der Heilwirkung ihren Namen erhalten, z. B. das Katharinenkraut, weil man es als abführendes Mittel erkannte, oder Beinwurz als stärkehaltiges und deshalb geeignetes Mittel für starre Verbände bei Beinbrüchen [1]).

Die sprachliche Analogie ist nicht selten ein Gleichklangszauber. Wenn der hl. August die Augen heilt, der hl. Lambert bei Lahmheit hilft, so zeigt sich, daß der Gleichklang der Wörter eine magische Verbindung, eine Einheit herstellt zwischen den Begriffen oder Erscheinungen, die durch diese gleichklingenden Wörter bezeichnet werden. „Man kann also von einer etymologischen oder besser homophonen Sympathie sprechen, durch welche zwei Dinge miteinander verbunden werden, eben durch das Mittel des Gleichklangs der Namen oder Bezeichnungen, die beiden zukommen [2])."

Bei der sachlichen Analogie und der darauf aufgebauten Signaturenlehre handelt es sich meist um rein äußerliche Ähnlichkeit. Dies ist besonders bei der Farbenanalogie der Fall, indem gelbe Dinge gegen Gelbsucht, rote Dinge gegen Rotlauf usw. gebraucht werden. In Wallfahrtskirchen Oberösterreichs und Salzburgs werden von den Frauen rote Seidenfäden bei Blutungen, weiße Fäden bei weißem Fluß geopfert [3]). Ähnlich pflegten in Frankreich früher die Frauen bei unregelmäßiger Menstruation ein weißes Band, wenn sie verlangsamt, ein rotes, wenn sie beschleunigt werden sollte, am Standbild der hl. Denice in der Kirche Notre Dame von Nogent le Rotrou aufzuhängen [4]).

In diesem Zusammenhang kommt dem sehr verschwommenen und in der mannigfaltigsten Weise angewendeten Begriff Sympathie [5]) besondere Bedeutung zu. Denn der Analogiezauber ist oft nur der äußere Ausdruck bzw. die Verwirklichung des Sympathieglaubens. Unter Sympathie verstehen wir die geheimnis-

---

[1]) Hovorka a. a. O.

[2]) Hw. Aberglaube II. 1067.

[3]) Andree, Votive 180.

[4]) Sébillot, Folk-Lore IV. 170.

[5]) Wuttke, 185ff. § 254ff.; Schmid, Glarus 49ff.

volle Beziehung und Wirkung verschiedener Personen und Dinge aufeinander. Davon macht der Sympathiezauber und die sympathetische Kur Gebrauch für Heilzwecke. Oft mischt sich die Vorstellung einer Kraftübertragung hinein, so daß auch jene Recht haben, die von einer Ausstrahlung (Emanation) sprechen, von der Vorstellung, daß alle Gebilde dieser Welt Eigenschaften und Kräfte aufeinander emanieren, besonders solche, die einander ähnlich sind [1]). So ist die Lehre von der Emanation eigentlich ein Erklärungsversuch für das Rätsel der Sympathie.

In dem Gedanken der Sympathie liegt eine große Lebens- und Weltanschauung, wenn sie auch in der volksmedizinischen Anwendung roh, verzerrt und einfältig erscheint. Es ist „die Ahnung eines wirklich vernünftigen Lebenszusammenhanges des Alls, die ahnende Anerkennung, daß das einzelne menschliche oder natürliche Dasein nicht ein bloß vereinzeltes sei, sondern in wirklicher organischer Verbindung mit dem Ganzen sei, daß die Gesamtheit des Daseins nicht eine bloße einheitslose Vielheit von lauter Einzelwesen, sondern ein lebendiger, einiger, beseelter Leib sei, in welchem das Leiden jedes einzelnen Gliedes in allen andern Gliedern mitgefühlt wird [2])."

Der Ähnlichkeitszauber beruht oft auf einer Ideenassoziation. Eine Beobachtung, ein äußerer Vorgang veranlaßt den Menschen, in Gedanken eine Verbindung mit einer bestimmten Krankheit und ihrer Heilung herzustellen. So ist wahrscheinlich die Kellerassel, die allerdings tatsächlich einen die Nierentätigkeit anregenden und steigernden Stoff enthält [3]), zu einem Heiltier für Epilepsie durch eine Ideenassoziation geworden. Die vielfüßigen Asseln mit ihren zuckenden, in ständiger Unruhe befindlichen Gliederfüßen haben das Volk an die Zuckungen der Epileptiker erinnert und nach dem Grundsatz „Similia similibus" dazu geführt, daß man die Asseln nicht allein gegen Gelbsucht, wo das Motiv

---

[1]) Diepgen 34.

[2]) Wuttke 187 § 256. Vgl. Grundriß Sachsen I. 122.

[3]) M. Höfler, Die Kellerassel. In: BayHfte 1 (1914) 141f. Vgl. Hw. Aberglaube I. 626ff.

des Schreckens und Ekels vorherrscht, sondern auch gegen Fallsucht verwendet [1]).

Man kann in solchen Fällen auch von einem Symbolismus [2]) sprechen. Die Pflanze oder das Tier oder irgendein Ding wird zu einem Sinnbild und in dieser Auffassung zu Heil- und Zauberzwecken benutzt. Bei einer Schwergeburt nahm man früher in Baden den Stiel (penis) aus der Axt (vulva) und legte beides unter das Bett [3]). Bei diesem Ähnlichkeitszauber spielt freilich auch die Vorstellung vom Lösen [4]) eine Rolle. Eine symbolische Heilhandlung liegt auch dann vor, wenn man zur Heilung eines Beinbruches bei Menschen oder Tieren ein vorher zerbrochenes Stuhl- oder Tischbein umwickelt und dann erst bei jenen einen Verband anlegt [5]).

Dem Gesetz der Häufung entsprechend verbinden sich sprachliche und sachliche Analogie und Symbolismus. In der Schweiz schützt ein Dreidornspitz oder Sauerdorn, in der Karfreitagsnacht geschnitten und am Leibe getragen, gegen Dornenstiche, am Hause angebracht, gegen das Verhextwerden. In Bayern wird ein Dreidornspitz den Kindern beim Zahnen in einem Täschchen um den Hals gehängt. Hier gibt sich der Symbolismus in dem Gedanken kund, daß der Zahn, dem der Dorn in seiner Gestalt ähnlich ist, das Zahnfleisch durchbrechen möge, wie der Dorn das Fleisch durchsticht [6]). In beiden Fällen kann auch das Motiv der Drohung (Dorn als Waffe) mitspielen.

Auf Analogieglauben beruht zum Teil die alte Vorstellung: Der Verursacher der Krankheit liefert auch das Heilmittel (τρώσας καὶ ἰάσεται). Hier liegt aber auch die richtige Beobachtung vor, daß in der Natur gar oft Gift und Gegengift im

---

[1]) H. Marzell, Volkskunde im Gerichtssaal (Die Assel in der Volksmedizin). In: OberdZfVk. 2 (1928) 33. Vgl. A. Jacoby, Kellerasseln in der Volksmedizin. In: SchwVk. 3 (1913) 14f.

[2]) Stoll, Zauberglaube 73ff. u. Suggestion 548; Trebitsch, Psychologie 170.

[3]) Zimmermann, Baden 58.

[4]) Vgl. Hw. Aberglaube V. 1401.

[5]) Ebd. I. 1012; Höfer, Oberpfalz 33; Hoffmann, Rheinhess. Vk. 91.

[6]) Trebitsch, Psychologie 172.

gleichen Körper vorhanden sind oder daß der kranke Körper das Heilmittel aus sich selbst heraus entwickelt. Diese Beobachtung wurde dann verallgemeinert. Gegen Schlangenbisse wird daher Schlangensalbe verwendet, gegen Skorpionstiche ein Skorpionpulver [1]), gegen Hundebiß Haare oder Leber des Hundes, der einen gebissen hat [2]) u. a. Ein Gerstenkorn am Auge bestreicht man mit einem wirklichen Gerstenkorn [3]), das man sich vielleicht der Namensanalogie folgend, als den Urheber vorstellt.

Für die Volksmedizin sind endlich Analogieschlüsse, die der Mensch seit je im großen vollzieht, von weittragender Bedeutung geworden. Durch einen solchen Schluß entstand schon früh die Vorstellung, daß der Frühling und besonders der Mai, in dem alles grünt und blüht, die beste Jahreszeit zur Vornahme von Heilungen, zum Sammeln von Heilkräutern usw. sei. Hier macht sich nebenbei auch eine alte Farbenanalogie geltend. Grün ist die Farbe der Frische und Gesundheit; was welkt, verliert das Grün des Lebens. Daher gilt auch die grüne Farbe für besonders heilkräftig, namentlich bei Augenleiden [4]).

Zu Analogieschlüssen hat ferner die lebenerweckende und lebenerhaltende Macht des Lichtes geführt. „Wie die Zunahme des Lichtes im Frühjahr für jedes Lebewesen nützlich und förderlich ist, so sollte auch die Zu- und Abnahme der himmlischen Lichter im allgemeinen gleichfalls von Bedeutung sein" [5]). Besonders auf dem zu- und abnehmenden Mond baut sich viel auf Analogie beruhendes Heilverfahren auf. Die Kuren, welche die Beseitigung, das Abschaffen oder Verhindern eines Übels anstreben, müssen bei abnehmendem Monde vollzogen werden, während man alles, bei dem man ein Zunehmen wünscht, nur bei zunehmendem Monde tun darf, z. B. das Schneiden der Haare, weil sie sonst nicht mehr nachwachsen würden.

[1]) Wesselski, Erlesenes 10ff.
[2]) Ebd. 13ff.; Wuttke 321f. § 477; Liebrecht, Zur Volksk. 353f.; Hw. Aberglaube III. 1287; Pollinger, Landshut 280; Pfalz, Marchfeld 91; Drechsler, Schlesien II, 291; Schulenburg, Sagen 227; Hempler, Weichselland 68. Vgl. Vorwahl, Geschichte 154.
[3]) BlPommVk. 8 (1899/00) 127.
[4]) Magnus, Volksmedizin 65.
[5]) Ebd. 63.

3. Umkehrung (Rückzauber). Contraria contrariis

Es gibt nicht bloß ein sprachliches Rückwärtszaubern, das schon lateinische Dichter erwähnen [1]), sondern auch ein sachliches [2]), zu dem die Heilhandlung des Wendens (s. unten) gehört.

Zu Vorbeuge- oder Heilzwecken erfolgt die Umkehrung in Wort (Zahl) und Schrift durch Zurücklesen, Zurückbeten, Zurückzählen (s. unten), Zurückschreiben, zuweilen sogar auch Zurückessen [3]). Beliebt sind Zauberwörter, die als Schwindewörter verwendet werden, oder Buchstaben in einer dem Schwindeschema entsprechenden Anordnung, z. B. in Schwaben [4]):

hbr. hbc. hbt. hbrh,
hbr. hbc. hbt. hbr,
hbr. hbc. hbt. hb,
hbr. hbc. hbt. h,
hbr. hbc. hbt,
hbr. hbc. hb,
hbr. hbc. h,
hbr. hbc,
hbr. hb,
hbr. h,
hbr,
hb,
h,

Diese Buchstaben, die gegen einen Fluß helfen, der in verschiedenen Teilen des Körpers herumzieht, werden auf einen Zettel geschrieben, der in ein rohes Tuch von Leinwand, ohne daß dieses gebleicht oder sonst vorher gebraucht worden ist, eingewickelt und mit drei Stich Faden, der ebenfalls ungebleicht und noch nie gebraucht ist, durchstochen wird, wobei die drei höchsten Namen der Gottheit zu sprechen sind. Dann wird der Zettel an einem Freitag morgens zwischen 8 und 9 Uhr an den Hals gehängt, gleichviel vorn oder hinten, und am elften Tag darauf muß er zwischen 12 und 1 Uhr verbrannt werden. Sowohl beim An-

---

1) Vgl. Hälsig, Zauberspruch 103ff.

2) Allgemein und ohne Berücksichtigung der Volksmedizin ist der Aufsatz von P. Drechsler, Das Rückwärtszaubern im Volksglauben. In: MschlesVk. 4 (1900) Heft VII, 45—50.

3) Höfer, Oberpfalz 24.

4) Fehrle, Zauber 62.

hängen wie auch beim Verbrennen darf man nicht beschrieen werden.

Häufiger ist die Formel Abracadabra, die schon dem Mediziner Q. Serenus Sammonicus um 200 n. Chr. bekannt war [1]).

A B R A C A D A B R A	oder	A B R A C A D A B R A
A B R A C A D A B R		B R A C A D A B R
A B R A C A D A B		R A C A D A B
A B R A C A D A		A C A D A
A B R A C A D		C A D
A B R A C A		A
A B R A C		
A B R A		
A B R		
A B		
A		

Hier wie bei der folgenden und ähnlichen Schwindformeln scheint auch die spitzige Gestalt, die wie eine Waffe droht, von magischer Bedeutung zu sein [2]).

Im Egerland war vor mehr als 100 Jahren der auf der folgenden Seite stehende Segen „Wider das kalte Fieber" verbreitet, den man auf einen Zettel schrieb und eingenäht bei sich trug [3]).

Zu dieser Formel wird bemerkt: [4]) „Das Zurückgehen des Fiebers wird in erster Linie durch die Reihe der allmählich abnehmenden Buchstaben bewirkt. Um den Zauber zu verstärken, trägt man den Zettel auf dem Rücken. Und daß man rückwärts zum fließenden Wasser steht, mag hier ebenfalls das Rückwärtsgehen des Fiebers sichern helfen. Denn der Wortklang wird als wichtig erachtet. Sonst hat die Vorschrift, solche Handlungen rückwärts zu vollbringen oder einen Zettel über die Schultern in fließendes Wasser zu werfen, denselben Grund wie das Verbot, sich nachher umzusehen: „Man soll den Dämon, der sich ärgert, weil er unschädlich gemacht worden ist, nicht ansehen. Sein böser Blick könnte Schaden bringen." Das Zurückgehen der Krankheit wird ferner bewirkt durch den daneben gezeichneten Krebs, der bekanntlich rückwärts geht."

[1]) Hw. Aberglaube I. 95f.

[2]) Dornseiff, Alphabet 64.

[3]) Huß, Aberglaube 17. Danach John, Westböhmen 273. Vgl. Hw. Aberglaube I. 98f.

[4]) Fehrle, Zauber 61f.

Wider das kalte Fieber.

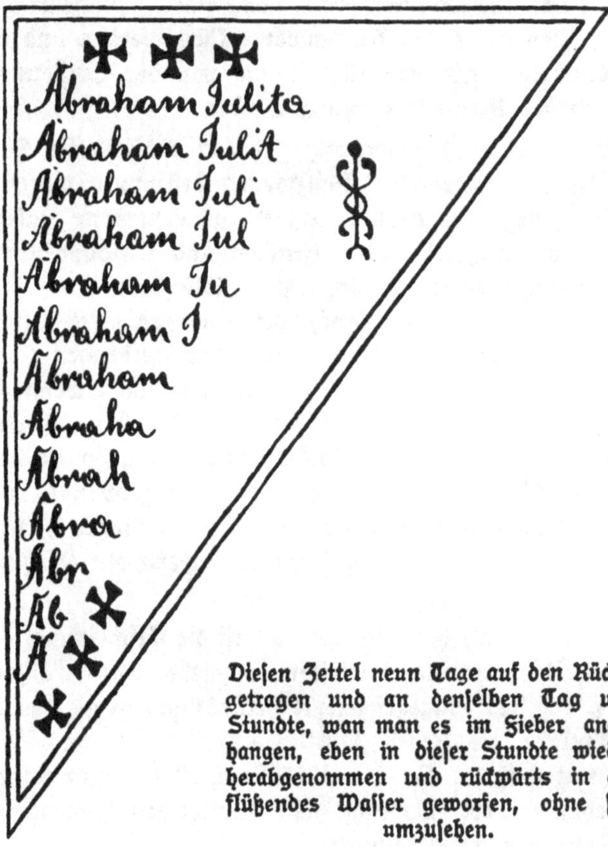
Abraham Julita
Abraham Julit
Abraham Juli
Abraham Jul
Abraham Ju
Abraham J
Abraham
Abraha
Abrah
Abra
Abr
Ab
A

Diesen Zettel neun Tage auf den Rücken getragen und an denselben Tag und Stundte, wan man es im Fieber angehangen, eben in dieser Stundte wieder herabgenommen und rückwärts in ein flüßendes Wasser geworfen, ohne sich umzusehen.

Der Krebs erscheint auch sonst aus demselben Grunde in der Volksmedizin [1]). Um einen Splitter aus dem Fleisch herauszuziehen, bindet man einen gestoßenen Krebs auf [2]). Gegen Fieber schneidet man an einem Freitag bei abnehmendem Monde die Hand- und Fußnägel und schiebt sie einem Krebse unter den Rückenpanzer. Wie der Krebs rückwärts geht, so nimmt auch das Fieber ab [3]).

[1]) Vgl. E. Weinkopf, Die Umkehrung in Glaube und Brauch. In: OberdZfVk. 2 (1928) 48f.

[2]) Zahler, Simmenthal 75.

[3]) Zimmermann, Baden 21.

Wie das Rückwärtsgehen kann auch das Rückwärtswerfen, z. B. des Krankheitsträgers oder irgend eines Zwischenträgers, in vielen Fällen als reiner Rückzauber erklärt werden und braucht nicht durchwegs als eine Abwendung von der Geisterwelt, die einem schaden könnte [1]), gedeutet werden.

In diesen Zusammenhang gehören endlich alle Fälle, in denen zu Vorbeuge- oder Heilzwecken bestimmte Gegenstände, z. B. die Wiege des kranken Kindes, ausgestochene Rasenstücke, Steine u. a., umgekehrt oder Hemden und Kleidungsstücke verkehrt angezogen werden. Im letzten Falle kann aber die „Umkehrung des Geschlechtes" auch aus einer anderen Vorstellung heraus erklärt werden. Wenn etwa der kreißenden Frau das Hemd des Mannes auf den Leib gelegt wird oder wenn sie Soldatenkleider anzieht [2]), so steht der Gedanke einer Übertragung der männlichen Kraft im Vordergrund. Ebenso ist bei dem oberösterreichischen Brauch, bei drohendem Hagelwetter die Eggen mit den Zähnen nach oben auf die Felder zu legen [3]), nicht die Umkehrung an sich die Hauptsache [4]), sondern die Drohung mit den scharfen Zähnen.

Verwandt mit der „Umkehrung" ist die Erscheinung, daß das Gegenteil als besonders wirksam angesehen wird. Diese Vorstellung, daß das Entgegengesetzte heilkräftiger ist als das Gleiche oder Ähnliche, die Regel „Contraria contrariis", nach der man Kaltes mit Heißem, Heißes mit Kaltem, Weißes mit Schwarzem usw. behandelt, die Allopathie widerstreitet dem homöopathischen Grundsatz „Similia similibus".

Sie ist besonders in dem Gegensatz der Geschlechter scharf ausgesprochen. Zu Heilzwecken ist fast immer die Verwendung von Dingen vorteilhafter, die von einem Angehörigen des anderen Geschlechtes stammen. In Mecklenburg läßt man den kranken Mann ein geschenktes Weiberhemd, das kranke Weib ein eben-

[1]) Weinkopf a. a. O. 52.

[2]) G. Jungbauer, Die Kleidung im Aberglauben. In: Hochschulwissen 6 (1929) 369, 442. Ebd. 443 weitere Beispiele für die „Umkehrung".

[3]) Geramb, Brauchtum 68.

[4]) Weinkopf a. a. O. 46.

solches Männerhemd tragen, das nach vierzehn Tagen in einen Ameisenhaufen vergraben wird [1]). In Schlesien trägt der Mann gegen Fieber ein schweißiges Weiberhemd auf dem bloßen Leib [2]). Gegen Finnen im Gesicht half nach der Rockenphilosophie, wenn sich der Mann an einem Weiberhemd, das Weib an einem Männerhemd trocknet [3]). Bei Halsweh soll der Mann einen Frauenstrumpf umbinden [4]). Gegen Epilepsie soll der Kranke einen Metallring am Finger tragen, der drei Groschen kostet. Diesen Ring muß eine kranke Frau sich „um Gotteswillen" von drei unverheirateten Männern, ein kranker Mann von drei Jungfrauen erbitten [5]).

4. Vertretung (pars pro toto). Zwischenträger. Übertragung und Vernichtung

Nach dem Glauben des einfachen Menschen können Teile des Körpers, insbesondere Haare, Finger- und Zehennägel, Speichel, Blut, Herz u. a. zum Träger der Kraft des Ganzen werden, so daß jener, der sich solcher Teile bemächtigt, auch Macht über den ganzen Menschen erlangt [6]). Vor allem schrieb man den Haaren und Nägeln deshalb erhöhte Lebenskraft zu, weil sie stets rasch nachwachsen. Die volksmedizinische Verwendung der Nägelschnitzel war bereits dem griechisch-römischen Altertum bekannt [7]).

Eine Verallgemeinerung jenes Gedankens ist, wenn man weiterhin auch allem anderen, was mit dem Menschen in Berührung kommt oder mit ihm zusammenhängt, die gleiche Eigenschaft zuschrieb [8]), so namentlich den Kleidern [9]), dann den Abbildern und endlich sogar dem Namen [10]). Was mit diesen geschieht,

---

[1]) Bartsch, Mecklenburg II. 118 Nr. 459.
[2]) Drechsler, Schlesien I. 303.
[3]) Seyfarth 271.
[4]) ZfVk. 7 (1897) 172 (Neu-Ruppin).
[5]) BlPommVk. 5 (1896/97) 87.
[6]) Vgl. SAVk. 1 (1897) 203; Hempler, Weichselland 81ff.
[7]) Abt, Apuleius 106.
[8]) SAVk. a. a. O. 203ff.
[9]) Vgl. bes. den Aufsatz „Kleidung und Krankheiten" von J. P. Kleiweg de Zwaan in: Janus 21 (1916) 63—110.
[10]) Ausführliche Lit. zum Namenzauber bei Dornseiff, Alphabet 55.

geschieht auch mit der Person, zu der sie gehören. Und so spielen sie eine besonders wichtige Rolle im Bosheitszauber.

In der Volksmedizin verbindet sich nun die Vorstellung, daß eine Krankheit, die den Menschen ergriffen hat, an allen Teilen seines Körpers haftet und darüber hinaus auch an allem, was mit ihm in Berührung kommt, mit dem Glauben, daß man die Krankheit schon damit beseitigen kann, wenn man einen dieser Teile im Heilverfahren benützt. Da das Heilverfahren in den meisten Fällen in einer Übertragung oder Vernichtung der Krankheit besteht, werden diese Teile zu Zwischenträgern.

Als Zwischenträger dienen nicht allein vom Körper des Kranken stammende Dinge und Wäsche- oder Kleidungsstücke, sondern auch Sachen, die man absichtlich mit dem Kranken oder der kranken Körperstelle in Berührung gebracht hat, z. B. Münzen u. a. Das Volk hat eben schon frühzeitig die erst spät von der wissenschaftlichen Bakteriologie festgestellte Tatsache gekannt, daß Krankheiten durch Zwischenträger verbreitet und übertragen werden können. Und nur die Art, wie es diese Erkenntnis im Heilverfahren verwendet, ist auf Aberglauben und Zauber begründet.

Die Übertragung erfolgt bezeichnenderweise am häufigsten bei Krankheiten, bei welchen es offensichtlich ist, daß man sie von anderen Menschen bekommen hat, so bei Schnupfen, Geschlechtskrankheiten, Hautausschlägen, Geschwüren, Warzen u. a. Solche trachtet man auf andere Menschen zu übertragen, wobei nur bei Geschlechtskrankheiten keine Zwischenträger gebraucht werden. Die Übertragung erfolgt hier durch einen Koitus oder durch Anpressen des erkrankten Geschlechtsteiles an den des Mädchens. Dabei gilt die Heilung vielfach nur dann als gesichert, wenn die Übertragung auf ein unschuldiges Mädchen, womöglich von sieben Jahren, oder auf eine unberührte Jungfrau geschieht [1]). Denn bei anderen weiblichen Personen bestände die Möglichkeit, daß sie ebenfalls krank und daher unfähig sein könnten, die Krankheit anderer auf sich zu nehmen.

[1]) Hovorka-Kronfeld I. 254. Vgl. Seyfarth 180f. und Steinlein, Astrologie I. 567ff.

Viel zahlreicher sind die Fälle der Übertragung einer Krankheit auf Tiere und Pflanzen (Bäume)[1]), die nach der Volksmeinung die Krankheiten übernehmen. So wird von einem Kanarienvogel, den man an das Bett eines Gelbsüchtigen hängte, berichtet, daß der Kranke gesund, der Vogel aber durch die angezogene Krankheit immer gelber wurde[2]). Zuweilen geht das Tier oder die Pflanze ein. Dann ist die Vorstellung der Vernichtung der Krankheit im Vordergrund, wie beim Vergraben, Wegschwemmen und Verbrennen des Zwischenträgers. Tier oder Pflanze können die Krankheit aber auch bekämpfen und sie besiegen. Und so schimmert hie und da noch die alte Vorstellung von dem Krankheitsgeist durch, den man nicht so ohneweiters vernichten kann, sondern dem man etwas anderes als Sitz und Behausung anweisen muß, wenn man sich von ihm befreien will.

Die Übertragung von Krankheiten, die auch auf leblose Dinge erfolgen kann, wird stets unter Beobachtung bestimmter Vorschriften durchgeführt. Man darf dabei nur die üblichen Zaubersprüche[3]) vorbringen, aber muß sonst schweigen, man darf sich nicht umsehen, man muß rücklings gehen, die Heilhandlung muß an bestimmten Tagen und zu bestimmten Tag- oder Nachtzeiten vor sich gehen u. a.

Ein besonderer Fall der Übertragung liegt vor, wenn ein Volksheilkünstler selbst die Krankheiten seiner Kunden auf sich nimmt und sogar in der Weise als ihr Stellvertreter erscheint, daß er für sie die Arzneien einnimmt. So wohnte noch um 1910 in dem Dorfe Afferde bei Hameln ein Mann, der in dieser Weise kurierte. Seine Patienten brauchte er gar nicht zu sehen. Sie schrieben ihm oder ließen ihm durch einen Vermittler — meist durch eine „weise Frau" — mitteilen, was ihnen fehlte. Hierauf ließ er ihnen Antwort zukommen, daß er für sie bereits die Arzneien eingenommen habe und auf Gottes Hilfe hoffe[4]).

---

1) Hovorka-Kronfeld I. 254ff. Vgl. Seyfarth 184ff.
2) Jühling, Tiere 246.
3) Vgl. bes. Fehrle, Zauber 69ff.
4) ZfrwVk. 7 (1910) 63.

5. Bekämpfung mit List und Gewalt

Die urtümliche Auffassung, daß die Krankheit etwas Körperliches, ein Geist oder Dämon ist, der vom Leib Besitz ergriffen hat, offenbart sich in jenen Heilverfahren, die mit List, z. B. mit Täuschung, und mit Gewalt gegen die Krankheit bzw. den körperlich gedachten Krankheitsgeist vorgehen. List und Gewalt spielen auch bei der Übertragung und Vernichtung der Krankheit, wie sie im vorigen Abschnitt berührt und weiter unten mit Beispielen belegt wird, eine große Rolle.

List äußert sich dann, wenn der Krankheit schmeichelnde Namen beigelegt werden, z. B. „das Gute", „das Gesegnete", oder wenn man die Seuche „Gevatterin" nennt[1]). Man besänftigt den Dämon auch durch Füttern, so bei zehrenden Krankheiten, die man sich durch einen zehrenden Dämon verursacht denkt, dem man daher Nahrung reichen und von dem Zehren an dem Kranken ablenken muß. In Schwaningen (Baden) band man einem Kind, das trotz reicher Nahrung nicht gedieh, ein Fischlein auf den Leib. Am andern Morgen waren nur noch Gräten da; ein zweites Fischlein war am zweiten Morgen ebenfalls völlig verzehrt; ein drittes wurde nur noch angebissen. Das Kind aber gedieh seitdem[2]). Eine Täuschung böser Geister sucht man, mehr zum Schutz und zur Abwehr als zu Heilzwecken, vor allem durch Verkleidung und Kleidertausch[3]) zu erreichen. Auch dann, wenn Männer Weiberkleider und Weiber Männerkleider benützen, kann aber neben dem Motiv der Täuschung auch der Grundsatz des Gegenteils (Contraria contrariis) oder auch der Gedanke einer Kraftübertragung, z. B. von den Kleidungsstücken des Mannes auf das Weib oder Kind, vorliegen. Böse Geister kann man ferner durch das Tragen von zweierlei Strümpfen oder Schuhen, durch verkehrtes Anziehen der Wäsche- und Kleidungsstücke und auf andere Weise täuschen[4]). Die Täuschung der

---

[1]) Grimm, Myth. II. 966.

[2]) Zimmermann, Baden 32. Vgl. Höhn, Volksheilkunde 104.

[3]) Hw. Aberglaube IV. 1512ff.

[4]) G. Jungbauer, Die Kleidung im Aberglauben. In: Hochschulwissen 6 (1929) 442.

Krankheitsdämonen durch Änderung des Namens der Kranken, die bei einzelnen Völkern bezeugt ist und bei den in Deutschland lebenden Juden, z. B. in Frankfurt a. M., noch im 18. Jahrhundert vorkam [1]), ist derzeit dem deutschen Volke nicht bekannt.

Mit Gewalt bezwingt man die Krankheit auf verschiedene Weise. Das bloße Drohen und Schrecken kann sich bis zum Fesseln und Fangen oder Austreiben des Dämons steigern. Im heutigen Volksglauben sind solche Mittel hauptsächlich bei der Abwehr des Alps [2]) anzutreffen, den man schon dadurch, daß man ihm durch die gemachten Vorbereitungen zu erkennen gibt, man habe ihn erwartet und sei gerüstet, entlarvt und abhält. Dem Alp droht man mit dem Drudenmesser, mit Hacken, Säbeln, Sensen und anderen Waffen [3]). Hexen, die man sich als in der Luft schwebende Geister denkt, glaubt man zu treffen und zu töten, wenn man unter Hersagen von Zauberformeln mit einer Sense im Zimmer herumfuchtelt [4]).

Eine Drohung liegt in der spitzigen, waffenähnlichen Gestalt mancher Zauberformeln [5]), ferner im Gebrauch eines Messers bei einzelnen Heilhandlungen [6]), endlich vielleicht auch, zugleich mit der Absicht, zu erschrecken, bei dem gegen Fraisen und Fallsucht üblichen Verfahren, einen ausgehobenen Fensterflügel über den Kranken zu halten [7]). Doch mag hier auch das Spiegelmotiv in Betracht kommen. Der Krankheitsgeist, der sich im Fensterglas sieht, fühlt sich erkannt und entweicht. Es kann aber auch der Gedanke vorliegen, daß man den Dämon schon verjagt [8]), wenn man ihn auf das Fenster, durch das er entfliehen soll, aufmerksam macht.

Von weiteren Gewaltmitteln ist auf deutschem Boden das

---

1) Hellwig, Ritualmord 150.
2) Hw. Aberglaube I. 281ff.
3) Ebd. 298f.
4) Zimmermann, Baden 14.
5) Siehe oben S. 86.
6) Pollinger, Landshut 292; Höfer, Oberpfalz 21f.
7) Höfer, Oberpfalz 22; Schulenburg, Volkstum 99; SudZfVk. 2 (1929) 204.
8) Hw. Aberglaube II. 1338.

Verscheuchen der Krankheitsgeister durch Lärm [1]) nicht zu finden, wohl aber das sinnbildliche Absperren. Man gibt dem Kranken, meist bei Krämpfen, einen Schlüssel in die Hand, mit dem diese aufgesperrt, geöffnet, oder die Krankheit gewissermaßen abgesperrt werden soll [2]).

Den Krankheitsgeist sucht man ferner durch Erregung von Ekel und Grauen zu vertreiben [3]). Man gibt den Kranken ohne ihr Wissen lebende Spinnen in einer Pflaume [4]), Läuse gegen Schwindsucht [5]) und Gelbsucht [6]), gegen die man auch Schnecken verabreicht [7]), ferner in Butterbroten Ohrenschmalz gegen Kolik und Bettwanzen gegen Fallsucht [8]). Geschieht dies mit Wissen des Kranken [9]), so kann eine andere Begründung zutreffen. So soll nach einer im Bergischen verbreiteten Ansicht die Gelbsucht durch Ekel entstehen. Wenn man daher in dem von der Krankheit Befallenen selbst wieder einen großen Ekel erzeugt, so ist sein Leiden behoben. Hiezu dient das gleiche Mittel wie gegen das Bettpissen [10]). Es muß, wie schon Plinius anführt, eine lebendige Maus gegessen werden [11]). Sicherlich kann plötzlicher Schreck — so soll man die Gelbsucht auch heilen, wenn man dem Kranken plötzlich ins Gesicht spuckt [12]) — und Ekel bei manchen Krankheiten die Heilung günstig beeinflussen.

---

[1]) Samter, Geburt 59.

[2]) Andree-Eysn 137f. Vgl. Hempler, Weichselland 30.

[3]) Trebitsch, Psychologie 175f.; Heckscher, German. Vk. 93; Hempler, Weichselland 25f.

[4]) ZföVk. 13 (1907) 131.

[5]) Peuckert, Schles. Vk. 227.

[6]) Schulenburg, Sagen 223; Höhn, Volksheilkunde 107; Heß, Luxemburg 122.

[7]) Sartori, Westfalen 71. Vgl. Jühling, Tiere 93f.; Buck, Schwaben 55; ZfrwVk. 1 (1904) 96; 4 (1907) 230.

[8]) Urquell N. F. 2 (1898) 212f. (Niederösterreich).

[9]) ZfrwVk. 1 (1904) 199; 2 (1905) 144.

[10]) Drechsler, Schlesien II, 318f.; Höhn, Volksheilkunde 116; Stoll, Zauberglaube 79; Manz, Sargans 79; SchwVk. 1 (1911) 85; 2 (1912) 20, 87, 96f. (dies = Stoll, Zauberglaube 79); Fogel, Pennsylvania 281 Nr 1480.

[11]) O. Schell, Beiträge zur Volksmedizin im Bergischen. In: ZfrwVk. 11 (1914) 166.

[12]) Drechsler, Schlesien II. 305; Pfalz, Marchfeld 94; SudZfVk. 4 (1931) 174, 257; 5 (1932) 123.

Dem heutigen Menschen ist es meist nicht mehr bewußt, daß bei vielen Heilverfahren, bei welchen Ringe, z. B. die noch gegenwärtig beliebten Gicht- und Krampfringe, Bänder, Schnüre, Stricke, dann auch Schlingen, seltener Netze, eine Rolle spielen [1]), ursprünglich der Gedanke an ein Fangen und Fesseln des Krankheitsgeistes vorlag. Auch bei der Heilhandlung des Durchkriechens oder Durchziehens durch Schlingen mag hie und da die Vorstellung zugrunde liegen, daß sich der Krankheitsgeist darin, wie das Wild in der Schlinge, fängt [2]).

Ein Austreiben des Krankheitsgeistes [3]), ähnlich wie der Teufel aus dem Besessenen getrieben wurde, ist auch heute noch, wenigstens in Worten, üblich, indem gar viele Heilsegen und Beschwörungsformeln, die meist bei der Übertragung oder Vernichtung einer Krankheit gebraucht werden, die Aufforderung an die Krankheit enthalten, den von ihr Befallenen sofort zu verlassen, wozu sich noch eine Drohung mit einer Waffe gesellen kann. So nimmt man in Thüringen wider das Schwinden eines Menschen einen weißen Kiesel, schlägt drei Kreuze auf das schwindende Glied und spricht:

Ich schlage dich mit dem Kieselstein.
Schwund! Hebe dich aus dem Fleisch und Bein! Im Namen usw.

Darnach legt man den Stein unter die Dachtraufe. Dies ist drei Tage hintereinander zu tun [4]).

6. Vorschriften und Umstände beim einzelnen Heilverfahren

Wie für Zauberhandlungen [5]) ist auch für fast alle volksmedizinischen Heilhandlungen strengstes Schweigen [6]) vorgeschrieben. Auch das Besprechen erfolgt zumeist mit leiser Stimme.

---

[1]) Scheftelowitz, Schlingenmotiv 27—38.
[2]) Ebd. 36. Zur Fesselung der Dämonen vgl. Trebitsch, Psychologie 176f.
[3]) Vgl. Trebitsch a. a. O. 178f.
[4]) Seyfarth 85.
[5]) Wuttke 161f. § 219. Vgl. Staak, Mecklenburg 25f.
[6]) Mensching, Schweigen 99ff.

Ursprünglich war vielfach eine Bedingung die Nacktheit[1]), besonders die weiblicher Personen. Die Erklärung muß hier wohl verschieden sein, je nachdem es sich um Nacktheit bei der Erforschung der Zukunft, namentlich bei der Bräutigamsschau, bei Bittfesten und Opfern zur Erlangung von Fruchtbarkeit, beim Schatzheben, bei der Abwehr von Hexen oder bei volksmedizinischen Heilverfahren handelt. Bei diesen wird man in den meisten Fällen nichts Außerordentliches oder Übersinnliches in der Nacktheit des Kranken finden. Wenn man in Pommern gegen Nesselsucht in einen frisch ausgeschütteten Mehlsack nackt rückwärts zu kriechen hat, oder wenn man sich am Maitag vor Sonnenaufgang nackt im Tau wälzt, um von jeder Krankheit, namentlich von Krätze und Läusen befreit zu werden[2]), so ist die Nacktheit ebenso verständlich wie dann, wenn der Arzt bei demselben Anlaß Umschläge auf den nackten Körper empfiehlt. Bei anderen Krankheiten wieder kann mehr der Gedanke der Umkehrung, des Gegensatzes (siehe oben) im Vordergrund stehen, wonach solche wichtige Handlungen nicht das Gewöhnliche, sondern das Ungewöhnliche, nicht die Bekleidung, sondern die Nacktheit fordern.

Als Ersatz ursprünglicher Nacktheit ist anzusehen, wenn die Heilhandlungen im Hemd oder barfuß erfolgen. Doch kann dies auch ein Zeichen der Demütigung und Unterwerfung sein, wenn etwa Kranke gleich Sündern nackt oder in bloßer Schamhülle oder im Bußgewand Wallfahrten unternahmen[3]).

Zuweilen wird von der heilenden Person Reinheit und Keuschheit[4]) gefordert. Gleichwie der Sympathie-Doktor ein frommer Mann sein soll, so helfen in besonderen Fällen nur Mittel, die von unschuldigen Kindern oder unberührten Jungfrauen herstammen. Es äußert sich hier eine starke Beeinflussung des deutschen Volkes durch die Griechen und Römer. Bei diesen wurde

---

[1]) Wuttke 183 § 249; Haltrich, Siebenbürgen 279; vgl. Samter, Geburt 109ff.; Heckenbach de nuditate 8ff.; Trebitsch, Psychologie 197f.

[2]) Diese Beispiele führt neben andern Weinhold, Ritus 36 an.

[3]) Hw. Aberglaube III. 1710.

[4]) Vgl. E. Fehrle, Die kultische Keuschheit im Altertum, Gießen 1910 (= RVV. VI).

z. B. der Harn unschuldiger Kinder zu Zauber- und Heilzwecken verwendet. Derselbe Brauch fand auch in Deutschland Eingang, vermutlich auf dem Wege über medizinische Schriften, die aus spätantiken Werken über Harnschau und Harnverwendung schöpften. So stillt man in Mittelbaden Blutungen mit dem Harn einer Jungfrau oder läßt, wenn man sich geschnitten hat, einen unschuldigen Knaben darauf pissen. Hat ein Mädchen Frostbeulen, so kann es durch den Harn eines ledigen Burschen davon befreit werden. In Heidelberg werden mit dem Harn eines „gesunden Knäbleins" auch Hautkrankheiten geheilt [1]). Es spricht sich hier auch eine eigenartige geschichtliche Entwicklung der Anschauungen aus. Einst spielten in Segensformeln drei weibliche Personen eine Rolle, ohne daß ihre Jungfräulichkeit betont gewesen wäre; ja sie waren im germanischen, keltischen und römischen Glauben als Mütter bezeichnet. Erst auf einer späteren Entwicklungsstufe sind es drei reine Jungfrauen [2]).

Besondere Vorschriften bestehen mitunter für den Ort der Heilhandlung. Es soll ein Kreuzweg oder der Friedhof sein. Beim Übertragen der Krankheit auf einen Baum soll es eine abgelegene Stelle sein, wo der Kranke zeitlebens nicht mehr hinkommt [3]). Dasselbe gilt auch für das Weglegen und Vergraben der Zwischenträger [4]).

Alles dies fördert die suggestive Wirkung der Heilhandlungen, was auch der sehr stark zur Geltung kommende Zeitaberglaube tut. Wenn die Zeit vor Sonnenaufgang oder nach Sonnenuntergang [5]) oder die Mitternachtstunde für die Gewinnung oder Verwendung der Heilmittel oder für die Ausübung der Heilhandlung vorgeschrieben ist, so ruft schon diese ungewohnte Zeit, in der die Geister herrschen, eine seelische Erregung hervor, die den Glauben an die Gesundung begünstigt. Neben der Tageszeit ist die Wahl des richtigen Wochentages wichtig. Der Sonntag ist meist erfolg-

[1]) Hw. Aberglaube IV. 1295f.
[2]) Ebd. 1298.
[3]) Seyfarth 202, 204.
[4]) Ebd. 216.
[5]) Vgl. Staak, Mecklenburg 27, 341f.

verheißend, der Freitag nur dort nicht, wo der Gedanke an das Leiden und an den Tod Christi vorherrscht. Steht aber der Gedanke an die Erlösung von allen Leiden im Vordergrund, dann ist auch dieser Tag, der „frei“ von Krankheit macht, günstig [1]). Ferner sind gewisse Tage des Jahres besonders bevorzugt, während andere als Unglückstage gemieden werden. Der Zeitaberglaube äußert sich endlich auch darin, daß nur die zu bestimmten Zeiten, z. B. in der Johannisnacht [2]) oder während des Frauendreißigers [3]) gepflückten Kräuter volle Heilkraft haben [4]).

Der Zeitaberglaube steht aber nicht immer an erster Stelle. Bei näherem Zusehen hat man den Eindruck, daß sich hinter ihm ein auf kluger Berechnung aufgebauter Grundsatz birgt, mit dem besonders die Volksärzte zu arbeiten pflegen. Es ist der Grundsatz der Zeitgewinnung [5]). Die Zeit ist eben, wie auch jeder Berufsarzt weiß, der beste Arzt, und viele Krankheiten heilen ohne ärztliche Behandlung, durch die dann die Heilung nur beschleunigt werden kann, mit der Zeit von selbst. Aus der Ausnutzung dieser Tatsache erklären sich besondere Formen der Volksmedizin.

Nicht selten gibt der Volksarzt dem Kranken Vaterunser oder Gebete auf, die jeden Tag vermehrt bis zu einer bestimmten Höchstzahl gebetet und dann wieder zurückgebetet werden müssen. Es ist z. B. am ersten Tag ein Vaterunser zu beten, am zweiten Tage sind zwei zu beten und so fort bis zu 30 oder mehr Vaterunser. Wenn die vorgeschriebene Zahl erreicht ist, wird jeden Tag wieder ein Vaterunser weniger gebetet [6]). In der langen Zeit, die da verstreicht, wird die Krankheit oft von selbst heilen, zumal sich auch der suggestive Einfluß des Gebetes äußert. Dasselbe ist im kleinen der Fall, wenn man zum Blutstillen von 50 bis 3 zurückzählen muß [7]).

Einen Zeitgewinn bedeutet es ferner, wenn die Volksmedizin

---

[1]) Hw. Aberglaube III. 62ff.
[2]) Ebd. IV. 743ff.
[3]) Ebd. II. 1775.
[4]) Vgl. Stoll, Zauberglaube 169.
[5]) Hovorka, Medizin 351.
[6]) Vgl. Pollinger, Landshut 293.
[7]) Fogel, Pennsylvania 304 Nr. 1615.

mit Vorliebe Heilmittel verordnet, die selten oder nur schwer und mit großem Zeitverlust beschafft werden können, z. B. der Strick eines Gehängten, das Fell einer schwarzen Katze, Sargnägel, Armensünderfett (Fett eines Hingerichteten), jungfräuliches Menstrualblut u. a., dann Heildinge, die nur an bestimmten Tagen oder zu bestimmten Jahreszeiten gewonnen werden können, z. B. Kräuter, die bei Mondschein, vor Sonnenaufgang, in der Silvesternacht, am Karfreitag oder in der Zeit zwischen bestimmten Tagen und Festen zu pflücken oder, wie im Hochgebirge, von den höchsten Bergspitzen unter Lebensgefahr zu holen sind, endlich Heildinge, die von unheimlichen Plätzen, die man nicht gern betritt (Friedhof, Galgenstätte u. a.), nachts geholt werden müssen oder um die man entfernte Wallfahrtsorte — Jerusalem und das Grab Christi haben da in früheren Jahrhunderten eine große Rolle gespielt — aufsuchen muß.

Zeitgewinn bezweckt auch die Forderung, daß Besprechungen und Heilhandlungen dreimal und öfters wiederholt werden müssen, und zwar durchaus nicht immer an drei oder mehr aufeinanderfolgenden Tagen, sondern mit Zwischenpausen von meist acht Tagen, z. B. an drei aufeinanderfolgenden Donnerstagen oder Freitagen. Bei manchen Heilhandlungen ist überdies ein ganz bestimmter Tag im Monat, z. B. der letzte Freitag im Neumond, oder im Jahr, z. B. der Karfreitag, vorgeschrieben [1]). In Schlesien kommt die Person, die „sännt" (segnet), dreimal hintereinander im Neumonde oder einmal an einem Fleischtage, dann an einem Fasttage und zuletzt wieder an einem Fleischtage, etwa Montag, Freitag, Montag, macht wohl an hundert Kreuzzeichen über die kranke Stelle oder die kranke Person, murmelt dabei verschiedene Gebete, nimmt mit entsprechender Handbewegung die Krankheit und wirft sie fort. Schwindet die so behandelte Krankheit dennoch nicht, so muß ein frischgebackenes Brot um Mitternacht auf einen Kreuz- oder Grenzweg getragen werden [2]).

Einen breiten Raum in der Volksmedizin nimmt der vornehmlich auf religiösen Vorstellungen und Beziehungen gegrün-

---

[1]) Vgl. Hw. Aberglaube III. 64f.

[2]) Drechsler, Schlesien II. 279f.

dete Zahlenaberglaube ein. Besonders beliebt sind die Zahl 3 (3 göttliche Personen, 3 Glieder der Familie = Vater, Mutter und Kind, 3 Naturreiche, 3 hl. Könige, 3 göttliche Tugenden, 3maliges Eheaufgebot in der Kirche u. a.) [1]), dann 7 (7 Wochentage, 7 Planeten, 7 Hauptsünden, 7 Sakramente, 7 Weltweise, 7 Weltwunder u. a.) [2]), ferner 9, die Verdreifachung der heiligen Dreizahl [3]), 12 (12 Apostel, 12 jüdische Stämme, 12 Söhne Jakobs, 12 Nächte von Weihnachten bis Dreikönig u. a.) [4]), 72 [5]) und die wegen der Ähnlichkeit mit zwei Galgen Galgenzahl genannte heilige Zahl der Bibel 77. Beschwörungsformeln sprechen meist von 77erlei Fieber und 77erlei Gicht. [6]). Wichtig ist endlich der Erste und Letzte.

Sonstige Vorschriften und Umstände wurden bereits berührt, so das Rückwärtsgehen, das Gebot, sich nicht umzusehen [7]), dann die sonderbare Beschaffenheit der Heilmittel u. a. Große Bedeutung kommt auch der Körperseite zu [8]). Schon im Altertum galt die rechte, männliche Körperseite für glücklich und günstig, die weibliche, linke dagegen für ungünstig. Im Mittelalter wurde beim Aderlaß die rechte Körperseite im Frühjahr und Sommer vorgezogen, denn „hier sind Blut und Galle im Überschuß vorhanden und beide warme Säfte zugleich am flüssigsten; auf der rechten Seite liegt die Leber, die Bereitungsstätte des Blutes, sowie die Vorratskammer der Galle, die Gallenblase. Der linken

---

[1]) Bischoff, Zahlen 195ff.; Stoll, Zauberglaube 170; Fehrle, Baden 23f.

[2]) Bischoff, Zahlen 208ff.; Fehrle, Baden 29ff.; Magnus, Volksmedizin 102ff.

[3]) Weinhold, Neunzahl 24ff.; Bischoff, Zahlen 214ff.; Hoops, Sassenart 43; vgl. W. H. Roscher, Enneadische Studien. Versuch einer Geschichte der Neunzahl bei den Griechen, mit besonderer Berücksichtigung des ält. Epos, der Philosophen und Ärzte. In: Abh. der Sächs. Ges. d. Wissensch. Bd. 26, Leipzig 1907, 1—170.

[4]) Bischoff, Zahlen 220f.

[5]) Ebd. 235f.; H. Marzell, Die Zahl 72 in der sympathetischen Medizin. In: ZfVk. 23 (1913) 69—71, 190.

[6]) Fehrle, Zauber 70f.

[7]) Vgl. Samter, Geburt 147ff.

[8]) Stemplinger, Aberglaube 27; G. Jungbauer, Volkskundliches über rechts und links. In: Sudetendeutsche Tageszeitung (Tetschen a. E.) vom 20. März 1927.

Seite blieben Herbst und Winter vorbehalten, die Perioden der kalten Humores, der schwarzen Galle und des Schleims [1]." Diese Ansichten erinnern an den alten Glauben, daß die Sonne die rechte und der Mond die linke Körperseite besitzt und beherrscht.

7. Gesetze der Überlieferung

Im Laufe der Überlieferung unterliegt jedes Heilverfahren bestimmten Gesetzen. Als erstes sei das Gesetz der Wiederholung und Nachahmung angeführt, womit aber nicht die Tatsache bezeichnet wird, „daß sich verschiedene Menschen unter gleichen Umständen bei Erkrankungen in den verschiedensten Gegenden gleich verhalten und zu denselben Heilmitteln und Behandlungsmethoden greifen [2]." Diese selbstverständliche Erscheinung läßt sich aus dem Elementargedanken, nach dem die geistige und seelische Gleichartigkeit aller Völker und Rassen der Grund der weitgehenden Gleichheiten und Ähnlichkeiten ist [3]), viel einfacher und leichter erklären als aus einer Übertragung oder Wanderung. Hier wird unter dem Gesetz der Wiederholung und Nachahmung die Tatsache verstanden, daß jedes einzelne Heilverfahren, jede Heilhandlung und jedes Heilmittel, das einmal angewendet wurde, im gleichen Falle immer wieder unverändert wiederholt und nachgeahmt wird. Es mag da vielleicht auch die Angst mitspielen, daß irgendeine Unterlassung und ungenaue Anwendung die im ersten Falle beobachtete gute Wirkung beeinträchtigen könnte.

Dieser Grundsatz der sklavischen Wiederholung und Nachahmung wird aber auch durchbrochen, zunächst durch das Gesetz der Verallgemeinerung, dann durch das der Verquickung und Häufung. Ebenso wie etwa ein Heiliger, der ursprünglich nur in einem besonderen Falle angerufen wurde, mit der Zeit zu einem Allhelfer werden kann, weil das Volk sich sagt, daß er, wenn er in dem einen Falle geholfen hat, sicher auch bei allen anderen Anlässen gut sein wird, so kann auch sonst in der Volksmedizin dieses Gesetz der Verallgemeinerung wirksam werden [4]).

[1]) Fossel, Studien 11f.
[2]) Hovorka, Medizin 346.
[3]) Hw. Aberglaube II. 766f.
[4]) Vgl. Trebitsch, Psychologie 171.

Bei verschiedenen Heildingen und namentlich bei Heilkräutern läßt sich die Beobachtung machen, daß sie ursprünglich nur für einen bestimmten Fall Geltung hatten, aber nach und nach auch für andere Fälle herangezogen wurden und so zuweilen zu Universalmitteln geworden sind. Ursprünglich galt wohl nur das am Karfreitag gelegte Ei als heilkräftig. Solche Eier faulen nicht, was tatsächlich bei Frühjahrseiern vorkommen soll [1]). Später wurde überhaupt jedem am Karfreitag gekochten oder gegessenen Ei die gleiche Heilkraft zugeschrieben.

Das Streben, nur ja nichts im Heilverfahren zu unterlassen, was förderlich sein könnte, und der alte Grundsatz „Doppelt hält besser" führt zu der nahezu gewöhnlichen Erscheinung, daß zwei oder mehrere Verfahren zu einem einzigen verschmelzen und die einzelnen Heilmomente sich so miteinander verbinden, daß man von einer Verquickung und Häufung sprechen kann.

Ein Kind, das „verschrieen" war, wurde vor 100 Jahren im Egerland folgendermaßen behandelt. Die „Büßerin" (Heilfrau) sprach Segensformeln, wusch das Kind mit Harn, legte ihm eine Hand auf den Kopf, die andere auf die Achsel, bestrich dann das Kind mit einem Fleckchen und verpflockte dieses in einen jungen Weidenbaum [2]). Zu Wunschenberg im Fichtelgebirge lebt derzeit noch ein Mann, der gegen Gicht „Büscherl" verordnet. Dies sind einfache Leinwandsäckchen, die von Heilkünstlern je nach der Art der Krankheit mit Wachs- und Weihrauchkörnern, gedörrten Kräutern, Wurzeln, Teilen von gewissen Tieren, ja selbst mit Borsten und Fingernägeln gefüllt sind. Dabei fehlt in keinem Büschelchen eine geschriebene Beschwörungsformel wider die Krankheit, welche es vertreiben soll [3]). Ein solches Büscherl muß der Gichtkranke 9 Tage lang am Halse tragen und am 10. Tage morgens 4 Uhr unter Anrufung der hl. Dreifaltigkeit rückwärts in fließendes Wasser oder ins Feuer werfen [4]). Dieses Vernichten eines Zwischenträgers schließt gewöhnlich das aus verschiedenen

---

[1]) SchwVk. 7 (1917) 12.
[2]) Grüner, Egerland 36.
[3]) Höser, Oberpfalz 14.
[4]) Ebd. 28.

Teilen zusammengesetzte Heilverfahren ab. Im Kreise St. Goar wird bei Magenfieber der Leib des Kranken umwickelt, d. h. gemessen. Der dabei verwendete Faden wird dann um ein Ei gewickelt und dieses schließlich in glühenden Kohlen gesotten oder einem Hunde verfüttert [1]).

Häufig werden religiöse Beziehungen hergestellt. So wird z. B. irgendein auf reinem Analogiezauber beruhendes Heilmittel oder Verfahren noch mit gewissen Gebetformeln verquickt oder die Gewinnung oder Verwendung einer Heilpflanze ist an einen Festtag der Kirche gebunden. Oft genügt die einfache Heilhandlung nicht, es muß dazu ein Heilsegen gesprochen werden.

Die Häufung äußert sich auch darin, daß Arzneien, Salben, Tränke u. a. aus mehreren Bestandteilen zusammengesetzt sein müssen, daß man zu Schutz- und Heilzwecken am Gründonnerstag Gemüse aus 7 oder 9 Kräutern zu sich nimmt, wobei man in Niedersachsen von einer „Säbenstärke" und „Nägenstärke" spricht [2]). Zuweilen wird hiefür auch eine Begründung geliefert. Weil es 77 Fieber gibt und der breite Wegerich 77 Wurzeln hat, von denen jede für ein Fieber hilft, so gibt man dem Kranken alle 77 Wurzeln zusammen, weil man ja nicht wissen kann, welches Fieber er hat [3]).

Eine besondere Form der Häufung weisen jene Beschwörungsformeln auf, in denen alle Körperteile aufgezählt werden, denn die Krankheit soll ebenfalls aus allen weichen und würde in dem Körperteil, den man ungenannt ließe, verbleiben [4]), und in denen alle Namen der Krankheit oder alle Abarten der gleichen Krankheit vorsichtigerweise angeführt werden. Denn auch dort, wo man die Krankheit nicht genau erkannt hat, muß sie dann sicher weichen, weil sie ja ausdrücklich mit ihrem Namen genannt wurde.

So zählt man z. B. in Gichtsegen die verschiedenen Arten der Gicht auf. Einer aus dem Erzgebirge lautet: „Gott der Vater hat einen schwarzen Bart, darunter einen roten Mund, er hat

[1]) ZfrwVk. 7 (1910) 55.
[2]) Hoops, Sassenart 42.
[3]) Flügel, Frankenwald 57f.
[4]) Pradel, Gebete 100.

fünf Wunden, die sind groß. Diese fünf Wunden sind mir gut vor 77 Schoß, vor die fliegende, vor die kriechende, vor die laufende, vor die lebende, vor die rinnende, vor die brennende, vor die hitzige, vor die feuernde, vor die nagende, vor die krachende, vor die kalte, vor die warme; die sind mir gut vor die 77 Schoß. Im Namen Gottes usw. [1])" In gleicher Weise werden in den damit oft verwechselten Gichtersegen (Gichter = Kinderkrämpfe, Fraisen) 77 Gichter angerufen [2]) und in Fraisbriefen mehrere, meist 13 Arten der Krankheit aufgezählt [3]). Auch in dem folgenden Segen werden verschiedene Namen der Gebärmutterkrankheiten angeführt: „Hebemutter, Wehenmutter, Blähemutter, Gerlamutter, Rosenmutter, Kindermutter, Vorfallmutter, ich gebiete dir, daß du gehst in deine vorigen Staaten, da du lagst und klagst, da du, N. N., eine reine Jungfrau warst [4])."

Der Grundsatz der Häufung ist besonders augenscheinlich bei den Schutz- und Vorbeugemitteln. Man häuft Amulette, z. B. in oberbayrischen Fraisbriefen, bei welchen oft ein ganzes Dutzend verschiedener Stücke zusammengeknüpft ist, man vereinigt in Schutzbriefen mehrere Segen und Gebete, die durch ihre Reichhaltigkeit vor allerhand Unheil bewahren sollen [5]). Auf diesem Wege ist durch Erweiterung der ursprünglichen Sonntagsbriefe der ausführliche Himmelsbrief entstanden [6]).

C. Heilung im allgemeinen

Hier empfiehlt sich die gleiche Gliederung des Stoffes wie beim Abschnitt „Vorbeugung". Denn die vorbeugenden Mittel sind gewöhnlich zugleich Heilmittel. Bei diesen offenbart sich aber doch ein größerer Reichtum und eine erstaunende Vielseitigkeit, was beweist, daß der Volksmensch an das Vorbeugen von Krank-

---

[1]) John, Erzgebirge 107.

[2]) Meyer, Baden 36ff.

[3]) Byloff, Strafprozesse 56; vgl. SudZfVk. 2 (1929) 243f.

[4]) Wirth, Anhalt 304.

[5]) Vgl. K. Helm, Die Häufung der Zaubermittel. In: HBVk. 20 (1916) 177—183, bes. 182.

[6]) Hw. Aberglaube IV. 21ff.

heiten weniger denkt, daß er ihnen aber, wenn sie einmal da sind, mit allen möglichen Mitteln an den Leib rückt.

Dabei werden bestimmte Heilmittel und Heilverfahren meist nur bei bestimmten Krankheiten verwendet, z. B. Totendinge (Totenzauber) bei Brand, Warzen, Flechte u. a., Wasser (Wasserzauber) bei Fieber, Gicht, Schwamm u. a., Übertragung auf Bäume bei Gicht, wobei man Fichten bevorzugt, bei Fieber, wobei der Holunder vorgezogen wird, bei Flechten, die man meist auf Weiden überträgt u. a. [1])

Eine merkwürdige Erscheinung ist, daß die ursprüngliche Auffassung von dem Entstehen der Krankheit durch Zauberei heute in vielen Fällen nur mehr schwach durchschimmert oder sogar ganz fehlt, daß sich aber trotzdem die Heilweise, die jener Auffassung entsprang und entspricht, voll oder doch zum großen Teil erhalten hat. Es ist die im Leben aller Volksüberlieferungen immer wieder begegnende Erscheinung, daß dem Gesetz der Trägheit und Beharrung folgend Bräuche auch dann noch geübt werden, wenn ihre Voraussetzung und auch ihr Sinn und Zweck verloren gegangen ist.

1. Wort (Heilsegen) und Schrift

Das älteste [2]) und verbreitetste Heilverfahren, das Bannen und Vertreiben der Krankheit durch das Wort, durch den Wortzauber, durch das Besprechen, ist auch auf deutschem Boden das üblichste [3]). Gewöhnlich ist es mit einer Handlung verbunden, indem der Besprecher den Kranken oder das erkrankte Glied berührt, drückt oder streicht, wobei mitunter auch eine Waffe, ein Werkzeug, z. B. ein Schäufelchen beim Besprechen eines Gerstenkorns [4]) u. a. verwendet wird.

Die Heilsegen oder Zaubersprüche werden fast stets mit leiser, den Umstehenden unverständlicher Stimme vorgebracht [5]).

---

[1]) Staak, Mecklenburg 302f.
[2]) Vgl. Abt, Apuleius 203.
[3]) Grimm, Myth. II. 1023ff.
[4]) Jungbauer, Volksdichtung 229.
[5]) Vgl. Mensching, Schweigen 100; Staak, Mecklenburg 31f.

Ein Heft mit handschriftlichen Heilsegen, die im Flüsterton gesprochen werden, wird daher auf Rügen „dat Flüsterbok“ genannt [1]).

Für das Besprechen sind landschaftlich verschiedene Bezeichnungen üblich [2]). Zunächst sind es Wörter, die auf das Sprechen an sich hinweisen, wie „ansprechen“, „versprechen“, „bereden“, „bewispeln“ (Westfalen) [3]), „anprimpfeln“ (Böhmerwald) [4]), das ebenfalls so viel wie „jemand anmurmeln, anflüstern“ bedeutet, u. a., dann Wörter, die auf das mit dem Besprechen fast stets verbundene oder es ganz ersetzende Beten hindeuten, wie „abbeten“ [5]), „verbeten“ [6]) u. a., ferner solche, die auf begleitende Handlungen sich beziehen, wie „pröpeln“ in Sachsen [7]) und vor allem „brauchen“ [8]), das mit dem hebräischen „berech“ (segnen) sicherlich nichts zu tun hat [9]), dann „segnen“ und das verbreitete „büßen“ [10]) (mhd. buoze = Zaubermittel, dann Heilmittel) mit seinen niederdeutschen Formen „böten“ [11]), „beuten“ [12]), „bäuten“ [13]), endlich blasen u. a. [14]).

Nach der vorherrschenden Bezeichnung richten sich auch die Namen der besprechenden Personen, die Beter, Braucher, Büßer genannt werden [15]).

Neben den bereits gesammelten und im Druck erschienenen

---

[1]) Haas, Rügen 46.
[2]) Hw. Aberglaube I. 1159ff.
[3]) Sartori, Westfalen 72.
[4]) Verfasser.
[5]) Fossel, Steiermark 29.
[6]) Schmid, Sprachinsel 97.
[7]) Seyfarth 68.
[8]) Auch bei den Deutschen in der Ukraine, vgl. Schirmunski, Ukraine 153.
[9]) Hw. Aberglaube I. 1160. Vgl. auch ZfrwVk. 24 (1927) 140—151.
[10]) Vgl. Höfler, Krankheitsnamen 86; Huß, Aberglaube 13f.; John, Westböhmen 271, 289f.; Wirth, Anhalt 292ff.; Flügel, Frankenwald 36ff.; Weisweiler, Buße 23, 59f., 79ff.
[11]) Z. B. Hesemann, Ravensberg 112; Heckscher, Hannover I. 124ff.
[12]) Z. B. Sartori, Westfalen 72.
[13]) Vgl. W. Franke, Hexen und Bäuten in Braunschweig. In: NiederZfVk. 10 (1932) 83—88. Vgl. Staak, Mecklenburg 12ff.
[14]) Höhn, Volksheilkunde 78.
[15]) Hw. Aberglaube I. 1162ff.

Heilsegen[1]) sind noch zahlreiche im Volke in Umlauf. Ihre Aufsammlung hat der Verband deutscher Vereine für Volkskunde in seine Hand genommen und hiezu im Jahre 1914 einen Aufruf mit Fragebogen veröffentlicht.

Manche Beschwörungsformeln zeigen Übereinstimmungen mit Segenssprüchen anderer indogermanischer Völker, so daß man in diesen volkstümlichen Segen ein urindogermanisches Gemein=

[1]) Bloß auf einige Veröffentlichungen kann hingewiesen werden. Vgl. die Lit. bei Fehrle, Zauber 79, ferner: Hälsig, Zauberspruch 22—47 (für Menschen), 60—66 (für Tiere), 88ff. (Jordansegen); Müllenhoff, Schleswig=Holstein 509—515; Kuhn u. Schwartz 437—443; Kuhn, Westfalen II. 191 bis 215; Birlinger, Schwaben I. 377f., 441—463; Haltrich, Siebenbürgen 262ff.; Schulenburg, Sagen 216ff. u. Volkstum 93ff.; F. Losch, Deutsche Segen=, Heil= und Bannsprüche. In: Württ. Vierteljahrshefte für Landesgeschichte 13 (1890) 157ff.; Zahler, Simmenthal 99—114; O. Heilig, Eine Auswahl altdeutscher Segen aus Heidelberger Handschriften. In: Alemannia 25 (1898) 262—268; 26 (1899) 70—72; 27 (1900) 93—123. Siehe auch ebd. 31 (1903) 177—184; K. Ed. Haase, Volksmedizin in der Grafschaft Ruppin u. Umgebung. In: ZfVk. 7 (1897) 53—74; 8 (1898) 56—62, 197—205, 304—309, 389—394; M. Höfler, Besegnungsformeln. In: ARw. 6 (1903) 163—178; MsäVk. 2 (1902) 345f., 356—361; 5 (1910) 185—188; dazu ebd. 280—283; Ebermann, Blutsegen; ders., Segen gegen Schlucken. In: ZfVk. 13 (1903) 64—69; O. Schell, Bergische Zauberformeln. Ebd. 16 (1906) 170—176; O. Schütte, Braunschweigische Segen. Ebd. 10 (1900) 62—65; 17 (1907) 451; A. Heidrich, Brauchformeln und Segen aus dem Fürstentum Birkenfeld (Nahe). In: ZfrwVk. 8 (1911) 65—72; VkBl. Württemberg 1911 12; 1912 14—16; A. Patin, Alte Heilgebete und Zaubersprüche. In: ZfVk. 22 (1912, 55—68; BlBayVk. 2 (1913) 23—36; SAVk. 18 (1914) 36—40; Höhn, Volksheilkunde 88, 96ff., 100ff.; WZfVk. 31 (1926) 47—54 (Kärnten); F. Ohrt, Beiträge zur Segenforschung. In: ZfVk. 37/38 (1927/28) 1—9; M. Weber, Heilsegen aus dem Schwarzwald. In: OberdZfVk. 2 (1928) 40—43, 95—97; Heckscher, Hannover I. 126ff.; Staak, Mecklenburg 39ff. (828 Segen); J. Lefftz, Alte Heilsegen u. Beschwörungsformeln. In: Archiv für elsässische Kirchengeschichte 7 (1932) 189—226 (aus Handschriften des 11.—17. Jahrhunderts); Wirth, Anhalt 294; BayHmtschutz 27 (1931) 50f.; Schirmunski, Ukraine 153.

Vgl. ferner die ständigen Abschnitte in der Volkskundl. Bibl., für das deutsche Gebiet der Tschechoslowakei bes. Jungbauer Bibl. Nr. 2450—2531 (Zaubersprüche, Segen und Gebete); Hauffen=Jungbauer Bibl. Nr. 3749—3859; Hobinka Bibl. Nr. 1082—1111; Réz Bibl. Nr. 1492—1495.

Eine große handschriftliche Sammlung aus dem Besitz von A. E. Schönbach befindet sich in der Universitätsbibliothek in Gießen.

Von wissenschaftlicher Untersuchungen einzelner Segen sei namentlich auf die Arbeiten über den Zachariassegen gegen die Pest verwiesen. Darüber Jungbauer Bibl. Nr. 2518 u. HessBlVk. 17 (1918) S. 37—52.

gut zu erblicken vermeinte [1]). Manche, die in germanischen und romanischen Sprachen gleichlautend anzutreffen sind, gehen auf lateinische Quellen des Mittelalters zurück. Viele beweisen ihr hohes Alter durch den Inhalt, wie etwa die Segen von den drei Frauen, oder durch ihre auf ursprünglichen Stabreim hindeutende Sprache.

So bespricht man noch heute im Erzgebirge das Schwinden mit der folgenden Formel, die man dreimal nacheinander vor Sonnenaufgang an den Freitagen, wo der Mond im letzten Viertel steht, sagen muß:

Vergeh und verschwind, wie der Mann verschwand,
Der die Wiede wand,
Damit man den Herrn Jesum Christum ans Kreuz band.

Denselben Vergleich findet man bereits in einem Zauberspruche, der alten sächsischen Visitationsakten entstammt:

Kröt, du hast dich vermessen,
dein eigen haus hastu besessen
du woltest werden wie ein haus;
verschwindt wie der schwarzman verschwant,
der die wind wandt, vnd Gott den Herren bandt.
Das zahl ich dir zu lob und buß [2]).

Die heute ganz in christliches Kleid gehüllten Heilsegen schließen gewöhnlich mit der Anrufung der hl. Dreifaltigkeit. Auch dies ist wichtig. Denn wenn man etwas im Namen Gottes macht, so bedeutet dies zugleich, daß es durch den Namen, durch die Kraft des Namens, d. h. durch die Kraft Gottes geschieht, über die man vermittelst des Besitzes seines Namens selbst verfügt [3]).

Die Heilsegen unterliegen dem Gesetz der Verallgemeinerung, indem ursprünglich nur für eine bestimmte Krankheit gebrauchte Formeln später Gültigkeit und Wirkung auch für andere Krankheiten erlangen [4]). Man kann zwei Hauptgruppen unterscheiden:

a) Reine Befehlsformeln, in denen der Krankheit geboten wird, zu weichen. Es wird ihr gedroht, so mit dem Messer

[1]) W. Kuhn, Indische u. germanische Segenssprüche. In: Kuhns Zs. f. vgl. Sprachforschung 13 (1864) 49ff.
[2]) Seyfarth 100f.
[3]) Vgl. S. Singer, Die Wirksamkeit der Besegnungen. In: SAVk. 1 (1897) 206.
[4]) Vgl. ZföVk. 4 (1898) 112f.

in einem Heilsegen gegen Rotlauf aus Höritz im Böhmerwald [1]), oder es wird mit ihr gekämpft und meist wird ihr ein bestimmter Aufenthaltsort zugewiesen. So wird in einem Heilsegen aus dem Vogtlande die Rose (Rotlauf) in das tiefe Meer gebannt:

Rotlaufen, Todlaufen,
Wo bist du herkommen?
Du sollst kein Brot essen,
Sollst kein Blut trinken,
Sollst ins tiefe Meer versinken [2]).

Wie die Krankheit, so wird auch die Wunde, die nicht hitzen, nicht schwitzen, nicht gären und nicht schwären soll, bis die Mutter Gottes einen anderen Sohn wird gebären [3]), das Blut, das stillstehen soll, oder irgendein kranker Körperteil in Befehlsform angesprochen.

Einen Übergang zur zweiten Gruppe bilden jene Segen, die eine Berufung auf Jesus oder auf religiöse Dinge enthalten oder dem Befehl eine Aufzählung alles dessen voranstellen, was bereits zur Vertreibung der Krankheit getan wurde. Im Altenburgischen bespricht man die Rose mit den Worten:

In allen Kirchen wird gesungen,
In allen Kirchen wird geklungen,
In allen Kirchen wird das Evangelium verlesen,
Rose, du sollst auf ewig verwesen [4]).

Darauf folgt der Satz „Im Namen Gottes des Vaters, des Sohnes und des heiligen Geistes", der mit dem üblichen „Amen" nahezu alle Heilsegen abschließt.

Auch an die Sonne und noch mehr an den Mond wendet man sich in verschiedenen Beschwörungsformeln, wobei das Zunehmen und Abnehmen des Mondes in Beziehung zum Wachsen und Schwinden von Krankheiten, insbesondere auch von Geschwülsten und Warzen gebracht wird.

b) Segen mit erzählendem Eingang. Gewöhnlich wird zuerst erzählt, wie göttliche Wesen in einem gleichen oder ähnlichen Krankheitsfalle durch eine Besprechung Heilung brachten. Zum

---

1) ZfVk. 1 (1891) 207.
2) Dunger, Rundâs 272.
3) Vgl. Ebermann, Blutsegen 52ff.
4) Löbe, Altenburg 456.

Schluß folgt diese Besprechung oder die Anwendung auf den vorliegenden Fall. Diese Zweigliederung in Erzählung und Besprechungsformel zeigt besonders deutlich der zweite Merseburger Zauberspruch [1]).

Eine besondere Abart sind die Zwiegesprächssegen. Das Gespräch findet zwischen einem übermenschlichen Wesen (Gott, Jesus u. a.) und der Krankheit statt, die schließlich von jenen zum Rückzug aufgefordert wird. Das Gespräch steigert sich zuweilen zu einem Streit zwischen der Krankheit und der heilenden Person oder Sache [2]). Beliebt sind Zwiegespräche zwischen Jesus und Petrus, der nicht allein im Volksschwank, sondern auch in Heilsegen oft erscheint. Bemerkenswert ist der folgende, aus dem slawischen Gebiet um Themenau (früher Niederösterreich, jetzt Tschechoslowakei) stammende Zauberspruch gegen Stechen und Sehnenzerrung, dessen Besprechungsformel auf den zweiten Merseburger Zauberspruch zurückweist.

Es fährt Peter auf einem Pferdchen,
Christus auf einem Eselchen.
„Peter, fahre!" — „Herr, ich kann nicht."
„Warum?" — „Meinem Pferdchen brach ein Fuß."
„Peter, erzähle eine Geschichte!"
„Herr, ich kann nicht."
„Peter, sage mir nach:
  Haut zur Haut, Blut zum Blute,
  Ader zur Ader, Haar zum Haar,
  Knochen zum Knochen, Mark zum Marke,
  Und alles, was in dem Gliede enthalten ist!
  Dazu verhelfe mir Gott der Vater usw." [3]).

Wie hier Jesus und Petrus durch das Land reiten, begegnet Jesus allein sehr oft als Wanderer, der Heilung bringt. Zu den zahlreichen Brandsegen, die gegen das brandige Absterben von Gliedern, aber auch gegen Brandwunden üblich sind, gehört auch

---

[1]) Vgl. Ebermann, Blutsegen 1—24 und das Schriftenverzeichnis bei Christiansen, Die finnischen u. nordischen Varianten des 2. Merseburger Zauberspruches. FFC Nr. 18. Hamina 1915, 1—17. Dazu noch R. Kriß, Grundsätzliche Betrachtungen zum 2. Merseburger Zauberspruch. In: OberdZfVk. 6 (1932) S. 114—119.

[2]) O. Ebermann, Die Krankheitssegen mit dem Streitmotiv. In: ZfVk. 25 (1915) 80—85.

[3]) ZföVk. 3 (1897) 214.

der folgende, der noch heute bei Verbrennungen im sächsischen Erzgebirge gebraucht wird.

Unser Herr Jesus ging über Land.
Was hatte er in seiner Hand?
Einen Brand, keinen Brand [1]).

Ähnlich brachte man in Braunschweig kalten Brand mit dem Spruche zum Stillstand:

Unser Herr Jesus ging über Land.
Er hatte eine schneeweiße Hand,
Die war gut für den heißen und kalten Brand! [2])

Hier hat sich so die Erinnerung an das heilende Handauflegen bewahrt. Wie die wundertätige Hand Christi seinerzeit durch wirkliches Auflegen geholfen hat, so soll heute noch die Berufung darauf helfen.

Das wahrscheinlich vorchristliche Bild von dem durch das Menschenland schreitenden und heilenden Gott kehrt auch in dem folgenden Blutsegen aus Braunschweig wieder:

Jesus ging durch das Land,
Hatte drei Rosen in seiner Hand.
Die erste heißt Wehmut,
Die zweite heißt Demut,
Und die dritte heißt: Vergiß nicht dein Blut!
Im Namen des Vaters usw. [3]).

Ein älteres Gepräge weisen ferner die Segen auf, in welchen drei Frauen oder Jungfrauen auftreten, die entweder bloß mit Namen genannt werden oder von denen ein Ausspruch überliefert oder über deren Tätigkeit berichtet wird [4]). Aus diesen Segen haben sich im späten Mittelalter Sprüche entwickelt, in welchen an die Stelle der drei Frauen drei Blumen [5]) oder Rosen treten, die sinnbildlicher Art sind, z. B. Wehmut, Demut und Gottes Wille oder Macht, Kraft und Gottes Wille u. a.

Zuweilen wird in demselben Fall zuerst ein gewöhnlicher Segen gebraucht und, wenn er wirkungslos blieb, die Zuflucht

---

[1]) John, Erzgebirge 107.
[2]) Andree, Braunschweig 304.
[3]) Ebd. 304. Vgl. BlBayVk. 2 (1913) 33; 11 (1927) 56.
[4]) Vgl. Seyfarth 115ff.
[5]) Ebermann, Blutsegen 95.

zu einem kräftigeren Spruch genommen. Diese Steigerung zeigt das folgende Beispiel. In Tirol geht man, wenn man sich von einer leichteren Geschwulst befreien will, bei zunehmendem Mond auf die Wiese hinaus, befühlt die Geschwulst und spricht die sonst auch beim Vertreiben von Warzen üblichen Worte:

Das, was ich sehe, nehme zu,
Das, was ich greife, nehme ab!
Im Namen der hl. Dreifaltigkeit.

Ist aber jemand so krank, daß er bei einer Geschwulst das Zimmer nicht mehr verlassen kann, so hat er folgenden Spruch zu verwenden:

Es gingen drei reine Jungfrauen,
Sie wollten eine Geschwulst und Krankheit beschauen.
Die eine sprach: Es ist heiß.
Die andere sprach: Es ist nicht.
Die dritte sprach: Ist es denn nicht,
So kommt unser lieber Herr Jesus Christ [1]).

Auch in diesem Segen erscheint Jesus als der höchste Heilgott. Seine Todes- und noch mehr seine Geburtsstunde werden in vielen Segen angerufen [2]). Wie durch die glückselige Geburtsstunde Christi das Heil in die Welt gekommen ist, so soll auch dem Kranken Heil widerfahren. Jesus — in älteren Fassungen der Herrgott — allein oder in Begleitung des hl. Petrus, der mitunter ganz für Jesus einspringt und dann selbst vom hl. Johannes begleitet wird, ist namentlich in den weitverbreiteten Wurmsegen als Pflüger dargestellt. In Frauenthal bei Prachatitz lautet der Spruch gegenwärtig:

Unsa Herrgott fährt åckern aus
Mit an guldan Pfluag.
Er åckert drei Würmlein aus:
's erste weiß, 's zweite braun, 's dritte rot.
Er åckert die drei Würmlein tot.
Helf da Gott Våda usw. [3]).

In einer Fassung aus Holeischen bei Staab werden aus den Würmern Maulwürfe; ihre Farben sind in der richtigen Reihenfolge

---

[1]) ZföVk. 2 (1896) 155. Zum ersten Spruch vgl. Seyfarth 96ff.; Pollinger, Landshut 292; zum zweiten vgl. Flügel, Frankenwald 37f.

[2]) Ebermann, Blutsegen 71ff.

[3]) SudZfVk. 1 (1928) 159. Vgl. ebd. 34; Höhn, Volksheilkunde 105; Manz, Sargans 79; BlBayVk. 2 (1913) 32; 11 (1927) 55.

angeführt, die dem Verlauf der Krankheit (1. rote Entzündung, 2. weiße Eiterung, 3. schwarzer Brand) entsprechen.

Der Herr Jesus fuhr ackern aus.
Aus jeder Furch ackert er drei Maulwurf aus.
Der erste war rot,
Der zweite war weiß,
Der dritte war schwarz.
Hilf dir Gott Vater usw.[1]).

Mitunter gibt es Heilsegen von einer überraschenden Knappheit. So heilt man in Tirol das Fieber auch in der Weise, daß man dreimal mit der einen Hand über die andere streicht und spricht:

Petrus und Johannes gingen über ein Steg —
Und das Fieber war weg![2])

Solchen Formen stehen aber auch sehr umständliche und lange Verfahren und Segen gegenüber, was sich besonders dann am schärfsten ausspricht, wenn das Motiv des Zurückzählens angewendet wird. Man zählt in diesen Segen von einer Zahl, z. B. von 9, aber auch von 72 oder 77, bis zur Null. Ebenso soll die Krankheit auf eine Null, auf ein Nichts gebracht werden.

Man will durch dieses Zählen die Krankheit „wenden", wie man in Niederösterreich sagt, wo man gegen Gicht, Rheumatismus, Abzehrung u. a. folgendermaßen vorgeht. Man beginnt:

Gicht und Gall, Wind und Schwund ist 72,

Gicht und Gall, Wind und Schwund ist 71, und spricht so fort, bis man zur Null kommt. Dann wird mit den Worten geschlossen: „Das wend ich dir durch Flachsen und Adern unseres Herrn Jesu Christ. Bei diesem Wort bleib ich; was ich angreif, vertreib ich." Hierauf wird der Kranke gestreichelt, die Krankheit wird gleichsam weggestrichen[3]).

Diese Verbindung des „Wendens", zu dem die unten besprochene Heilhandlung des „Wendens" zu vergleichen ist, mit dem Zählen ist besonders gegen Schwund beliebt. Dieser soll ebenso schwinden, wie die Zahlen schwinden. Häufig werden dabei die ungeraden Zahlen bevorzugt. So wird die Krankheit in

[1]) Schriftliche Mitteilung des Landwirts J. Maschek, Holeischen.
[2]) ZföVk. 2 (1896) 156.
[3]) Ebd. 24 (1918) 118.

Niederösterreich auch folgendermaßen besprochen. Die kranken Körperteile werden mit den Händen bestrichen oder es werden mit dem Daumen der rechten Hand an dem kranken Gliede Kreuze gemacht. Dazu spricht man: „Fürn 77erlei Schwund und Koltvergift (kalte Gicht), Rheumatisch und Schwund und alles, was darin begriffen ist, das nimm ich in meine Hand und stelle es auch wie Jesus den Fluß Jordan gestellet hat. Im Namen der hl. Dreifaltigkeit, im Namen Gott des Vaters, des Sohnes und des hl. Geistes. Von 77 nimm i 71, von 71 nimm i 61, von 61 nimm i 51 usw., von 3 nimm 1 (oans), von 1 nimm i gar koans." Hierauf macht man das Kreuzzeichen und es werden sieben Vaterunser gebetet, dann alle Tage um einen Vaterunser weniger. Bei Knaben wird überdies der „süße Namen Jesu", bei Mädchen die „schmerzhafte Muttergottes" gebetet [1]).

Wie das letzte Beispiel zeigt, überwiegt das Gebet in manchen Segen so, daß es nachgerade zur Hauptsache wird. Ein Gebet oder Wunsch braucht nicht ausdrücklich ausgesprochen werden. Es genügt das bloße Denken. Von der Krankheit wird z. B. auch der frei, der sich während des Fallens einer Sternschnuppe Genesung wünscht [2]). Hier wird der allgemeine Glaube, daß alles beim Fallen einer Sternschnuppe Gewünschte in Erfüllung geht [3]), volksmedizinisch ausgewertet.

Geschriebene Worte dienen mehr der Vorbeugung als der Heilung. Es kann sich hier um aufgeschriebene Zaubersprüche und Gebete handeln, die durch Erweiterungen und Verknüpfungen oft großen Umfang annehmen, wie etwa die Himmelsbriefe, oder um bloße Buchstaben, in altgermanischer Zeit Runen [4]), und Zeichen, zu denen sich mancherlei unverständliche Formeln gesellen. Man wird hier oft von einer beabsichtigten Unverständlichkeit sprechen müssen, die ihr kleines Seitenstück in dem vom einfachen Mann als rätselhaft und geheimnisvoll empfundenen, unleserlichen Rezeptzettel des Arztes hat.

---

1) Ebd. 9 (1903) 218.

2) Höser, Oberpfalz 20.

3) Wuttke 307 § 451; SudZfVk. 6 (1933) 115 f.

4) F. Grön, Altnordische Heilkunde. In: Janus 12 (1907) 671.

Zur Heilung durch Dinge gehören jene Fälle, in welchen nicht mehr das geschriebene oder gedruckte Wort die Hauptsache ist, sondern das Buch (Gebetbuch, Bibel, Katechismus, Gesangbuch u. a.) selbst, in dem es steht. Im übrigen wird das geschriebene Wort bei der Krankenbehandlung häufig zum gesprochenen Wort und verbindet sich überdies mit Gebeten und Handlungen. So werden die Fraisbriefe meist dreimal laut über den kranken Menschen gelesen und ihm dann auf die Brust gelegt, wonach die Anwesenden sieben Vaterunser beten [1]). Eine Heilhandlung, bei der die Vernichtung der Krankheit durch Beseitigen des Zwischenträgers bezweckt wird, liegt vor, wenn der auf einen Zettel geschriebene Name des Kranken oder der Krankheit verschluckt wird [2]).

2. Handlungen

Der abergläubische, auf den geheimnisvollen Zusammenhang der Dinge vertrauende und auf die eigenen magischen Kräfte bauende Mensch offenbart sich am anschaulichsten in den Heilhandlungen, die von den einfachen, triebhaft durchgeführten Bewegungen und Handlungen, die der Mensch mit dem Tiere gemeinsam hat [3]), zu den sonderbarsten und verwickeltsten „Sympathiekuren", die meist auf Analogiezauber beruhen, und zu seltsamen Zauberhandlungen führen.

a. Tierische Heilhandlungen

Eine der ersten und ältesten Heilhandlungen ist das **Belecken**, das ursprünglich die Körperhaut von Krankheitsstoffen reinigen und die Heilung von Wunden, Geschwüren und anderen äußeren Schäden befördern sollte, später aber auch bei inneren Leiden ausgeübt wurde. Wie die Katzen und andere Tiere ihre Jungen durch wiederholtes sorgsames Ablecken reinigen, so machen es noch die Weiber mancher Eskimostämme, die ihre Kinder nie waschen, sondern vom Kopf bis zu den Füßen fein säuberlich ab-

---

1) Vgl. Fossel, Steiermark 75f.; SudZfVk. 2 (1929) 243f.
2) Wuttke 342 § 509; Andree-Eysn 121f. Vgl. Bauern-Philosophie II. 98.
3) Vgl. Hofschläger, Heilmethoden 135—218. Danach Seyfarth 239ff.

lecken. Diese Reinigung erfolgt besonders dann, wenn die Augen verklebt sind oder wenn sich Läuse in den Augenwimpern einnisten, oder bei Gerstenkörnern. In allen Fällen spielt die alkalische Wirkung des warmen Speichels eine wichtige Rolle. Sie tritt dann stärker in den Vordergrund, wenn sich der Mensch seine Wunden nicht selbst beleckt, sondern von anderen Personen oder von Tieren, namentlich Hunden, auslecken läßt. Dies kann gefährliche Folgen haben. So wurde in Hamburg im Jahre 1887 eine Epidemie von syphilitischen Primäraffekten an den Augenlidern festgestellt, an denen 34 Personen erkrankt waren. Schuld war eine Kurpfuscherin, die diesen Leuten, die wegen Augenentzündungen zu ihr gekommen waren, zur Heilung die Augen ausgeleckt und sie dadurch mit Syphilis angesteckt hatte [1]).

Das Belecken hatte der „Leck-Märten" genannte Bauernarzt in Dresden, der vor 1634 tätig war, in den Mittelpunkt seines Heilverfahrens gesetzt. Dieser ungefähr 20 Jahre alte Bauernbursche verstand es, besonders Kröpfe und Höcker durch bloßes Lecken zu vertreiben, „deßwegen die Königin einigen dickhälsigen und hochhüffigen Hof-Frauenzimmer anbefohlen, sich von diesem Kerlen lecken zu lassen." Sein Verfahren bestand darin, daß er drei Freitage hintereinander mit nüchterner Zunge die Kröpfe, Buckel oder andere Leibesmängel dreimal kreuzweise leckte und jeden Leck mit einem Kreuz absonderte, und zwar durch einen Druck des Daumens. Die Armen leckte er umsonst, die Reichen ums Geld. Seine Wunderkraft gründete sich darauf, daß er in una serie mascula der 7. Sohn war, an einem Sonntag in einer Kirche geboren wurde und einen feuerroten Kopf hatte [2]).

Dem Lecken ähnlich ist das Saugen [3]). Es ist bei Insektenstichen, bei Bißwunden von Schlangen und anderen Tieren und zur Entfernung von in die Haut eingedrungenen Fremdkörpern üblich. In Sachsen wird bei Entzündungen der Milchdrüsen

[1]) Seligmann, Blick I. 295.

[2]) J. Chr. Kundmann, Rariora Naturae & Artis item in Re Medica, oder Seltenheiten der Natur und Kunst, Breslau und Leipzig 1737, 945. Danach Seyfarth 241f.

[3]) Bartels, Medizin 183ff.

stillender Wöchnerinnen noch heute der Eiter aus den Brüsten ausgesaugt, womit sich ältere Frauen befassen [1]). Im Böhmerwald gab es früher Personen, meist herumziehende Männer, die berufsmäßig jenen Müttern die Milch austranken, die ihre Säuglinge von den Brüsten gaben [2]).

Mit dem Belecken verwandt ist das Anspucken [3]), bei dem neben dem Motiv des Schreckens und Verekelns ebenfalls die Heilkraft des Speichels die Hauptrolle spielt. Durch Anspucken sucht man noch heute Gerstenkörner [4]) und Blattern im Auge zu heilen, noch häufiger die Gelbsucht, zu deren Vertreibung man dem Kranken unerwartet ins Gesicht spucken muß [5]). Auch Jesus hat neben Handauflegen das Anspucken zur Heilung von Taubstummen und Blinden gebraucht [6]). Mehr vorbeugender Art ist das bloße Ausspucken.

An die Stelle des Speichels tritt der Atem und die Luft bei dem Anhauchen und Anblasen. Man bläst auf verletzte, verbrannte oder gequetschte Stellen, um den Schmerz zu bannen und wie beim Belecken abzukühlen. Oft ist da reine Suggestion wirksam, vor allem bei kleinen Kindern, die weinend zur Mutter kommen, um sich kleine Verletzungen wegblasen zu lassen. Fast auf dem ganzen deutschen Siedlungsgebiet werden dabei gleiche oder ähnliche Sprüchlein aufgesagt. So heißt es in Frankfurt a. M.:

Heile, heile, Segen,
Drei Tag' Regen,
Drei Tag' Schnee,
Tut's schon nicht mehr weh [7]).

Sonst wird das Anblasen in der heutigen Volksmedizin besonders bei Augenkrankheiten angewendet. Oft wird zuerst eine Beschwörungsformel gesprochen und dann auf das Auge oder die

[1]) Seyfarth 244.
[2]) Vgl. H. Watzlik, Der Alp. Leipzig 1914, 233.
[3]) Seyfarth 242ff.
[4]) ZfrwVk. 6 (1909) 67.
[5]) Hw. Aberglaube III. 586; SudZfVk. 4 (1931) 174, 257; 5 (1932) 123.
[6]) Seyfarth 242.
[7]) Wehrhan, Frankfurt 32. Vgl. Böhme, Kinderlied 58f.; Wrede, Rhein. Vk. 96; Stückrath, Nassau 80ff.; Schmid, Glarus 57; Züricher, Kinderlieder 25—32 Nr. 373 bis 538 (Segen u. Beschwörungen).

verletzte Stelle dreimal gepustet. Manche Naturvölker verstehen es ausgezeichnet, sogar Fremdkörper aus den Augen herauszublasen [1]).

Mitunter wird das Blasen mit dem Saugen verbunden. Der Erzgebirgler Rölz pflegte Geschwülste, Wunden, rheumatische Schmerzen u. a. durch Blasen zu heilen, wobei er auch Wasser benutzte, durch das er blies. Von ihm wird berichtet, daß er manchmal statt die Luft gegen die Geschwulst auszustoßen, sie eingesogen habe. Er „habe alles angehaucht und verschlungen [2]).“

Das Wälzen auf der Erde, das man so häufig bei Tieren beobachten kann, die sich damit an heißen Tagen Abkühlung verschaffen oder von Schmarotzern befreien oder irgendeinen Juckreiz abstellen wollen, findet sich in volksmedizinischen Jahresbräuchen, die vorwiegend vorbeugender Natur sind. Man legt sich beim ersten Donner im Frühling auf die Erde, um sich vor Rückenschmerzen u. a. zu sichern [3]), oder man wälzt sich am Ostermorgen oder am Johannistage im Tau, um von Hautunreinlichkeiten, von Ausschlag und Krätze befreit zu sein und um schön zu werden [4]).

Gleiche Entstehungsursachen wie das Wälzen hat die tierische Triebhandlung, sich an Gegenständen, Bäumen, Steinen u. a. zu reiben, um Juckreize zu vermindern oder ganz zu beseitigen oder um sich von lästigen Insekten zu befreien [5]). Es ist eine Art Abstreifen von Schmerzen, das beim Menschen seltener durch Scheuern, gewöhnlich durch Kratzen oder Reiben geschieht. Daraus aber haben sich Heilhandlungen entwickelt, die nicht mehr als tierische bezeichnet werden können, die wir aber des Zusammenhanges wegen gleich hier anschließen.

Auf das Reiben geht das Streichen, Kneten und Drücken [6]) des erkrankten Körperteiles zurück, aus dem sich die Massage herausgebildet hat, die wie den Naturvölkern, so auch den Bauern

---

[1]) Hofschläger, Heilmethoden 176.

[2]) Endt, Erzgebirge 124.

[3]) Mannhardt, Wald- u. Feldkulte I. 482ff. Vgl. oben 42f.

[4]) Seyfarth 248; Sartori, Sitte u. Brauch III. 151, 223. Vgl. ebd. 350 im Register „Wälzen als Fruchtbarkeitsbrauch“.

[5]) Seyfarth 247.

[6]) Ebd. 246f. Vgl. BlBayVk. 11 (1927) 53.

im übrigen längst bekannt war, bevor sie Eingang in der wissenschaftlichen Medizin gefunden hat [1]). Das Verfahren ist noch heute besonders bei Schwellungen üblich, die man bestreicht oder streichen läßt oder auch drückt und knetet. Auf primitiver Stufe glaubte man damit den Krankheitsdämon zu bekämpfen. Man drückt ferner Splitter und Dornen aus der Haut und Geschwüre aus. Auch bei der Geburtshilfe spielt das Drücken bei vielen Völkern noch eine große Rolle [2]). So stellt sich z. B. in Turkestan die Helferin hinter die vor ihr kniende oder hockende Wöchnerin, umschlingt sie und fährt pressend von der Brust abwärts, drückt ihr so gewissermaßen das Kind aus dem Leibe heraus.

Von diesen Heilverfahren, die natürlicher Art sind, muß das bloße Berühren der Kranken durch den Heilbringer geschieden werden, weil hier eine seelische Beeinflussung vorliegt. Hier ist das eine Mal, z. B. bei den Heilungen durch Handauflegen, wie sie Priester der Griechen und Römer [3]), Jesus, dann vielfach Herrscher und Könige geübt haben, die Vorstellung von der besonders starken Heilkraft hochgestellter Personen maßgebend, das andere Mal aber die Auffassung, daß der Behandelnde die Krankheit durch die Berührung auf sich ziehe. So gab der mit Handauflegen heilende „Wundermann von Wollmannsberg" bei Wien an, daß das verdorbene Blut und das angesammelte Gift, das jede kranke Stelle enthält, in seine Hand ströme und daß er jeden, auch den von den Ärzten Aufgegebenen, rette, jedoch nur, wenn seinen Worten voller Glaube geschenkt werde [4]).

Aus dem Scheuern und Abstreifen, damit auch Übertragen der Krankheit auf die berührten Dinge, aber auch aus anderen Vorstellungen ist die Heilhandlung erwachsen, die im Durchkriechen der Kranken oder Durchziehen kranker Kinder und Erwachsener, die zum Durchkriechen zu schwach sind, durch mancherlei Öffnungen und Spalten besteht, so zunächst durch Baum-, Felsen- und Erdspalten, dann aber auch durch alles andere, das

---

[1]) Vgl. Bartels, Medizin 145ff.; Andree, Braunschweig 301f.
[2]) Vgl. Schmid, Glarus 17, 46.
[3]) Weinreich, Heilungswunder 1—75.
[4]) Hovorka-Kronfeld II. 877.

ring- oder schlingenförmig ist, z. B. durch Zäune, Roßkummete, Pferdehalfter, Fenster, Leitern, Garnstränge, Henkerschlingen u.a.

Man erklärt dieses Heilverfahren jetzt fast allgemein als eine Scheingeburt, als eine sinnbildliche Wiedergeburt des Kranken, der so gleichsam aufs neue durch eine den weiblichen Geburtsteilen ähnliche Öffnung in die Welt eintritt und seine frühere Krankheit hinter sich läßt [1]. Dies ist sicher richtig und trifft besonders in jenen Fällen zu, wo der gebrauchte Zwieselbaum an der Stelle, an der sich zwei Äste vereinigen, eine mit den weiblichen Geschlechtsteilen übereinstimmende Gestaltung aufweist. Der berühmt gewordene Baum zu Lützow [2] hat z. B. eine wulstförmige, einem Bauch mit Hüfte und Nabel ähnliche Bildung, so daß die ganze Baumpartie dem unteren Teil eines die Beine spreizenden Weibes gleicht. Hier ist es erklärlich, wenn an eine Wiedergeburt gedacht wird [3]. Aber man kommt mit dieser Ausdeutung nicht für alle Fälle aus, wie es überhaupt unrichtig ist, bei ein und derselben volkskundlichen Erscheinung nur eine einzige Erklärung zu geben, die ein- für allemal Gültigkeit haben soll. So ist etwa in dem folgenden Fall offenbar, daß nicht der Gedanke der Wiedergeburt, sondern der der Übertragung der Krankheit vorliegt. Wenn im Altenburgischen ein Kind anfängt schief zu werden, so sucht man sich das gerade gewachsene Stämmchen einer jungen Eiche zu verschaffen. Dieses wird der Länge nach in der Mitte aufgeschnitten und das Kind hindurchgesteckt, was im Namen der hl. Dreifaltigkeit geschieht. Das Stämmchen wird dann wieder zusammengedrückt und gebunden und in fließendes Wasser geworfen, mitunter auch vergraben [4].

Hier wird also die Krankheit durch Abstreifen übertragen und der neue Träger wird vernichtet. In anderen Fällen wird dagegen der Baum als Sympathiebaum betrachtet, mit dem nun Gesundheit und Leben des Kranken zusammenhängt und der daher nicht eingehen darf. In der Lommatzscher Pflege trugen noch um 1910

---

[1] Liebrecht, Gervasius, Anhang 170f.; Hw. Aberglaube II. 503.

[2] Vgl. Bartsch, Mecklenburg II. 321.

[3] BayHfte 10 (1923/24) 36f.

[4] Meißner, Altenburg 104 = Seyfarth 206.

die Eltern ihr bruchkrankes Kind vor Sonnenaufgang zu einem Baum. In diesen wurde ein Loch geschnitten und das Kind unter Anrufung der hl. Dreifaltigkeit dreimal hindurchgesteckt. Dann wurde der Spalt sorgfältig mit Lehm und Erde verklebt und mit Bast verbunden, damit der betreffende Baum nicht eingehe [1]). Dieser Glaube, daß der Leibschaden gut wird, wenn das Baumloch verwachsen und der Baum selbst gesund und kräftig ist, zeigt die Verwandtschaft der Heilhandlung des Durchziehens [2]) mit jener des Verpflockens oder Verbohrens der Krankheit in Bäume.

Eine Abart des Durchkriechens bzw. Durchziehens ist das Hineinstecken des kranken Körperteiles in eine Öffnung, gewöhnlich in einen durchlöcherten Stein [3]), was man gern bei Erkrankungen der Finger [4]), Hände und Füße macht. Diese als Rest eines Steinkultes der Urvölker gedeutete [5]) Heilhandlung hat auch im christlichen Kult Eingang gefunden, indem in Wallfahrtskirchen Vorrichtungen zu finden sind, in die man die Finger — zuweilen nur in Befolgung eines überlieferten abergläubischen Brauches [6]) — oder den Kopf, z. B. bei Kopfweh [7]), hineinsteckt. Ähnlich werden Löcher und Höhlungen in Heiligengräbern verwendet oder eigens errichtete Schlupfaltäre, wie der in der Wallfahrtskirche zu Koppenwall bei Landshut [8]).

---

[1]) Seyfarth 206.

[2]) Dazu vgl. noch: Grimm, Myth. II. 975f.; Mannhardt, Wald- u. Feldkulte I. 32f.; Th Zachariae, Durchkriechen als Mittel zur Erleichterung der Geburt. In: ZfVk. 12 (1902) 110—113 = Kl. Schriften 240—244; ders., Ein merkwürdiger Fall von „Durchziehen". In: ZfVk. 17 (1907) 315 = Kl. Schriften 244f.; ders., Scheingeburt. In: ZfVk. 20 (1910) 141—181=Kl. Schriften 245—293; P. Bartels, Durchziehkur in Winkel am Rhein. In: ZfVk. 23 (1913) 288—293; Andree-Eysn 9ff.; Heckscher, German. Vk. 91f., 341; Bächtold-Stäubli, Aberglaube. In: Meier, Volksk. 109f.; Staak, Mecklenburg 321f.; Kriß, Relig. Vk. 155f. Vgl. H. Gaidoz, Un vieux rite médical. Paris 1892. Dazu ZfVk. 3 (1893) 232f.; H. F. Feilberg, Zwieselbäume nebst verwandtem Aberglauben in Skandinavien. In: ZfVk. 7 (1897) 42—53.

[3]) Vgl. Grimm, Myth. II. 976.

[4]) SAVk. 3 (1899) 58.

[5]) Vgl. H. Gaidoz, Un vieux rite médical. Paris 1892.

[6]) SAVk. 10 (1906) 100f.

[7]) Ebd. 7 (1903) 66.

[8]) Hw. Aberglaube II. 486.

b. Übertragung

Bei der Übertragung auf andere Menschen genügt wohl auch bloße Berührung, wie z. B. bei manchen Verfahren, Warzen loszuwerden, aber gewöhnlich wird ein Zwischenträger (Hemd, Pflaster, Münze u. a.) benützt, dessen Weglegen[1]) oder Wegwerfen den Zweck hat, die Krankheit jenem anzuhängen, der den Zwischenträger berührt. In den meisten Fällen wird der Gegenstand, an dem die Krankheit haftet, auf einen Weg oder Kreuzweg gelegt, also auf Plätze, wo bestimmt Leute gehen. Wird eine Münze verwendet oder dem Zwischenträger beigegeben, so soll dies bezwecken, daß man die Dinge bestimmt aufhebt. Bei weggelegten Münzen spricht man auch vom Verkaufen der Krankheit[2]). Der Zwischenträger wird meist, wie dies schon im klassischen Altertum bezeugt ist[3]), nach rückwärts über den Kopf geworfen, wobei man sich nicht umsehen und nicht sprechen darf.

Gefährlich wird der Glaube an die Übertragbarkeit von Krankheiten dann, wenn er den Nebenmenschen wirklichen Schaden bringt, wie etwa bei dem Versuch, Geschlechtskrankheiten auf unberührte Kinder und Jungfrauen zu übertragen[4]). Nicht bloß ekelhaft, sondern auch gefährlich kann es ferner sein, wenn man bei Schnupfen Nasenschleim auf die Türdrücker schmiert und meint, daß der den Schnupfen an sich zieht, der den Drücker und damit den Schleim zuerst anfaßt[5]).

Der Glaube an die Übertragbarkeit der Krankheit auf andere Menschen prägt sich am schärfsten in der verbreiteten Annahme aus, daß der behandelnde Heilkünstler die Krankheit an sich zieht. Dies stellt man sich besonders dann vor, wenn er durch Besprechen, Anblasen, Streichen und überhaupt durch körperliche Berührung heilt. Von dem Wunderdoktor Rölz im Erzgebirge wird erzählt,

---

[1]) Wuttke 325 § 482f.; Schulenburg, Sagen 222.

[2]) Über eine andere Art des Verschenkens und Verkaufens (bei Fieber) vgl. Brandstetter, Cysat 64f.

[3]) Hovorka-Kronfeld II. 874f.

[4]) Vgl. oben 90; Wuttke 326 § 484.

[5]) Meyer, Baden 571; Zimmermann, Baden 27f.; Wuttke 325 § 482.

daß er manche Heilungen nicht ungestraft tat, daß ihn sein im Anblasen, Saugen und Streichen bestehendes Heilverfahren oft großen Schweiß kostete und außerdem, heißt es weiter, „mußte er es selbst wieder bekranken, wenn er geheilt hatte". Oft hatte er seinen Kopf mitten im Sommer mit einem Tuch umwickelt, weil ihm die Krankheiten nahe gegangen seien [1]). Ebenso heißt es von einem ehemaligen Heilkünstler und Hexenmeister des Voigtlandes, daß er nach einer Kur selbst oft harte Kämpfe mit den abgenommenen Krankheiten zu bestehen hatte [2]).

Die Übertragung auf Tiere [3]) erfolgt auf dreierlei Art. Erstens genügt oft die bloße Anwesenheit eines die Krankheit an sich ziehenden Tieres in der Stube oder im Stalle. Zweitens ist die Berührung des Kranken oder des erkrankten Körperteiles mit einem bestimmten Tiere notwendig. So soll z. B. ein Nervöser mit einer Katze spielen, auf die dann die Krankheit übergeht [4]). Drittens verfüttert man einen Zwischenträger.

Im ersten Falle wurde eine richtige Beobachtung verallgemeinert, irrtümlich gedeutet und in abergläubischem Sinne erweitert und verändert. Denn es ist Tatsache, daß bei Kleintieren, die im gleichen Raume mit Menschen untergebracht sind, die gleichen Krankheiten viel früher zum Vorschein kommen als bei den Menschen. Aus diesem Grunde hat Prof. Teutschländer (Heidelberg) im Jahre 1932 vorgeschlagen [5]), in allen Betrieben, in welchen die Krebskrankheit auftreten könnte, weiße Mäuse in Käfigen zu halten. Da sie früher erkranken als die Arbeiter, verraten sie, daß diese gefährdet und daher Schutzmaßnahmen notwendig sind. Wenn nun der Mensch solche Fälle erlebt hat, daß mit ihm lebende Kleintiere vor ihm krank wurden, so konnte er dann, wenn das Tier zugrunde ging und er selbst gesund wurde, leicht zu dem Glauben kommen, das Tier habe die Krankheit ganz übernommen.

---

[1]) Endt, Erzgebirge 124.

[2]) Eisel, Voigtland 217.

[3]) Grimm, Myth. II. 979f.; Drechsler, Schlesien II 277; SudZfVk. 1 (1928) 47; Staak, Mecklenburg 325.

[4]) Schmid, Glarus 51.

[5]) Nach Zeitungsnachrichten.

Als Tiere, die Krankheiten an sich ziehen, gelten insbesondere Meerschweinchen, Spinnen, Ziegen, Gimpel, Tauben, namentlich Turteltauben [1]), und vor allem der Kreuzschnabel [2]), von dem schon Plinius berichtet, daß er die Krankheiten der Menschen und namentlich die Gelbsucht an sich ziehen soll. Beim Kreuzschnabel, der in christlicher Zeit durch den Einfluß der religiösen Legende zu einem Heil- und Glücksvogel überhaupt geworden ist, spielt auch die alte Ansicht eine Rolle, daß die linke Körperseite weiblich und die rechte männlich ist, weshalb bei allen weiblichen Angelegenheiten das Linke und bei allen männlichen das Rechte wichtig ist. Daher glaubt man, daß ein Kreuzschnabel, dessen Schnabel nach links gebogen ist, die Flüsse der Frauen, und einer, dessen Schnabel nach rechts gebogen ist, das Reißen der Männer auf sich zieht [3]).

Die Berührung des Kranken mit dem Tiere ist selbstverständlich bei dem Versuch, Geschlechtskrankheiten zu übertragen, die man durch einen Koitus mit Stuten, Eselinnen, Enten und Hühnern loszuwerden glaubt. Sonst wird meist ein Kleintier (Fisch, Frosch u. a.) an den erkrankten Körperteil angebunden. Gegen Augenentzündungen hilft eine auf das Auge gebundene halbe Nußschale mit einer darin befindlichen lebenden Kreuzspinne [4]). Wunderdoktoren, wie ein Maurer aus Pausa, dem seine Heilkunst im Jahre 1912 fünf Monate Gefängnis beim Landgericht Plauen im Vogtland eintrug, gebrauchen zuweilen das schon aus dem 14. Jahrhundert bezeugte Heilverfahren, dem Kranken ein bei lebendigem Leibe aufgeschnittenes, noch zuckendes Huhn auf den Körper zu binden [5]).

Verfüttert wird die Krankheit am häufigsten an Hunde, denen Brot oder Fleisch, das mit dem Kranken oder der kranken Stelle in Berührung gebracht oder mit dem Harn des Kranken durch-

[1]) Pfalz, Marchfeld 94; Lütolf, Sagen 357f.
[2]) Hw. Aberglaube V. 513f.
[3]) Köhler, Volksbrauch 351, 389; Jühling, Tiere 223f.; 247; SAVk. 8 (1905) 147.
[4]) Jühling, Tiere 96f.
[5]) Seyfarth 192.

tränkt wurde [1]), zu fressen gegeben wird. Im 15. Jahrhundert glaubte man Kinder, die häufiges Erbrechen hatten, dadurch heilen zu können, daß man sie auf einen Zaun legte und die ausgebrochene Masse von den Vögeln fressen ließ [2]). Mehr ein Vergraben als ein Verfüttern ist die sehr verbreitete Heilhandlung, den Zwischenträger in einen Ameisenhaufen zu geben.

Auch bei der Übertragung auf Pflanzen [3]) (Bäume) gibt es zunächst Pflanzen, die schon durch ihr bloßes Vorhandensein in der Stube Krankheiten an sich ziehen. Sie helfen aber nur, so lange sie frisch sind. Verdorren sie, so müssen sie durch neue ersetzt werden [4]). Am häufigsten verwendet man weiße Zwiebeln, die an der Stubendecke befestigt werden. Oder man hängt Bündel Knoblauch, der besonders Fieber fernhält, über die Stubentüre oder auch Wacholderzweige u. a. [5]). Diesen Kräutern kommt mehr eine vorbeugende als heilende Wirkung zu.

Die gewaltsame Übertragung der Krankheit auf Bäume [6]) erfolgt, indem man sich mit einem bloßen Spruch an den Baum wendet, dann, indem man den Baum berührt und umfaßt, endlich durch besondere Handlungen, durch das Verknoten (Abbinden), durch das Verpflocken (Verbohren, Verspinden) oder Vernageln des Zwischenträgers. Ist dies ein Pflaster, so genügt auch das Ankleben an den Baum [7]). Eine besondere Form der Übertragung ist bei Gichtkranken in Schlesien üblich. Ihnen wird der Gichtbaum, ein Johannisbeerstrauch, über Nacht auf die Gichtstellen gebunden und am frühen Morgen im Namen Gottes des Vaters usw. eingesetzt, wobei man mit den Zweigen dreimal das Zeichen des Kreuzes macht. Gedeiht der Gichtbaum, so verschwindet die Gicht. Solche Gichtbäume sieht man zahlreich in den Gärten um Grün-

[1]) Pollinger, Landshut 284; Pfalz, Marchfeld 94.

[2]) ZfVk. 11 (1901) 275.

[3]) Grimm, Myth. II. 979; Bächtold-Stäubli, Aberglaube. In: Meier, Volksk. 108; Drechsler, Schlesien II. 277ff. Staak, Mecklenburg 316ff. Vgl. C. W. v. Sydow, Något om träden i folkets tro och sed. In: Svenska Kulturbildar 6 (1932) 227—258.

[4]) Seyfarth 197.

[5]) John, Erzgebirge 110, 244.

[6]) Vgl. Mannhardt, Wald- u. Feldkulte I. 12ff.

[7]) Grundriß Sachsen I. 123.

berg, Sprottau, Guhrau; die Beeren der Sträucher heißen Gichtbeeren [1]).

Die bloße Ansprache an den Baum liegt vor, wenn man dem Baume die Krankheit „klagt" [2]) oder wenn in Sachsen der Gichtleidende am Gründonnerstag, Karfreitag und Ostersonntag vor Sonnenaufgang zu einem Apfelbaum oder zu einer Fichte, zu denen er nie wieder hinkommt, geht, sich dreimal verneigt und spricht:

Guten Morgen, Apfelbaum,
Hier bring ich meine Gicht,
Nimm sie aus meinem Kopf, aus meinem Arm,
aus meinem Leib, aus meinem Bein,
Und laß sie fahren in den grünen Wald hinein [3]).

Meist aber wird der Baum hiebei berührt, umfaßt oder geschüttelt [4]).

Das Verknoten besteht darin, daß man in den Zweig eines Baumes oder Strauches einen oder mehrere Knoten macht und so die Krankheit gewissermaßen hineinbindet. Diesem Verknoten entspricht das allgemeine Abbinden der Krankheit, das besonders bei Warzen üblich ist, mittels eines Fadens, der dann vergraben wird, so daß sich zu der alten Vorstellung vom Binden und Lösen [5]) noch der Gedanke der Vernichtung gesellt. Verwandt ist die folgende Art der Übertragung auf einen Menschen. Um Friedland in Nordböhmen verbindet der Kranke auf einem Waldwege zwei Baumzweige miteinander. Wer diese Zweige wieder löst, bekommt die Krankheit und der Kranke genest [6]). An Stelle des Verknotens tritt ausnahmsweise ein Knicken des Zweiges, wenn man in Tirol gegen Hühneraugen empfiehlt, „arschlings" zu einer Fichte zu gehen, einen Zweig so abzuknicken, daß er gerade noch hängen bleibt, und wieder wegzugehen, ohne sich umzuschauen [7]).

---

[1]) Drechsler, Schlesien II. 308f.
[2]) Heckscher, Hannover I. 141f.
[3]) Dähnhardt, Volkstüml. II 80.
[4]) Haltrich, Siebenbürgen 271.
[5]) Hovorka-Kronfeld II. 878; Hw. Aberglaube I. 1325.
[6]) ZföVk. 13 (1907) 101.
[7]) Ebd. 2 (1896) 156.

Beim Verpflocken[1]) (Verbohren, Verspinden) muß es meist ein Baum mit bestimmten Eigenschaften sein, in den man den Zwischenträger (Verbandstücke, Haare, Nägel, Münzen, Ausscheidungen oder Gegenstände des Kranken) einschließt. Junge und schön gewachsene Eichen und Weiden, Obstbäume, ferner Holunder- und Wacholdersträucher und endlich besonders Bäume, in die der Blitz eingeschlagen hat, werden bevorzugt. Auch diese seit ältester Zeit geübte Heilhandlung ist mit allerlei Beiwerk und Umständen, deren Nichtbeachtung den Erfolg in Frage stellt, versehen. Im oberösterreichischen Innviertel schneidet der „Anwender", der Wundermann, der Leibschaden und Fraisen auf diese Weise behandelt, dem Kranken zuerst die Nägel an der linken, dann an der rechten Hand, hierauf die des linken, dann des rechten Fußes — also kreuzweise — ab und wickelt sie in ein Papier. Vorher hat er in eine junge Eiche ein Loch gebohrt und das im Bohrer gebliebene Holz in Papier gewickelt. Diese Bohrspäne und die Nägelschnitzel werden dann in das Loch verkeilt, was nur an einem ersten Freitag im Monat und bei abnehmendem Monde vor Sonnenaufgang geschehen darf. Dabei wird gebetet. Wenn der „Anwender" eine am Friedhof gefundene Münze hat, stopft er auch diese ins Loch und schließt es mit Wachs. Wenn die Wunde im Stamm vernarbt, soll auch die Krankheit verschwunden sein[2]). Auf ähnliche Weise heilte vor dem Kriege der Wunderdoktor Petzold in Kleingera bei Plauen im Vogtland, den am Karfreitag 1895 allein 228 Personen aufgesucht hatten, Rachitis und Skrofulose[3]). Bekanntlich begegnet in vielen Pestsagen das Motiv des Verpflockens, indem erzählt wird, daß die Pest in Gestalt eines blauen Wölkleins oder auch eines Stückleins Tuch in einem Baum oder sonstwo verspundet wird oder auch von dort durch einen Unvorsichtigen losgelassen wird[4]).

[1]) Vgl. A. Hellwig, Das Einpflöcken von Krankheiten. In: Globus 90 (1906) 245—249, bes. Anm. 43; ZfVk. 13 (1903) 438—440; 19 (1909) 174f. Magnus, Volksmedizin 100ff.; Heimatgaue 1 (1919/20) 49f; Staak, Mecklenburg 319f.

[2]) ZföVk. 15 (1909) 184.

[3]) Seyfarth 201f.

[4]) Vgl. z. B. Peuckert, Schlesien 247; Quensel, Thüringen 138; Sieber, Sachsen 95.

Im alten Rom war es üblich, die Pest durch Einschlagen eines Nagels zu bannen, ferner bestand der Brauch, daß die höchste obrigkeitliche Person alljährlich an den Iden des Septembers den sogenannten Jahresnagel im Jupitertempel auf dem Kapitol einschlug, eine wohl von den Etruskern entlehnte Sitte, die im Tempel der Schicksalsgöttin Nortia in Volsinii alljährlich dasselbe taten. Damit wollte man alles Übel verbannen. Auch das Vernageln der Krankheiten war schon bei den Römern üblich [1]).

Es ist eine auch gegenwärtig noch sehr beliebte Heilhandlung [2]). Davon wissen Besitzer und Arbeiter kleiner Sägemühlen zu erzählen, denen solche Nägel beim Bretterschneiden sehr unangenehm sind. Vor dem Vernageln wird der Nagel, gewöhnlich ein Hufnagel, zuweilen ein Sargnagel, sehr selten ein hölzerner Nagel, mit dem kranken Körperteil, z. B. mit dem wehen Zahn [3]), in Berührung gebracht. Dann wird er in den Baum eingeschlagen, zuweilen auch in eine Tür, in einen Stein [4]) oder in eine Mauer. Hie und da wird ein Zwischenträger (Haare, Fingernägel, Flecke, beschriebene Papiere) mit dem Nagel, der dann selbst kein Zwischenträger ist, in das Holz eingeklemmt.

Manche Bäume und Gebäude, die seit Jahrzehnten in dieser volksmedizinischen Weise verwendet wurden, sind geradezu geschichtliche Denkwürdigkeiten geworden, wie etwa die uralte Linde auf dem Tumulus in Evessen am Elm, in deren Stamm Unmassen von Nägeln aller Art stecken [5]). Ein oberösterreichischer Heilkünstler, der vor ungefähr hundert Jahren in einem Bauernhof bei Kirchdorf lebte, betrieb das Vernageln auf folgende Art. Der Kranke mußte in der nahen Schmiede einen Hufnagel holen, ohne um denselben zu bitten oder nach Empfang desselben zu danken. Dann führte der Wundermann den Kranken zu einem Kreuzweg, machte dort, die den Nagel haltende Hand des Kranken führend, mit dem Nagel verschiedene Zeichen auf dem Boden. Hierauf

---

[1]) ZföVk. 2 (1896) 363f.

[2]) M. Höfler, Vernageln. In: ZfVk. 24 (1914) 200f.; SAVk. 17 (1913) 185.

[3]) Pollinger, Landshut 285.

[4]) Sieber, Harzland 160.

[5]) Andree, Braunschweig 307.

mußte der Kranke den Nagel mit drei Schlägen in die Ostwand der beim Bauernhof stehenden Scheuer einschlagen. Diese Wand ist noch heute mit hunderten von Hufnägeln übersät [1]).

Mit Vernageln kann man auch Schadenzauber treiben, den Tod eines Menschen veranlassen, Leute festbannen u. a. [2]).

c. Vernichtung

Die Krankheit gilt bereits in jenen Fällen, in welchen das Tier oder der Baum, auf die sie übertragen wird, eingeht, als zugleich mit diesen vernichtet. Das Ziel, die Krankheit ganz zu vernichten, streben vor allem jene Heilhandlungen an, bei welchen der Zwischenträger durch Wegwerfen, durch Vergraben in die Erde, durch Wegschwemmen in fließendem Wasser, durch Verbrennen im Feuer und auf andere Weise für immer beseitigt wird, womit man auch von der Krankheit für immer befreit zu sein glaubt.

Weit verbreitet ist das Vergraben [3]) der Krankheit durch einen Zwischenträger. In Oberösterreich schreibt man bei Fieber, Bleichsucht und Gelbsucht den Namen des Kranken auf einen Zettel, vergräbt diesen im Walde, setzt sich darauf und verrichtet ein Gebet [4]). Um Friedland in Nordböhmen werden die bei eitrigen Wunden benützten Leinwandlappen in einen Topf gegeben und dieser wird im Walde vergraben. Wer den Topf findet, bekommt das Leiden, und der andere wird gesund. Dazu wird als Tatsache erzählt, daß ein Förster in Heinersdorf, der nicht aus der Gegend war und daher den Brauch nicht kannte, einen solchen Topf fand und die Lappen herausnahm. Das Gift habe sich auf eine wunde Stelle seiner Hand übertragen und er sei in einigen Tagen an Blutvergiftung gestorben [5]).

Der Zwischenträger wird stets an bestimmten Stellen ver-

---

[1]) ZföVk. 2 (1896) 363.

[2]) Vgl. oben 34f.

[3]) Grimm, Myth. II. 978f.; Seyfarth 216ff.; Schulenburg, Sagen 223; Heckscher, Hannover I. 104f.

[4]) ZföVk. 3 (1897) 280.

[5]) Ebd. 13 (1907) 131.

graben, z. B. am Fuße eines Baumes, wo der Gedanke der Übertragung auf den Baum mitspielen dürfte, auf Friedhöfen, unter der Dachtraufe, wo es Grenzzauber [1]) sein kann, wo aber auch das Motiv des Wegschwemmens in Betracht kommt, endlich an verborgenen Orten, zu denen man niemals kommt. Er wird aber auch im Düngerhaufen verscharrt oder in den Abort geworfen [2]). Man verbirgt ihn, z. B. Speichel bei Seitenstechen, auch unter einem Stein [3]). Ein beliebter Zwischenträger ist der Harn, den man in ein Erdloch abschlägt, worauf man das ausgehobene Stück Rasen verkehrt wieder einsetzt, was gegen mancherlei Krankheiten hilft. Wo Wäsche- und Kleidungsstücke oder Geldstücke als Zwischenträger verwendet werden, ist es erklärlich, daß dies von betrügerischen Kurpfuschern weidlich ausgenützt werden kann [4]).

Eine verstärkte Abart des Vergrabens ist das Mitgeben des Zwischenträgers in ein Grab. Von einem Übertragen auf die Leiche selbst kann man keineswegs in allen Fällen sprechen. Der Zwischenträger wird durchaus nicht immer in den Sarg zur Leiche gelegt, sondern oft bloß in das Grab hineingeworfen, kommt also mit der Leiche gar nicht in Berührung. Im Jahre 1892/93 fand man beim Abtragen des alten Friedhofes in dem Dorfe Brackel bei Dortmund in vielen Gräbern verkorkte Flaschen mit Flüssigkeit, Ausscheidungen von Kranken, die in den Sarg gelegt wurden, damit das Leiden mit dem Toten begraben würde [5]). Da ist der Zwischenträger dem Toten gleichgestellt und die Vorstellung maßgebend, daß der Zwischenträger und die Krankheit im Grabe so verwest und vergeht wie der Tote.

Von einer Übertragung auf die Leiche selbst kann man nur dann sprechen, wenn der Kranke sie oder mit ihr zusammenhängende Dinge, z. B. das Leichenhemd, berührt oder wenn die Leiche ausdrücklich aufgefordert wird, die Krankheit zu übernehmen. So kann man z. B. Warzen vertreiben, wenn man

[1]) Zimmermann, Baden 72.

[2]) Hw. Aberglaube I. 94; Pollinger, Landshut 281.

[3]) SAVk. 8 (1905) 147; Manz, Sargans 82; SchwVk. 10 (1920) 34; Schmid, Glarus 51; Fogel, Pennsylvania 280 Nr. 1475.

[4]) Beispiele bei Seyfarth 218f.

[5]) Sartori, Westfalen 71.

hinter einem Leichenzug geht, mit der einen Hand die andere reibt und dabei sagt:

Warze, Warze weiche,
Geh mit hin zur Leiche [1]).

Aber auch da liegt schließlich der Gedanke zugrunde, daß die Leiche die Warzen in das Grab mitnimmt, von wo sie nicht mehr zurückkommen können.

Beim Wegschwemmen der Krankheit im fließenden Wasser kommt diese „forttragende" Kraft des Wassers, dann aber auch die reinigende Wirkung des Wassers und endlich bei Krankheiten, bei welchen man die „Hitze" (Fieber) besonders fürchtet, der Gedanke zum Ausdruck, daß es in solchen Fällen am besten ist, den Zwischenträger in das kalte Wasser zu werfen. Wenn man ihn etwa verbrennen würde, würde ja die Hitze nur noch vermehrt werden. Als Zwischenträger dienen Pflaster, Verbandstücke, Nägelschnitzel, Kleidungsstücke u. a., oft auch der warme Harn, den man in das kalte Wasser abläßt. Nicht selten wird dabei ein Heilsegen gesprochen. Im Vogtlande geht der Kranke, der von Fieber frei werden will, zu einem fließenden Wasser, pißt hinein und spricht:

Fließend Wasser, ich komm zu dir,
Siebensiebenzigerlei Fieber bring ich dir,
Du sollst's tragen über Stock und Stein!
Das helfe N. N. Im Namen Gottes des Vaters usw. [2]).

Zuweilen aber genügt auch ein Spruch allein, mit dem man sich an das Wasser wendet. Daß auch beim Vergraben des Zwischenträgers unter der Dachtraufe die Vorstellung des Wegschwemmens zugrundeliegt, beweist der Umstand, daß man zuweilen den Zwischenträger in die Traufe selbst legt, damit er beim nächsten Regen weggespült werde [3]).

Das Verbrennen der Krankheit geschieht gewöhnlich in

---

[1]) Seyfarth 211. Vgl. Höfer, Oberpfalz 27; SAVk. 12 (1908) 280; SudZfVk. 1 (1928) 222f.; 2 (1929) 35f., 77, 130f.; 3 (1930) 85; Staak, Mecklenburg 330.

[2]) Dunger, Rundâs 275. Andere beim Wegschwemmen gebrauchte Segen bei Wirth, Anhalt 300ff.

[3]) Seyfarth 222.

der Weise, daß der Zwischenträger, z. B. das Pflaster [1]), in das Feuer geworfen wird. Seltsam ist der Leipziger Brauch, Geschwüre dadurch zu heilen, daß man sie mit einem neuen Lampendocht kreuzweise drückt und reibt und diesen dann in eine Lampe gibt. Wenn der Docht verbrannt ist, ist der Kranke gesund [2]).

An Stelle des Verbrennens tritt häufig das Vertrocknen, wobei der Zwischenträger gewöhnlich in den Rauchfang gehängt wird. Wenn er eingetrocknet ist, ist auch das Leiden vergangen.

Mehr Erfolg verspricht man sich von dem Backen oder Ausbacken des Kranken im Backofen. Dieses auch „Umbacken" genannte Heilverfahren ist schon aus dem 7. Jahrhundert bezeugt [3]). Heute wird es noch hie und da angewendet, besonders bei Krätze [4]), bei skrofulösen und tuberkulösen Kindern, bei solchen, die den Schwund (Atrophie), den Altvater [5]), das Alter, Elterlein oder „'s Gölta" haben, weshalb man in Niederösterreich diese Heilhandlung „Göltawenden" nennt [6]). Dabei wird das Kind auf den Brotschieber gebunden und mit den Worten „Alt hinein und jung heraus" meist dreimal in den warmen Backofen hineingeschoben. Eine neuere Umformung dieses lebensgefährlichen Verfahrens besteht darin, daß man warme Brotlaibe rings um das kranke Kind in die Wiege gibt oder das Kind in Tücher wickelt, die an den frisch aus dem Backofen gekommenen Broten gewärmt wurden [7]), was in manchen Fällen ganz günstig sein dürfte.

Seltener suchen sich Erwachsene eine Krankheit auszubacken. Aus dem Valsertal wird berichtet, daß sich ein Mann auf diese Weise von seinem Rheumatismus befreite [8]). Dasselbe Leiden wollte ein Bauer im November 1906 kurieren. Er rieb die schmerzenden Körperteile mit Petroleum ein und legte sich in einen noch

---

1) Grundriß Sachsen I. 123.
2) Seyfarth 226f.
3) Lea, Inquisition III. 465.
4) Bauern-Philosophie II. 105.
5) Grüner, Egerland 36.
6) ZföVk. 9 (1903) 211f.
7) Ebd.
8) Jörger, Valsertal 65.

warmen Backofen. Als man nach einigen Stunden nachsah, war er bereits tot [1]).

Eigentümlich ist die Auffassung, daß nicht allein aus dem Menschen, sondern auch aus dem benützten und daher mit der Krankheit behafteten Zwischenträger diese durch Wärme und Hitze herausgezogen werden muß, wenn der Zwischenträger wieder gebrauchsfähig sein soll. In Oberösterreich werden die Augensteine (Achate), die man gegen Flecken im Auge trägt, nach jeder Benützung in einem Laibchen Brot im Backofen ausgebacken, damit die Hitze die in den Stein gezogene Krankheit wieder herausziehe [2]).

Im Anschluß an diese Heilhandlungen ist noch das Ausräuchern zu erwähnen, bei dem bald duftende, bald stinkende Stoffe verwendet werden. Zuweilen erscheint auch hier die Vorstellung, daß dabei etwas von dem Krankheitserreger Herstammendes gebraucht werden muß. Nach dem Glauben der Rumänen in der Bukowina ist ein Hundebiß unschädlich, wenn der Gebissene mit den Augenbrauen- und Kopfhaaren des Hundes geräuchert wird [3]). Eine Abart des Ausräucherns ist das Andampfen, bei dem der Kranke mit Dämpfen, z. B. der an Auszehrung Leidende mit den Dämpfen bestimmter Lungenkräuter, behandelt wird [4]).

Ferner ist das Äschern zu nennen, das wohl meist ein vorbeugendes Mittel ist, aber auch zur Heilung von Krankheiten dient. Man behandelt z. B. Flechte und Rose in Niederdeutschland in der Weise, daß man „fliegende" weiße Asche aus dem Herd oder der Feuerkieke über die erkrankte Stelle bläst oder sie damit bestreicht, wozu Heilsegen gemurmelt werden. In Oberfranken heilt man Gesichtsrose oder Rotlauf durch Bestreichen des kranken Teiles mit Ofenruß [5]).

Der Gedanke der Vernichtung spielt endlich auch beim Essen und Trinken von Zauberformeln [6]), bei den sogenannten

---

[1]) Hellwig, Aberglaube 55 = Seyfarth 230.
[2]) Heimatgaue 10 (1929) 291.
[3]) ZföVk. 2 (1896) 251.
[4]) Hovorka-Kronfeld II. 56.
[5]) Freudenthal, Feuer 118f.
[6]) Pradel, Gebete 127ff.; Lüpkes, Ostfries. Vk. 120.

Zettelkuren, die besonders in Schlesien beliebt waren [1]), eine beträchtliche Rolle.

d. Andere Heilhandlungen

Das vornehmlich zur Bestimmung der Krankheit dienende, in diesem Sinne bereits behandelte Messen kommt auch im Heilverfahren vor, so wenn man Kopfweh vertreibt, indem man den Kopf des Kranken mit einer Schnur in einer bestimmten Art mißt [2]), oder wenn man bei Auszehrung den Kranken vermißt [3]). Im schlesischen Gebiet wird die Auszehrung fast nur mit Messen behandelt, weshalb man von einem solchen Kranken sagt „Er hat das Messen" und so den Namen der Heilbehandlung auf die Krankheit selbst überträgt. Man „kriegt das Messen", wenn man das Maß verliert. Dies geschieht, wenn man nur in einem Strumpf oder Schuh läuft oder wenn man über Leichenstroh oder eine böse Spur geht. Das Verlieren des Maßes äußert sich dann darin, daß die Körperlänge vom Scheitel bis zur Fußsohle mehr als die Länge von der Spitze des Mittelfingers der einen ausgestreckten Hand bis zur Spitze desselben Fingers der andern beträgt. Die Folge davon ist die „Verzehrige". Um diese zu beseitigen und das richtige Maß wiederzubekommen, muß der Kranke mit ausgebreiteten Armen auf die Erde gelegt und von der fachkundigen Person mit einer besonderen Schnur nach Körperlänge und Armweite gemessen werden [4]).

Ein Messen mit den Fingern statt mit einem Faden ist das Spannen, das zur Feststellung, aber auch zur Heilung von Krankheiten erfolgt. Hiebei spannt aber der Wundermann zu-

1) Drechsler, Schlesien II. 282.

2) ZföVk. 3 (1897) 280; Pollinger, Landshut 286. Vgl. Höhn, Volksheilkunde 121.

3) Schulenburg, Volkstum 99.

4) Drechsler, Schlesien II. 312; ZföVk. 13 (1907) 130. Zum Messen vgl. Grimm, Myth. II. 974f.; P. Sartori, Zählen, Messen, Wägen. In: Urquell 6 (1895) 9—12, 58—60, 87f., 111—113; M. Bartels, Volks-Anthropometrie. In: ZfVk. 13 (1903) 353—368. Vgl. ebd. 15 (1905) 349f., ferner ebd. 21 (1911) 151—159 = Zachariae, Kl. Schriften 230—239; Heckscher, Hannover I. 107f. u. bes. Hw.Aberglaube V. 1852—1861.

weilen nur bei sich selbst, nicht bei den Kranken. So tat dies der Heilkünstler Peter Teufelsbrucker (1815—1886) bei Haslach in Oberösterreich, der nur mit Spannen kurierte und daher den Namen Spanner Peter erhielt. Man brauchte ihm bloß den Namen und Stand der Kranken, die nicht anwesend sein mußten, zu nennen. Darauf spannte er mit den Fingern seiner rechten Hand über den ganzen linken Arm vom Halse bis zu den Fingerspitzen. Je nachdem sich die Fingerspitzen beider Hände deckten oder nicht, wurde die Krankheit festgestellt. An dieses Spannen schloß sich die in einem „Wenden" bestehende Heilhandlung, indem der „Teufelspeter", wie er auch genannt wurde, mit der rechten Hand über die Handfläche der linken verschiedene Wendungen und Kreuze machte. Schließlich pflegte er eine Anzahl Vaterunser aufzugeben. Von einem Vaterunser angefangen, mußte täglich um einen mehr gebetet werden bis zu zwanzig oder dreißig und dann wieder jeden Tag um einen weniger bis auf einen [1]).

In eine Reihe mit dem Messen ist das Überschreiten dann zu stellen, wenn damit die Größe eines Kindes oder auch Erwachsenen gewissermaßen gemessen und für alle Zeit festgelegt wird. Wenn z. B. jemand lang genug ist und nicht mehr wachsen will, so braucht nur eine andere Person über ihn zu steigen oder zu springen [2]). Verbreitet ist der Glaube, daß man über ein Kind nicht wegschreiten soll, weil es dann nicht mehr wächst [3]). Aus dem gleichen Grunde soll man ein Kind nicht messen [4]) oder wägen [5]).

Selten ist das Überschreiten als Heilhandlung. Bei den Rumänen in der Bukowina legt man sich bei Kreuzschmerzen auf den Fußboden der Kirche, damit der Priester bei seinem Rundgang mit dem Allerheiligsten das Kreuz des Kranken mit dem Fuß berühre und über ihn schreite [6]). Ebenda ist auch das Abwägen

[1]) Jungbauer, Böhmerwaldsagen 205ff.
[2]) MnböhmExc. 11 (1888) 298.
[3]) John, Erzgebirge 56; Birlinger, Schwaben I. 391; Schremmer, Schlesien 176; Liebrecht, Zur Volksk. 349.
[4]) Zingerle, Tirol 5.; Bacher, Lusern 75.
[5]) Wuttke 394 § 603. [6]) ZföVk. 3 (1897) 184.

der Kranken üblich [1]). Dieses Verfahren offenbart am anschaulichsten die rein körperliche Auffassung der Krankheit als eines Dämons, eines Fremdkörpers, der das gewöhnliche Gewicht des Menschen vergrößert. Durch das Wägen gibt man dem Dämon zu verstehen, daß man ihn an dem Übergewicht erkannt hat und bekämpfen wird.

Mit dem Wort Wenden bezeichnet man vielfach ganz allgemein jeden Versuch, auf zauberische Weise eine Krankheit zum Guten zu „wenden" [2]). Damit ist aber auch eine besondere Heilhandlung gemeint, bei der das Wenden oder Umwenden einer Sache die günstige Wendung der Krankheit veranlassen soll.

Fraisen der Kinder heilt man im Erzgebirge, indem der Taufpate schweigend in die Stube kommt, die Wiege umdreht und wieder schweigend fortgeht. Dasselbe hofft man im Vogtlande durch Umkehren einer Schindel auf dem Dache zu erzielen [3]). Sonst wendet man gern das Hemd oder wenigstens einen Hemdärmel des Kranken um. Um Znaim in Südmähren heilt man Fieber in folgender Weise. Nach einem Gebet muß man das Hemd umkehren, zuerst den linken Ärmel, und sprechen: „Kehre dich um, Hemd, und du, Fieber, wende dich!" Dann ist der Name des Kranken zu nennen und zu sagen: „Zur Buße sage ich dir: Im Namen Gott des Vaters, des Sohnes und des heiligen Geistes, Amen!" Diese Worte sind drei Tage nacheinander zu sprechen, dann vergeht das Fieber [4]). Auf diese Art pflegte der Schäfer Kracow in Brütz das Fieber zu stillen [5]).

Bisweilen ist das Wenden nur eine Einleitung zur eigentlichen Heilhandlung, die im Verpflocken u. a. besteht. So macht z. B. in Niederösterreich der Wender mit der Hand oder mit einem Messer, dem sogenannten Wendmesser, unter Gebeten Kreuzzeichen oder auch Einschnitte in die kranke Stelle und

---

[1]) Ebd. 20.

[2]) Hovorka-Kronfeld I. 448; Pfalz, Marchfeld 143. Vgl. das Mittel gegen Zahnweh in ZfVk. 8 (1898) 228f.

[3]) Seyfarth 236.

[4]) ZföVk. 2 (1896) 318. Vgl. Meißner, Altenburg 104.

[5]) Bartsch, Mecklenburg II. 395f. Vgl. Hw. Aberglaube I. 581f.

begibt sich dann zu einem Baum, in den er das Messer einschlägt [1]).

Mit dem Wenden ist oft das Rückwärtszählen verbunden, das auch allein als selbständige Heilhandlung vorkommen kann. Das gewöhnliche Zählen selbst ist meist von schädlichen Folgen begleitet. Wer z. B. die Warzen eines andern zählt, bekommt sie selbst [2]).

Das nur bei Naturvölkern übliche Abtanzen der Krankheit, das meist durch Medizinmänner oder Wahrsagerinnen erfolgt, die so den Krankheitsdämon zum Verlassen des Körpers zwingen wollen [3]), hat auf deutschem Boden in der Echternacher Springprozession [4]) ein merkwürdiges Seitenstück.

3. Dinge

Heildinge werden entweder allein oder in Verbindung mit Handlungen und Besprechungen gebraucht. Man kann zwei Gruppen unterscheiden, erstens Heilmittel, die tatsächlich in ihrer Wirkung erprobt sind, wie dies bei vielen Heilkräutern der Fall ist, und zweitens abergläubische Mittel, bei welchen der allfällige Heilerfolg durch die Macht der Suggestion erzielt wird. Es ist bezeichnend, daß dem griechischen Wort φάρμακον wie dem lateinischen Wort medicamentum ein Doppelsinn zukommt, daß beides sowohl Zauberkraut wie auch Heilkraut bezeichnet [5]).

Für beide Gruppen gilt, daß das Beschaffen der Heildinge unter Beobachtung besonderer Umstände erfolgen muß, schweigend oder betend, zu bestimmten Jahres- und Tageszeiten, z. B. Heilkräuter zu Johannis oder während des Frauendreißigers, meist vor Sonnenaufgang, ohne daß man sich umsieht usw. In allen Fällen erhöht die kirchliche Weihe oder die Berührung mit heiligen Gegenständen die Heilkraft in bedeutendem Maße.

Mehr für die zweite Gruppe gilt, daß die Heildinge in Gestalt,

---

1) WZfVk. 28 (1923) 44.
2) Wuttke 345 §§513.
3) Hovorka-Kronfeld II. 881. Vgl. Hempler, Weichselland 96.
4) Vgl. unten „Wallfahrten".
5) Abt, Apuleius 112ff.

Farbe, Geruch und anderen Eigenschaften eine Beziehung zur Krankheit haben müssen. Bei Pflanzen und Bäumen werden seit je die immergrünen bevorzugt, die am meisten Lebenskraft verraten. Ferner werden Dinge von auffallendem Geruch oder Geschmack gewählt oder solche, die unappetitlich sind und Grausen erregen.

Manche Heilmittel müssen, wie der Wundervogel, dessen Gesang gesund macht [1]), oder andere Heildinge im Märchen [2]), aus weiter Ferne geholt werden; sie müssen von besonderer Herkunft, ererbt, erbettelt, gestohlen, zufällig gefunden sein, aus Gräbern stammen usw.

In einer kurzen Übersicht soll im folgenden die Fülle der Heilmittel betrachtet werden, die dem Menschen seine Umwelt darbietet und die er selbst liefert.

a. Heilkräuter

Der Natur seiner Organe nach ist der Mensch ein „Allesesser". Wie die Kinder noch immer alles zum Munde führen, was ihnen in die Hände gerät, so darf man annehmen, daß der Urzeitmensch zunächst alles zu essen versucht haben wird, dessen er habhaft wurde, dann erst auswählend, was sonderlich schmackhaft oder von besonderem Einfluß auf sein Wohlbefinden war [3]). Auf diesem Wege der eigenen Erfahrung, aber auch durch Beobachtung der Tiere, die nicht umsonst in Sagen als Lehrmeister auftreten und den Menschen auf bestimmte Kräuter aufmerksam machen, ist der Mensch sicher schon frühzeitig auf die Heilwirkung vieler Pflanzen geführt worden.

Auch die alten Germanen verwendeten hauptsächlich pflanzliche Heilmittel [4]). Dieser altheimische und bodenständige Schatz von Heilkräutern erfuhr durch die Mönchsmedizin eine starke Bereicherung [5]). Aus den Klostergärten fanden manche Heilkräuter,

[1]) Jungbauer, Böhmerwaldmärchen 11f.
[2]) Bolte-Polivka I. 510; II. 399; Hw. Märchen II. 6—8.
[3]) Heilborn, Völkerkunde I. 31.
[4]) Höfler, Botanik 1ff.
[5]) G. Sticker, Die gebräuchlichsten Heilkräuter Deutschlands zur Zeit Karls des Großen. In: Janus 28 (1924) 21—42. Vgl. ebd. 388f.

die Griechen und Römer benutzt hatten, nun auch den Weg in die deutschen Bauerngärten. Im Laufe der Zeit, mit der Entdeckung ferner Länder, kamen weitere Pflanzen hinzu, deren Wurzeln, Blätter, Blüten oder Früchte nicht bloß als Genuß-, sondern auch als Heilmittel gebraucht wurden, wie dies beim Kaffee, Tee, Tabak u. a. der Fall ist.

Es darf natürlich nicht übersehen werden, daß früher in der Zeit beschränkter Verkehrsmittel mehr als heute jedes Land vornehmlich auf die Heilkräuter angewiesen war, die auf dem Heimatboden wuchsen, und daß sich daher eine landschaftliche und damit auch nationale Beschränkung der Heilkräuter ergibt. Weiter ist zu beachten, daß die Heilkraft mancher Pflanzen erst spät entdeckt wurde. Traten bisher unbekannte Krankheiten auf, so mußte man nach Gegenmitteln suchen. So wird man z. B. erst dann, als man auf Leber- und Herzkrankheiten aufmerksam wurde, die die altgermanische Zeit nicht gekannt haben soll [1]), nach den hier besonders wirksamen Heilkräutern ausgeschaut haben. Man darf endlich nicht vergessen, daß ein und dasselbe Heilkraut im Laufe der Geschichte mancherlei Wandlungen ausgesetzt ist. So kann ein Kraut, das ursprünglich nur für ein bestimmtes Leiden gut war, später ein Universalmittel werden oder es kann die Entwicklung den umgekehrten Weg nehmen.

Auf die Wirkung deuten meist schon die so vielseitigen, landschaftlich wechselnden, bildkräftigen Volksnamen der Pflanzen hin, z. B. Geschwulstkraut für die Fetthenne (Sedum maximum), die man auf Geschwülste legt [2]). Die Namen sind wahrscheinlich in den meisten Fällen von den berufsmäßig tätigen Kräutersammlern, Wurzelgräbern und Waldgängern geprägt worden. Prätorius erzählt in seinen Rübezahlsagen wiederholt von den Begegnungen solcher Leute mit dem Berggeist, dem Kenner und Hüter der heilsamen Pflanzen [3]). Noch im 18. und 19. Jahrhundert durchzogen erzgebirgische und vor allem Bockauer „Arzneilaboranten" mit Heilkräutern, unter anderem auch mit dem berühmten heilkräftigen

---

1) Höfler, Botanik 120.
2) Pollinger, Landshut 282.
3) Jungbauer, Rübezahlsage 16f.

Schneeberger Kräuterschnupftabak, die deutschen Gaue [1]). Mit der Gewinnung und Herstellung der Kopfweh fernhaltenden und heilenden Zunderhauben, die von Vorarlberg bis in die Karpathen bekannt sind, befassen sich noch heute hie und da in Bayern und in Schlesien Schwammkappenmänner [2]).

Die Heilkräuter, über die ein ansehnliches Schrifttum, handschriftliche und gedruckte Kräuterbücher aus dem Volke und für das Volk herausgegebene Kräuterbücher unterrichten [3]), sind es entweder in Wirklichkeit oder sie sind Zauberkräuter. In beiderlei Weise gebraucht sie das Volk, das nicht bloß an den in der Pflanze steckenden heilkräftigen Stoff denkt, sondern auch vermeint, daß in ihr eine Zauberkraft verborgen ist, die allein schon die Heilung bewirken kann. Daher genügt es oft, das Heilkraut umzuhängen, bei sich zu tragen oder in der Stube aufzubewahren [4]).

---

[1]) Seyfarth 299.

[2]) J. Blau, Böhmerwäldler Hausindustrie u. Volkskunst. I. Prag 1917. (BdböVk. XIV, 1) 404.

[3]) Vgl. etwa: Grimm, Myth. II. 996ff.; F. X. Neidhart, Die Pflanzen in religiöser, abergläubischer u. volkstümlicher Beziehung. Ein Beitrag zur Volksbotanik in Schwaben. 19. Bericht des Naturhistor. Vereins in Augsburg, 1867, 1—66; Geßmann, Pflanze; H. Reling u. J. Bohnhorst, Unsere Pflanzen nach ihren Volksnamen, ihrer Stellung in Mythologie u. Volksglauben, in Sitte u. Sage, in Geschichte u. Literatur. Gotha 1882. 3. Aufl. 1898; R. Pieper, Volksbotanik. Unsere Pflanzen im Volksgebrauche, in Geschichte u. Sage, nebst einer Erklärung ihrer Namen. Gumbinnen 1897; F. Söhns, Unsere Pflanzen. Ihre Namenserklärung und ihre Stellung in der Mythologie und im Volksglauben. 2. Aufl. Leipzig 1899, 6. Aufl. 1920; G. Dragendorff, Die Heilpflanzen der verschiedenen Völker u. Zeiten. Ihre Anwendung, wesentlichen Bestandteile u. Geschichte. Stuttgart 1898; Stoll, Zauberglaube 98f.; Schmidt, Kräuterbuch; Hovorka-Kronfeld I. 1ff.; Brandstetter, Cysat 24ff.; F. Losch, Kräuterbuch. Unsere Heilpflanzen in Wort und Bild. 3. Aufl. Eßlingen u. München 1914; H. Marzell, Volkskundliches aus den Kräuterbüchern des 16. Jahrhunderts. In: ZfVk. 24 (1914) 1—19; ders., Volksbotanik im bayerischen Schwaben. In: BayHfte 1 (1914) 87—114. Vgl. ebd. 4 (1917), 247—250; ders., Die heimische Pflanzenwelt im Volksbrauch u. Volksglauben. Wissenschaft u. Bildung Nr. 177. Leipzig 1922; Marzell, Heilpflanzen; ders., Neues illustriertes Kräuterbuch. Reutlingen 1922. 2. Aufl. 1923; ders., Bayerische Volksbotanik. Volkstümliche Anschauungen über Pflanzen im rechtsrheinischen Bayern. Nürnberg (1926); Marzell, Volksleben; E. Starkenstein, Kräuterbücher. In: Hochschulwissen 5 (1928) 524ff., 587ff.; Lucas, Volkspflanzen; Heckscher, Hannover I. 112ff.; Hw. Aberglaube V. 435ff.

[4]) Vgl. Zahler, Simmenthal 56f.

Man kann zwischen den allgemein bekannten Heilpflanzen und Hausmitteln, die auch heute noch in vielen Häusern ständig aufbewahrt und gebraucht werden[1]), einerseits und den nur von Heilkünstlern verwendeten einen Unterschied machen[2]).

Aber für beide kann auch noch immer alter Aberglaube bei der Gewinnung und Verwertung im Werke sein. Erhöhte Kraft haben die zu heiligen Zeiten[3]) oder auf eine besondere Art, z. B. während des Mittagläutens mit den Zähnen gepflückten[4]) Pflanzen und jene, denen die kirchliche Weihe[5]) neuen Segen zugeführt hat. Daß beim Pflücken alte Kräutersegen[6]) und Zaubersprüche hergesagt werden, dürfte in der Gegenwart wohl nur ausnahmsweise vorkommen. Der religiöse Gedanke in solchen Zaubersprüchen der Antike, daß eine Gottheit die Pflanze selbst oder ihre Kräfte „gefunden hat“[7]), lebt aber noch in dem deutschen Sagenzug weiter, daß in Pestzeiten ein von Gott gesandter Vogel[8]) oder das Kräutermännchen[9]) die verzweifelten Menschen auf bestimmte Heilkräuter aufmerksam macht. Wenn hier fast stets die Bibernelle erscheint, so ist allerdings die natürliche Erklärung vorzuziehen, daß die Vorstellung, der Gestank einer Pflanze bzw. ihrer Wurzel müsse eine stinkende Krankheit vertreiben, dazu geführt hat, die Bibernelle als Pestmittel zu verwenden[10]).

---

[1]) Vgl. Hesemann, Ravensberg 113; Höser, Oberpfalz 8.
[2]) Grundriß Sachsen I. 118f.
[3]) Hw. Aberglaube III. 1682; Schirmunski, Ukraine 140.
[4]) Drechsler, Schlesien II. 318.
[5]) Hw. Aberglaube V. 440ff.
[6]) Ebd. 437; Hälsig, Zauberspruch 69ff.; Seyfarth 299.
[7]) Hw. Aberglaube V. 438.
[8]) Leoprechting, Lechrain 101; Zingerle, Tirol 101f.; Vonbun, Beiträge 132; Schöppner, Bayern III. 36; Jungbauer, Volksdichtung 230ff.; Wucke, Werra 49; Sann, Steiermark 94; Künzig, Baden 85 u. Schwarzwald 307f.; Kapff, Schwaben 32; Höhn, Volksheilkunde 148, 150; Müller, Uri 53; Jegerlehner, Oberwallis 165; Manz, Sargans 84; SchwVk. 1 (1911) 19f.; Schmid, Glarus, 55 (Stimme von oben); Heimatgaue 12 (1931) 239; Altrichter, Iglau 138; Hübner, Aussig 71; Sieber, Harzland 158 (hier statt des Vogels ein Totenkopf); Marzell, Heilpflanzen, 19, 105ff. u. bes. in ZfVk. 35/36 (1925/26) 164—174.
[9]) Zaunert, Rheinland I. 244.
[10]) ZfVk. 35/36 (1925/26) 172.

Die Heilkräuter, von denen bald die Blüten, bald die Blätter, bald die Früchte, besonders die Beeren [1]), bald die Wurzeln verwendet werden, können in rohem Zustande gebraucht werden, z. B. breite und große Blätter als Zugpflaster oder der Saft zum Betropfen von Wunden, Warzen u. a. Oder man trocknet die Pflanze bzw. ihre Teile und zerreibt sie zu Pulver, das eingenommen oder zum Räuchern benutzt wird. Die gedörrten Blätter können auch wie Tabak aus einer Pfeife geraucht werden und ziehen dann, wie z. B. die Blätter des Bitterklees, gleich dem Tabak die „Hauptflüsse" aus dem Kopf [2]).

Häufiger ist, daß man aus den Pflanzen, besonders aus dem Wurzelsaft, durch Beirühren von Schmalz die seit je beliebten Salben und Schmieren bereitet [3]) oder ein Öl herstellt, wie z. B. das an der Mittelmosel viel verwendete Nußöl [4]). Man kocht ferner die Kräuter und verwendet den Absud als Tee oder Getränk. Bekannte Heiltränke sind die mit pflanzlichen Zutaten, z. B. Enzian, hergestellten Schnäpse. Schließlich ist noch das Einbacken in Mehl zu erwähnen, z. B. bei den „Hollerstrauben" (eingebackene Holunderdolden) [5]).

Auch hier kommt das Gesetz der Häufung zur Geltung. Man begnügt sich nicht mit einem Heilkraut, sondern nimmt mehrere, mit Vorliebe neun Kräuter. Zum Teil aus diesem Grunde verwendet man „Heublumen" oder „Heusamen", das auf dem Heuboden als Abfall liegenbleibende Gemisch, sehr gern zu Bädern und Umschlägen [6]). Allerdings dürfte von den darin enthaltenen ätherischen Ölen tatsächlich eine Heilwirkung ausgehen. Auch beim Tee, den man freilich oft aus einem einzigen Kraut bereitet [7]), kommt jenes Gesetz in Betracht [8]).

---

[1]) Lucas, Heilpflanzen 34ff.
[2]) Schmidt, Kräuterbuch 4.
[3]) Vgl. Geßmann, Pflanze 137—146.
[4]) Wrede, Rhein. Vk. 214f.
[5]) Höfler, Baumkult 108; Marzell, Heilpflanzen 192.
[6]) Hovorka-Kronfeld I. 209.
[7]) Vgl. Grundriß Sachsen I. 120.
[8]) Schmid, Glarus 59; Heckscher, Hannover I. 116f.

Das Volk kennt endlich die Giftstoffe verschiedener Pflanzen und verwendet sie vor allem als Abtreibmittel [1]).

Neben den engeren Heilpflanzen liefern auch die **Bäume** [2]) Heilmittel, zuweilen von geheimnisvoller Art. So heilt das Holz der Esche Wunden [3]). Die Rinde, die zusammenziehende Gerbstoffe enthält, vermag dies vielleicht tatsächlich [4]). Vom Holunder, der nach dem Volksglauben besonders geeignet zur Übertragung von Krankheiten ist, heißt es, daß die innere Rinde, wenn sie von unten nach oben geschabt wird, ein Brechmittel, wenn sie von oben nach unten geschabt wird, ein Abführmittel ist [5]).

In den Märchen und Sagen spielt neben dem Lebenswasser [6]) und den belebenden oder verjüngenden Äpfeln des Lebensbaumes [7]) das Allheilkraut eine Rolle, das nicht allein Krankheiten heilt, sondern auch Tote lebendig macht, das **Lebenskraut**. Dieses Kraut kennen vor allem zwei Tiere, die einst Haustiere waren, die Schlange, die mitunter den vom Glück begünstigten oder in größter Gefahr befindlichen Menschen das Geheimnis verrät, und das Wiesel. Diesem muß man nach Tiroler Glauben das Kraut auf folgende Weise abjagen. Man muß das Tier von einer Brücke aus in das Wasser treiben; dann schwimmt es heraus und beißt, wenn es noch naß ist, das Kraut ab und versteckt es in einem Maulwurfsloch. Da kann man es dann bekommen. Mit diesem alle Krankheiten heilenden Kraute kann man nach der Ansicht mancher Leute auch Geld machen. Auf das Wiesel selbst darf man nicht schießen; das Blei würde auf den Schützen zurückspringen [8]). Nach Tiroler Glauben kennen die Hermeline aber auch ein Kraut, das tötet. Wenn sie dies einem Menschen ins Gesicht blasen, muß er sterben [9]). Dem nordböhmischen Faust

---

[1]) Vgl. etwa Aigremont, Volkserotik u. Pflanzenwelt. 2 Bde. Halle a. S. (auch Leipzig 1919).

[2]) Höfler, Baumkult 73ff.

[3]) Höhn, Volksheilkunde 83f.

[4]) Marzell, Volksleben 16.

[5]) Hw. Aberglaube IV. 273.

[6]) Ebd. V. 972ff.

[7]) Ebd. 960ff.

[8]) Heyl, Tirol 785.

[9]) Ebd. 790. Vgl. Schneller, Wälschtirol 246.

Doktor Kittel bringt die Hausnatter das ihm vom Teufel überlassene Lebenskraut [1]).

b. Tiere

Die eben erwähnten Tiere, die Schlange und das Wiesel, gehören volksmedizinisch mehr oder minder der Vergangenheit an. Die Schlange, die in diesem Sinne noch heute von Apothekern im Schilde geführt wird, wurde schon im Altertum zum Sinnbild der Heilkunst und Zeichen der Heilgötter, weil sie, die sich häutet und so gewissermaßen immer wieder verjüngt, als Vertreter der ewigen Jugend und eines Lebens ohne Krankheit und Alter angesehen wurde. Asklepios selbst bedeutet so viel wie Schlangenmann, Schlangengott. Das eherne Bild einer Heilschlange errichtete Moses beim Auszug aus Ägypten in der Wüste; der bloße Anblick dieses Bildes heilte die Bisse der massenhaft auftretenden giftigen Schlangen [2]). Diese frühere große Bedeutung kommt der Schlange in der heutigen deutschen Volksmedizin nicht zu, doch liefert sie nicht wenige Heilmittel [3]).

Vom Wiesel hieß es bei den Alten, daß es sich gegen das Gift der Schlangen, die es gern frißt, durch Verspeisen von Gartenraute, die damit das besprochene Lebenskraut darstellen würde, immun macht [4]). Bei den Römern waren bis in das 1. Jahrhundert n. Chr. Wiesel, seltener Schlangen die mäusetötenden Haustiere [5]). In Europa trat die Katze, die nicht so unheimlich wie die Schlange und nicht so stinkend wie das Wiesel war, nach und nach an ihre Stelle, besonders dann, als gegen das 12. Jahrhundert die Hausratten zu Millionen aus Vorderasien und Südrußland gegen Europa vordrangen [6]). Auch das Wiesel liefert einzelne Heilmittel [7]).

1) Fischer, Kittel 13.
2) Keller, Tierwelt II. 289. Vgl. E. Küster, Die Schlange in der griechischen Kunst u. Religion. Gießen 1913 (= RVV. XIII. 2).
3) Jühling, Tiere 158—164; Stoll, Zauberglaube 82 (Strumpfbänder aus Ringelnatterhaut gegen Krämpfe).
4) Keller, Tierwelt I. 170.
5) Ebd. 73.
6) Ebd. 76f.
7) Jühling, Tiere 249f.

In der heutigen Volksmedizin werden Tiere zunächst im ganzen lebendig verwendet [1]). Schon ihre bloße Anwesenheit kann bewirken, daß sie die Krankheit übernehmen. Mehr Erfolg verspricht man sich, wenn sie mit dem Kranken oder der kranken Stelle in Berührung gebracht werden, indem man etwa lebende Fische den an Abzehrung Leidenden um den Leib legt und daran verfaulen läßt [2]).

Während hier der Glaube an die magische Kraft vorherrscht, äußert sich der Glaube, daß das Tier wirklichen Heilstoff in sich birgt, wenn man es in der Weise verwertet, daß es gekocht oder sonstwie verarbeitet, z. B. getrocknet und zu Pulver zerrieben, innerlich eingenommen wird. So bieten die für giftig gehaltenen Kröten selbst wieder das Mittel gegen giftige Krankheiten [3]), die Ameisen liefern den gegen Gicht und Rheumatismus gebrauchten Ameisengeist [4]), die Schnecken werden für allerlei Leiden verwertet [5]) usw. Das Fleisch der schwindelfrei von Baumwipfel zu Baumwipfel springenden Eichhörnchen pflegten Seiltänzer zu essen, um schwindelfrei zu bleiben [6]). Auch Alpenjäger, denen auch die Gemse in dieser Hinsicht nützlich ist [7]), taten dies [8]).

Wenn auch heimische Tiere, Pferde [9]), Rinder, Hühner [10]) u.a.,

---

[1]) Vgl. etwa Jühling, Tiere; Liebrecht, Zur Volksk. 347f.; ZfVk. 8 (1898) 38—48, 168—180 (Tirol); 9 (1899), 171—179, 207, 245—255 (über Maulwurf u. Fledermaus); ZfrwVk. 11 (1914) 164ff.; Wirth, Anhalt 304f.; Heckscher, Hannover I. 118f.; Staak, Mecklenburg 322ff.

[2]) Hovorka-Kronfeld I. 418.

[3]) Hw. Aberglaube V. 617ff. Vgl. Gubernatis 633; Heyl, Tirol 787; Manz, Sargans 74; Fogel, Pennsylvania 156 Nr. 737.

[4]) Hovorka-Kronfeld I. 18; Most, Hausmittel 9; SudZfVk. 6 (1933) 41, 114, 155; Stoll, Zauberglaube 97; Hempler, Weichselland 58.

[5]) Jühling, Tiere 164ff. Vgl. Stoll, Zauberglaube 87; BayHmtschutz 28 (1932) 51.

[6]) Hovorka-Kronfeld I. 113.

[7]) Hw. Aberglaube III. 631f.

[8]) Fossel, Steiermark 88; Jühling, Tiere 13.

[9]) Über die besondere Heilkraft der Pferde vgl. J. v. Negelein, Das Pferd in der Volksmedizin. In: Globus 80 (1901) 201—204 u. bes. Hindringer, Weiheroß 11, 57, 78ff. Vgl. Höfer, Oberpfalz 9.

[10]) Scheftelowitz, Huhnopfer 5ff.

bei denen oft schwarze Farbe vorgeschrieben ist [1]), in der deutschen Volksmedizin an erster Stelle stehen, so erscheint doch auch hie und da der Grundsatz, daß das Heiltier möglichst fremder, ausländischer Herkunft sein soll. Noch im Jahre 1907 schrieb ein Mann aus Marschendorf IV in Böhmen an den Direktor des Zoologischen Gartens in Breslau einen Brief mit der Bitte, ihm zur Heilung eines Gichtbrüchigen ein Paar Meerschweinchen oder einen Seeigel oder ein Murmeltier oder sonst ein kleines ausländisches Geschöpf zu überlassen [2]).

Nach uraltem Brauch werden oft einzelne Organe der gesunden Tiere als Heilmittel verwendet, entweder noch lebenswarm und roh oder zubereitet gegessen, oder als Asche, als Räucherung u. a., um das gleiche Organ des Menschen zu heilen oder zu ersetzen [3]). Die moderne Organotherapie bedeutet der Volksmedizin gegenüber eigentlich nur einen technischen Fortschritt [4]), wenn sie tierische Organe und Bestandteile zu Tabletten verarbeitet, etwa statt Blut Hämoglobin-Pastillen verabreicht.

Neben den inneren Organen, dem Herz, der Lunge, z. B. der Fuchsenlunge bei Lungenleiden, der Leber u. a. und dem Blut der Tiere werden auch ihre Haare, z. B. die des Hundes, der einen gebissen hat, gegen den Biß [5]), Federn, Hörner und Nägel, Haut, Milch, besonders Buttermilch [6]), in Märchen die Milch wilder Tiere [7]), Harn [8]), Eier, Honig, Wachs u. a. volksmedizinisch verwendet. Heilkräftig ist auch das, was mit dem Tiere in Berührung war. So wird in Nordböhmen den Kindern gegen Fraisen Krimswasser eingegeben, das Wasser aus dem Käfig eines Krims (Kreuz-

[1]) Drechsler, Schlesien II. 307; Urban, Tepl 83; Fogel, Pennsylvania 278 Nr. 1458. Vgl. Hempler, Weichselland 59.

[2]) ZfVk. 18 (1908) 311.

[3]) Vgl. Magnus, Organotherapie; M. Höfler, Die volksmedizinische Organotherapie und ihr Verhältnis zum Kultopfer. Stuttgart, Berlin u. Leipzig o. J. (1908); Bargheer, Eingeweide, V. Abschnitt: Das heilende Eingeweide (Organotherapie).

[4]) Vgl. Hovorka-Kronfeld I. 344f.

[5]) Hw. Aberglaube III. 1287. Dazu Gubernatis 369. Vgl. oben.

[6]) Heyl, Tirol 802.

[7]) Bolte-Polívka II. 399f.; III. 104.

[8]) Urban, Tepl 83ff.

schnabels)[1]. Davon spricht im übrigen schon die Chemnitzer Rockenphilosophie des 17. Jahrhunderts[2].

Das Tierblut, das wie Menschenblut hauptsächlich gegen Fallsucht gebraucht wird, ist nur in Ausnahmefällen als Ersatz für Menschenblut anzusehen[3]. Heute wird es nur mehr selten verwendet. Auch die Heil- und Zauberkraft der Eier galt in früheren Jahrhunderten viel mehr, wie allerlei Osterbräuche erkennen lassen[4].

Ein alterprobtes und weit verbreitetes Heilmittel ist das tierische Fett, z. B. von Hunden, Katzen, Hasen, Murmeltieren[5], Schlangen u. a., das zuweilen besonderer Art sein muß wie das Dreimonatschmalz[6]. Beliebt sind dann mancherlei Öle, von denen das Regenwurmöl[7] noch heute in Apotheken verlangt wird. Bei den Knochen der Tiere ist bisweilen die auffällige Form ausschlaggebend für den volksmedizinischen Gebrauch. So gilt der Knochen, der das Gehörorgan des Schweines birgt, das sogenannte „Saugehör" oder „Totenköpflein", fast in ganz Süddeutschland als Mittel gegen Fraisen und Zahnschmerzen. Er wird entweder als Amulett getragen oder zu Pulver zerstoßen eingenommen[8]. Die scharfen und scheinbar unverwüstlichen Zähne der Maus spielen begreiflicherweise eine große Rolle beim Zahnen der Kinder, beim Reißen des ersten Milchzahnes und bei Zahnangelegenheiten überhaupt[9].

Tierische Heilmittel sind in den in Handschriften und Drucken verbreiteten Arzneibüchern sehr stark vertreten. Zuweilen wird

---

[1] ZföVk. 13 (1907) 130.

[2] Seyfarth 185.

[3] Bargheer, Eingeweide 268—271.

[4] Seyfarth 295.

[5] Jörger, Valsertal 65; Schmid, Glarus 53.

[6] SAVk. 8 (1905) 153.

[7] Jühling, Tiere 133ff.; Urban, Tepl 80; Drechsler, Schlesien II. 289; BayHmtschutz 28 (1932) 51; Gesundheitsdienst 1 (1932) 178; Grundriß Sachsen I. 121.

[8] ZföVk. 4 (1898) 114f.; Buck, Schwaben 49; Fossel, Steiermark 72; Jühling, Tiere 180ff.

[9] Jühling, Tiere 125f.; ZföVk. 11 (1905) 189. Vgl. ebd. 3 (1897) 119, 185.

hier manches weitergeschleppt, das in der Volksmedizin nicht mehr geübt wird. Manche Mittel gelten aber bis heute. In einem 1579 zu Frankfurt a. M. gedruckten Arzneibuch aus dem Besitze des P. Jakob Parsch, zu jener Zeit Curat in Zebus (Böhmen), werden z. B. empfohlen Krötenknöchlein, Hasengalle, Rindsharn, Schwalbennester u. a. [1]). Schwalbennester, die schon Plinius erwähnt [2]), werden noch heute, meist in Milch gekocht und auf einen Schafwollstrumpf gelegt, zu Umschlägen gegen Halsweh verwertet [3]).

c) Der lebende Mensch

Eine wichtige Stelle im Volksglauben und in der Volksmedizin nimmt seit je das Blut des Menschen ein [4]). An seine Stelle ist heute zuweilen Tierblut getreten. Benutzt wird das eigene Blut als Zwischenträger, indem Tuchlappen, Zahnstocher u. a. blutig gemacht und dann vergraben, verbrannt oder verpflockt werden. Häufiger ist die Verwendung des Blutes anderer, wobei Menstrualblut [5]), das Blut unschuldiger Kinder, das im Märchen den Versteinerten wieder lebendig macht [6]), und das gegen Fallsucht schon im alten Rom gebrauchte [7]), auch gegen Schwindsucht helfende [8]), noch in allerjüngster Zeit immer wieder gesuchte Blut Hingerichteter [9]) besonders wirksam sind.

Um die Beschaffung dieses kostbaren Blutes mußten sich früher die Apotheker selbst kümmern. Im Stadtmuseum von

---

[1]) ZföVk. 3 (1897) 342ff.

[2]) Hovorka-Kronfeld II. 8.

[3]) Jühling, Tiere 234; Heyl, Tirol 787; Höhn, Volksheilkunde 84; Urquell 4 (1893) 278 (Schleswig-Holstein); Seefried-Gulgowski, Kaschubei 204; Hempler, Weichselland 49.

[4]) Bargheer, Eingeweide 263ff.; Hw. Aberglaube I. 1434ff.; Strack, Blut; Höfler, Volksmedizin 165ff.; Hellwig, Aberglaube 63ff.; Heckscher, German. Vk. 133f.; Scheftelowitz, Huhnopfer 59ff.; Kircher, Wein 82; Urquell 3 (1892) 7—13, 61—66, 81—86, 92—95, 113—116, 182f., 267—271.

[5]) Hovorka-Kronfeld I. 83ff.; Stemplinger, Aberglaube 78; Steinlein, Astrologie I. 152f.

[6]) Bolte-Polívka I. 46, 56.

[7]) ARw. 22 (1923/24) 59. Vgl. Abt, Apuleius 199.

[8]) Haas, Rügen 46.

[9]) Seyfarth 277ff.; Höhn, Volksheilkunde 131f. Vgl. MsäVk. 7 (1916) 27f.; Schmid, Glarus 57.

Tetschen wird das Gesuch eines Leitmeritzer Apothekers aus dem Jahre 1729 verwahrt, der anläßlich einer Hinrichtung bittet, das Blut des Verbrechers auffangen zu dürfen, „weilen wir selbes zue sehr nützliche Medicin in unser Apotheken gebrauchen müssen" [1]).

Der bis in die Gegenwart bezeugte Glaube an den Ritualmord [2]) der Juden hat allerlei Abwandlungen erfahren. Nach westfälischem Glauben müssen die Juden bisweilen Christenblut genießen, sonst wachsen ihnen Würmer aus dem Halse [3]). Sehr stark ist dieser Blutaberglaube im deutschen Osten und bei der slawischen Bevölkerung verbreitet. Der 1864 geborene Arbeiter Wenzel Holek erzählt darüber aus dem deutsch-tschechischen Sprachgrenzgebiet in Nordwestböhmen: „Am schwersten war ich zum Spielen dorthin zu bringen, wo Juden ansässig waren. Und das war in dem Städtchen Kolleschowitz und auch in der Bezirksstadt Rakonitz. Vor den Juden hatte ich nämlich eine große Furcht. Ich hatte von der Mutter und auch andern Leuten erzählen hören, daß sich die Juden, um ihren abscheulichen Rassengeruch vom Leibe loszuwerden, in Christenblut waschen müßten. Das nötige Blut dazu täten sie sich so verschaffen, daß sie Christen unter verschiedenen Vorwänden in ihre Häuser und dort auf eine Falltür lockten, durch die sie dann in einen unterirdischen Raum stürzten und sich auf die unten aufgestellten Messer spießten. Das Blut liefe dann in Fässer. Kein Wunder also, wenn ich die Juden nach diesen schreckenvollen Erzählungen im Magen hatte... [4])" Und noch heute findet sich der Glaube, daß die Juden den Christenmädchen, z. B. den bei ihnen angestellten Dienstmädchen, nächtlicherweile das Blut aussaugen [5]).

Trinken von Menschenblut kommt insbesondere im Liebeszauber [6]) noch gegenwärtig vor, während der Genuß von Men-

[1]) ZföVk. 24 (1918) 131.

[2]) Strack, Blut; Hellwig, Ritualmord; Scheftelowitz, Huhnopfer 57ff.; O. Stauf von der March, Der Ritualmord. Wien 1933.

[3]) Kuhn, Westfalen II. 189.

[4]) W. Holek, Lebensgang eines deutsch-tschechischen Handarbeiters. Bd. I. Jena 1909, 64.

[5]) SudZfVk. 1 (1928) 33, 75, 129. Vgl. Zaunert, Rheinland II. 168f.

[6]) Vgl. Hw. Aberglaube I. 1436.

schenfleisch [1]) zu Heilzwecken der Vergangenheit angehört. Ein besonderer Fall liegt vor, wenn überliefert wird, daß man von einem Erhängten an einer „unnennbaren" Stelle ein Stück Fleisch abschnitt, es zu Pulver verbrannte und dieses einem Fieberkranken eingab [2]).

Ein schon seit dem Altertum [3]) sehr beliebtes und in vielen Fällen auch berechtigtes Heilmittel ist der Harn [4]). Man reinigt damit Wunden [5]), was nicht bloß Bauernburschen Oberbayerns nach Raufereien machen [6]), sondern auch Personen aus den besten Kreisen. Noch um 1900 pflegte in Wien ein bekannter Gelehrter, k. k. Hofrat und Direktor eines berühmten Instituts, bei kleineren Verwundungen an einem Finger stets zum Nachttopf zu greifen und auf die Wunde zu pissen [7]). In Leipzig empfiehlt man den Mädchen, die eine reine Gesichtshaut haben möchten, sich morgens das Gesicht mit dem eigenen Harn zu waschen [8]). Im Mai 1918 war der Verfasser in einer polnischen Stadt Augenzeuge der folgenden Tatsache. In der Stube eines jüdischen Schusters stand am Fußboden ein Waschbecken, in dessen Wasser eine abgerissene Stiefelsohle zum Aufweichen lag. In das gleiche Becken pißte — es war am Morgen — der kleine Sohn des Schusters, und unmittelbar darauf wusch sich im gleichen Wasser die Tochter des Schusters, die in dem Nachtkaffee des Städtchens als Offiziersdirne tätig war.

Den eigenen Harn gibt man Kindern zu trinken, die Würmer haben [9]). Bei Gelbsucht läßt der Kranke sein Wasser in eine

---

[1]) Vgl. R. Andree, Die Anthropophagie. Leipzig 1887.

[2]) Hw. Aberglaube II. 1617.

[3]) Stemplinger, Aberglaube 78.

[4]) Hw. Aberglaube III. 1479ff.; Höfler, Volksmedizin 167ff.; BlPommVk. 6 (1897/98) 141f.; Grundriß Sachsen I. 122; Heckscher, Hannover I. 120f.; Hempler, Weichselland 50.

[5]) Urquell 4 (1893) 153; Drechsler, Schlesien II. 289; Manz, Sargans 71; Bächtold, Soldatenbrauch 28; Schulenburg, Sagen 223.

[6]) ZföVk. 20 (1914) 51. Vgl. ebd. 19 (1913) 254.

[7]) Urquell N. F. 2 (1898) 212f.

[8]) Seyfarth 280.

[9]) ZföVk. 3 (1897) 214.

Möhre, die dann zum Trocknen aufgehängt wird [1]). Auch Augenübel sucht man durch den eigenen Harn zu heilen [2]).

Verbreitet ist die Verwendung von menschlichem und tierischem Kot, der eingenommen oder aufgelegt wird. Der Menschenkot liefert das sogenannte „goldene Pflaster" bei Magenweh u. a. [3]). Frischer Kuhkot wird auf Wunden — noch im Weltkrieg von Soldaten [4]) —, Geschwüre u. a. gelegt, durch ein übergebundenes Tuch festgehalten und von Zeit zu Zeit erneuert [5]). Man legt warmen Kuhkot auch bei Leibschmerzen auf [6]). Tee von Gänsedünger wird in der nördlichen Oberpfalz bei Blinddarmentzündung getrunken [7]). Auch der Kot der Pferde, Ziegen, Katzen und Hühner dient als Heilmittel [8]).

Zur Erklärung kann man verschiedene Gründe anführen. Auf primitiver Stufe, wenn der Mensch noch an den Krankheitsdämon glaubt, vermeint er diesen mit den Grausen erregenden Mitteln zu verscheuchen [9]). Ferner mag man schon früh die Erfahrung gemacht haben, daß Kot tatsächlich Schmerzen lindert. Auch die Dungkraft des Kotes, der so eine lebenweckende Kraft besitzt, ist dem Menschen seit je bekannt. Endlich steckt in jedem Teil des menschlichen Körpers und auch in den Ausscheidungen ein heilkräftiger „Lebensrest" [10]). Im übrigen hat es den Anschein, als ob zur verstärkten Verwendung und Verbreitung dieses Mittels weniger das Volk als vielmehr die „gelehrte" Medizin den Anlaß gegeben hätte. Denn im 17. und zu Beginn des 18. Jahrhunderts war die Blütezeit dieser Kotmedizin, und ihre Träger waren Ärzte. Von einem solchen, dem Stadtphysikus von Eisenach

---

[1]) Ebd. 15 (1909) 176; Höhn, Volksheilkunde 107; Schmid, Glarus 57.

[2]) Hoffmann, Rheinhess. Vk. 89.

[3]) Höhn, Volksheilkunde 103.

[4]) Bächtold, Soldatenbrauch 28.

[5]) Bargheer, Eingeweide 305; Pollinger, Landshut 283; Höfer, Oberpfalz 9; Manz, Sargans 68, 70; ZfrwVk. 4 (1907) 301; SAVk. 21 (1917) 205.

[6]) Zimmermann, Baden 45.

[7]) Höfer, Oberpfalz 9.

[8]) Stoll, Zauberglaube 88f.; Hempler, Weichselland 26; BayHmtschutz 28 (1932) 52.

[9]) Trebitsch, Psychologie 175.

[10]) Bargheer, Eingeweide 301.

Kristian Frantz Paullini, stammt die 1714 in vollständigster Auflage erschienene „Dreck-Apotheke", die alle Dreckmittel erschöpfend zusammenstellt [1]).

Der Speichel, mit dem auch der katholische Priester bei der Taufe den Täufling benetzt, hat mehr vorbeugende Kraft und dient als Gegenzauber gegen das Verschreien und Verschauen [2]). Erst in zweiter Reihe ist er Heilmittel [3]). So leckt man im Böhmerwald bei Übelkeiten infolge Beschreiens dem Kranken dreimal die Stirn ab und spuckt dazwischen immer aus [4]). Hiebei dürfte es sich freilich mehr darum handeln, das mit dem Speichel verbundene Böse, die gewissermaßen abgeleckte Krankheit, zu beseitigen.

Wie der Schweiß selbst zu Heilzwecken verwendet wird, so erhalten auch Wäsche- und Kleidungsstücke, z. B. das Hemd [5]), verstärkte Heilkraft oder erhöhten Wert als Zwischenträger, weil der Schweiß des Menschen daran haftet.

Eine besondere Rolle spielen abgeschnittene Haare und Nägel, häufiger Finger- als Zehennägel, die oft als Zwischenträger verwendet werden [6]). Heilmittel liefern ferner die Nabelschnur, die Nachgeburt und die Glückshaube [7]).

Neben der tierischen Milch, vor allem jener der Kühe, Stuten, Ziegen und Schweine, hat auch die gesunde Muttermilch jederzeit ihre volksmedizinische Verwendung gefunden [8]). In Nordböhmen empfiehlt man gegen Auszehrung dem Kranken, bei abnehmendem Monde an den Brüsten eines jungen Weibes, das erst kürzlich einen Knaben geboren hat, zu trinken und danach etwas Zucker zu essen, um das Gerinnen der Milch im Magen zu verhindern [9]).

---

1) Ebd.

2) Stemplinger, Aberglaube 77; Seligmann, Blick I. 293—298.

3) Bargheer, Eingeweide 314ff.

4) ZföVk. 9 (1903) 241. Vgl. ebd. 24 (1918) 120.

5) Hw. Aberglaube III. 1726ff.

6) Seyfarth 283ff.

7) Ebd. 284f. Vgl. auch die Stichwörter im Hw. Aberglaube und Bargheer, Eingeweide 328ff.

8) Buck, Schwaben 42ff.

9) ZföVk. 4 (1898) 46.

Zum Schluß sei der Vollständigkeit halber auch auf die Menschenopfer[1]) verwiesen, die aber in den seltensten Fällen zum Zwecke der Heilung erfolgt sind. So natürlich der Gedanke ist, daß in der größten Not und bei verheerenden Seuchen der Mensch, nachdem alle anderen Hilfsmittel versagen, das höchste Opfer bringt, das möglich ist, nämlich sich selbst oder seinesgleichen der erzürnten Gottheit oder dem Krankheitsdämon opfert, so lassen sich doch in der deutschen Geschichte keine Fälle belegen, die auf Menschenopfer im Zusammenhang mit Krankheiten hinweisen. Zumindest müßte in der traurigen Zeit des Dreißigjährigen Krieges, in dem neben Kriegs- und Hungersnot erbarmungslose Seuchen die Menschen zur Verzweiflung trieben[2]), noch irgendeine Erinnerung an ein solches Opfer früherer Zeiten aufgetaucht sein. Wenn also Menschenopfer heute nur mehr der Sage[3]) und Dichtung angehören, der sie ein wirksames und rührendes Motiv liefern[4]), so sind hingegen Tieropfer bei Tierseuchen auch heute noch auf deutschem Boden feststellbar[5]).

d) Leichen

Wie man Krankheiten auf eine Leiche übertragen oder vermittels der Leiche vergraben und beseitigen kann, so dienen auch die Leiche und Teile der Leiche, bzw. des Totengerippes, ferner alles, was mit der Leiche in irgendeine Berührung kommt, z. B. das Leichenwasser[6]), der dabei verwendete Hader[7]), der Strick des Gehenkten, Sargnägel, Sarghenkel und Sarggriffe, aus denen man die „Gichtringe" schmiedet, Splitter vom Holze des Sarges

---

[1]) Vgl. den Artikel in der neuesten Auflage des Großen Brockhaus, wo auch das einschlägige Schrifttum angeführt ist.

[2]) Vgl. G. Lammert, Geschichte der Seuchen, Hungers- und Kriegsnot zur Zeit des Dreißigjährigen Krieges. Wiesbaden 1890.

[3]) Vgl. Graber, Kärnten 208f.

[4]) Z. B. in dem Roman „Phönix" von Hans Watzlik. Vgl. dazu: G. Jungbauer, Volksrätsel und Volksreime bei Hans Watzlik. In: Hochschulwissen 6 (1929) 741—747.

[5]) Vgl. Andree, Votive 147ff.; Jungbauer, Böhmerwaldsagen 20 und unten „Tierheilkunde".

[6]) Hw. Aberglaube V. 1118.

[7]) Schneeweis, Wenden 83.

u. a. als Heilmittel. Deren Wirkung wird gesteigert, wenn es sich um die Leiche eines Hingerichteten, eines Selbstmörders oder überhaupt eines gewaltsam um das Leben Gekommenen handelt. So kennt man in Oberösterreich das folgende Fiebermittel. Man schneidet einem Erhängten ein Stück Fleisch aus einer unnennbaren Stelle ab, brennt es, zerreibt es zu Pulver und gibt es dem Kranken ein [1]).

Häufig genügt es, den Kranken oder den kranken Körperteil mit der Leiche in Berührung zu bringen, wie man dies z. B. bei Warzen macht. Oder man benützt etwas, das man absichtlich in Berührung mit einer Leiche gebracht hat. So steckt man in Sachsen ein Stückchen rohes Rindfleisch einer frischen Leiche in die Achselhöhle, läßt es dort 24 Stunden liegen und legt es hierauf auf das Muttermal oder ein anderes häßliches Körpermal, das man entfernen will. Hier beläßt man es 24 Stunden, um es dann zu vergraben [2]). Muttermale kann man auch vertreiben, indem man bei abnehmendem Monde mit der Hand einer Kinderleiche einigemal über das Muttermal streicht [3]).

Die verschiedensten Heilwirkungen schreibt man den Knochen und den besonders gegen Zahnweh gebrauchten Zähnen von Toten zu. Bei den Totenknochen genügt meist die bloße Berührung [4]), nicht selten werden sie aber auch zu Pulver zerrieben und eingenommen [5]).

Vereinzelt ist auch heute der Glaube an die Heilkraft des Leichenfettes zu finden. So bot noch vor dem Weltkriege ein Totengräber in einer Apotheke in Fischern bei Karlsbad Leichenfett zum Kaufe an. Er wurde wegen unbefugter Eröffnung von Gräbern und Wegnahme von Leichenteilen gerichtlich verurteilt [6]). Unter Leichenfett versteht man Leichenwachs (Adipocire), das sich an Leichen unter besonderen Umständen bilden kann, oder auch Fett, das aus der Leiche geschnitten oder aus Leichenteilen aus-

[1]) ZföVk. 3 (1897), 280 = Hw. Aberglaube II. 1617.
[2]) Seyfarth 286.
[3]) ZföVk. 4 (1898), 46.
[4]) Vgl. ebd. 15 (1909), 174; Hempler, Weichselland 27.
[5]) Wuttke 134f. § 185; Schneeweis, Wenden 103.
[6]) SudZfVk. 1 (1928), S. 103f.

gelassen wird. Bevorzugt wurde Fett von ungeborenen Kindern, jungen Leuten, Verbrechern, Ertrunkenen u. a. In Steiermark bestand der Glaube, die Barmherzigen Brüder in Graz hätten das Privileg, jedes Jahr einen jungen Menschen zu Tode zu kitzeln, seine Leiche auszusieden und Fett und Knochen in der Apotheke zu verwenden [1]).

In früherer Zeit hat man auch wirkliche und vorgetäuschte Mumien, getrocknete Leichen, zu Heilzwecken verwendet [2]). Im Archäologischen Museum in Prag (Hanspaulka) wird eine ägyptische Mumie aufbewahrt, die im 17. Jahrhundert bei einem Prager Apotheker gefunden wurde. Dieser verkaufte die stückweise zu Staub gemahlene Mumie als wertvolles Heilmittel, das die Kranken einnahmen [3]). Bei den ägyptischen Mumien war es der zum Einbalsamieren der Toten verwendete Asphalt, dem man besondere Heilwirkung zuschrieb [4]). Neuere Untersuchungen haben ergeben, daß der von Balsam durchsetzte Mumienstaub nur bei äußerer Behandlung nützen könnte, dagegen beim Einnehmen wie Gift wirkt [5]).

Sonst wurden auch von Fehlgeburten stammende Kinderleichen getrocknet und in den Apotheken um teures Geld verkauft [6]). Mit dem Wort Mumie oder Mumienmagnet bezeichnete man auch ein menschliches Blutpräparat. Man füllte das Blut eines gesunden Menschen in eine Eierschale, machte das Ei mit Hausenblase fest zu, ließ es von einer Henne bebrüten und legte es dann in einen Backofen, wo es so lange blieb, als Brot zum Backen brauchte. Dann war die Mumie fertig, die die Krankheit an sich zog, wenn man sie mit dem kranken Organ in Berührung brachte [7]).

---

[1]) Hw. Aberglaube V. 1067. Vgl. auch alle anderen Artikel von P. Geiger: Leiche, Leichenstroh, Leichenteile, Leichenwasser.

[2]) A. Wiedemann, Mumie als Heilmittel. In: ZfrwVk. 3 (1906) 1—38; Bargheer, Eingeweide 234 f.

[3]) Prager Presse vom 2. Oktober 1932 (mit Bild der Mumie).

[4]) Hovorka=Kronfeld I. 315 f. Vgl. F. Netolitzky, Vom Asphalt über die Mumie zum Ichthyol. In: Pharmazeut. Zentralhalle 68 (1927), Nr. 4.

[5]) Prager Presse a. a. O.

[6]) Seyfarth 289 mit weiteren Angaben.

[7]) Hovorka=Kronfeld I. 315.

e) Erde, Wasser, Feuer u. a.

Mehr als die gewöhnliche **Erde**, die man auf Wunden, z. B. von Insektenstichen, auflegt, oder **Lehm**, der mit Essig vermischt Umschläge liefert oder in den „Lehmpastoren und -doktoren“ die Kranken betten [1]), ist die Erde von Gräbern und vom Kirchhof heil- und zauberkräftig [2]). Bestimmte **Steine**, die man bei sich trägt oder deren Pulver man einnimmt, haben neben der vorbeugenden auch heilende Kraft [3]). In Österreich trägt man Blutsteine, nämlich Steine aus rotem Marmor und Blutachat, aber auch Korallen, gegen Rotlauf und gibt ihr Pulver blutkranken und blutarmen Kindern ein [4]). Verwendet werden ferner Schrecksteine, die in Österreich meist der Bergkristall liefert [5]), und Schlangensteine aus Serpentin, das besonders in Sachsen volksmedizinisch wichtig ist [6]). Hervorragende Wirkung schreibt man den nach der Volksmeinung aus dem Blitze stammenden Donnerkeilen [7]) zu, deren abgeschabter Staub als Heilpulver benützt wird [8]). Um Fremdkörper aus den Augen zu entfernen, führt man die sogenannten Krebsaugen ein [9]), Kalkgebilde aus dem Krebsmagen [10]). In Bayern heilt man die Bisse „winiger“ (wütender) Hunde mit einem rätselhaften Stein, der „Winstein“ genannt wird [11]).

Neben anderen Bezoarsteinen [12]) und Mineralien spielt das **Salz** [13]) im ganzen Volksglauben eine wichtige und auch begrün-

1) BlBayVk. 11 (1927) 23.
2) Hw. Aberglaube II. 900ff.
3) Zahler, Simmenthal 83ff.; Heimatgaue 1 (1919/20) 50.
4) ZföVk. 13 (1907) 112f.
5) Ebd. 20 (1914) 142.
6) Seyfarth 260f.
7) Hw. Aberglaube II. 325ff.
8) Brunner, Ostd. Vk. 250f.
9) Hovorka-Kronfeld I. 256f.; II. 796; Urquell N. F. 2 (1898) 211 (Niederösterreich); Zimmermann, Baden 24; Heimatgaue 10 (1929) 291.
10) Hovorka-Kronfeld I. 256.
11) ZföVk. 11 (1905) 189.
12) Hovorka-Kronfeld I. 64f.; Hw. Aberglaube I. 1206f.
13) O. Schell, Das Salz im Aberglauben. In: ZfVk. 15 (1905) 137—149. Vgl. Höfler, Volksmedizin 173ff.; Heckscher, German. Vk. 127f.; Samter, Geburt 151ff.

dete Rolle. Von den **Metallen**[1]) steht das Eisen[2]) an erster Stelle. Waffen, Werkzeuge und Geräte aus Eisen, Hufeisen, Nägel, Nadeln u. a. tauchen immer wieder in der Volksmedizin auf. Doch ist nicht stets der Stoff die Hauptsache, oft auch die Form, Herkunft und der eine oder andere besondere Umstand. Heute noch sind die Gichtringe oder Krampfringe[3]) sehr verbreitet, die man aus Eisenteilen und Nägeln von Särgen verfertigt. Gleichen Zweck haben die aus Kupfer- oder Zinndraht bestehenden Krampfketten[4]). Gegen Rheumatismus trägt man gern Ringe aus Hufeisennägeln[5]).

Auch beim **Geld**[6]) ist nicht bloß das Metall an sich, sondern auch der Wert der Münze, die Art der Beschaffung u. a. für den volksmedizinischen Gebrauch bestimmend.

Das **Wasser** nimmt mit Recht eine überragende Stelle in der Volksmedizin ein[7]). Wasserkuren waren seit je volkstümlich[8]). Neben dem gewöhnlichen Brunnenwasser kommt dem fließenden Wasser, das nicht bloß reinigt, sondern auch „fortträgt", erhöhte Bedeutung zu, namentlich bei der Heilhandlung des Wegschwemmens.

Größere Heilkraft als das gewöhnliche Wasser birgt das vom Himmel kommende Regenwasser in sich, der Tau, der im Märchen Blinde sehend macht[9]), und besonders der Maitau[10]), dann der

---

[1]) Höfler, Volksmedizin 174ff.; Heckscher, German. Vk. 128ff.; Staak, Mecklenburg 312f.

[2]) Hw. Aberglaube II. 717ff. Vgl. Most, Hausmittel 165f.; ARw. 10 (1907) 41—46.

[3]) Hw. Aberglaube III. 838; Meyer, Baden 564; Reiser, Allgäu II. 446; Seyfarth 267f.; Höhn, Volksheilkunde 129; Lüpkes, Ostfries. Vk. 120; ZfrwVk. 2 (1905) 281; 8 (1911) 227; Heimatgaue 1 (1919/20) 50.

[4]) ZföVk. 13 (1907) 107f.

[5]) Vgl. Fogel, Pennsylvania 329 Nr. 1752.

[6]) Niemer, Geld 1ff.

[7]) Vgl. Seligmann, Heil- u. Schutzmittel 73ff.; M. Ninck, Die Bedeutung des Wassers im Kult u. Leben der Alten. Leipzig 1921; ARw. 13 (1910) 20—46 (Wasser als Dämonen abwehrendes Mittel); Staak, Mecklenburg 303ff.

[8]) Vgl. Most, Hausmittel 604ff.; Grundriß Sachsen I. 120f.

[9]) Bolte-Polivka II. 469.

[10]) Hw. Aberglaube V. 1550ff.

Fensterschweiß [1]), in erster Reihe der im März oder in der Nacht entstandene, und endlich jedes geweihte oder heilige Wasser, wie das Weihwasser, das Heilwasser bei Wallfahrtskirchen (s. unten) und das Osterwasser, das vor allem Ausschlag, Krätzen und Hautkrankheiten beseitigt und wie der Maitau den Menschen gesund und schön macht. Das unter Einhaltung bestimmter Vorschriften geschöpfte Osterwasser (s. unten) wird vielfach noch heute in Flaschen und Gefäßen das Jahr über aufbewahrt und ist in manchen Gegenden ein Allheilmittel [2]).

Auch bei der Bereitung von Heilmitteln ist das Wasser wichtig. Wenn man die Salbe kocht, muß man siebenmal frisches Wasser darauf gießen, dann wird sie erst heilsam und kräftig [3]).

Daß Alkohol in verschiedener Weise als Heilmittel dient, ist selbstverständlich. Den Wein hielten schon die Alten für einen Erzeuger des Blutes und schrieben ihm lebenspendende Kraft zu [4]). Auf deutschem Boden sind derzeit Rum und Branntwein, der besonders gegen Zahnweh hilft [5]), häufigere Hausmittel als der Wein [6]). Auch hier kann man beobachten, daß sich das Volk nicht mit der einfachen Verwendung des in vielen Fällen tatsächlich wirksamen Mittels begnügt, sondern hierbei auch auf magischem Wege einzuwirken sucht. So trinken Gichtkranke in Schlesien Likör vermischt mit Ruß, den sie im Schornstein dreimal von oben nach unten abgekratzt haben [7]).

Das Feuer [8]) und seine reinigende wie auch heilende Kraft kennt und schätzt der Mensch seit Urzeiten. Gegen Krankheiten wurde es stets mehr in vorbeugender Weise verwendet, indem

---

[1]) Ebd. II. 1338f.; Urquell N. F. 2 (1898) 211; Drechsler, Schlesien II. 284; Haas, Rügen 46; SudZfVk. 2 (1929) 253; (1930) 41, 86; Schmid, Glarus 63.

[2]) Sartori, Sitte u. Brauch III. 151f.

[3]) ZföVk. 3 (1897) 53.

[4]) Kircher, Wein 75.

[5]) Zimmermann, Baden 42.

[6]) Most, Hausmittel 99ff.; Höfler, Volksmedizin 129ff.; Schmid, Glarus 55.

[7]) Drechsler, Schlesien II. 308.

[8]) Seligmann, Heil- u. Schutzmittel 110 ff.; Freudenthal, Feuer 1ff.; Staak, Mecklenburg 307f.; Hempler, Weichselland 60f.

man etwa über Jahresfeuer (Frühlings-, Johannis- oder Sonnwend-, Herbstfeuer)[1]) springt oder das Vieh durchtreibt.

Vor allem läßt man bei Krankheiten die durch das Feuer erzeugte Hitze wirken, z. B. beim Ausbacken der Krankheit. Hier ergibt sich ein Zusammenhang mit der Wärmetherapie der Berufsmedizin. Auch der Rauch wärmt und kann daher heilsam sein[2]). In manchen Gegenden Steiermarks lagert man die Kranken in die als Küche dienende Rauchstube, weil man glaubt, daß das Herdfeuer und der offene Kamin den Krankheitsstoff verzehren und abführen[3]). Auch der Rest des Feuers, die Asche, spielt im Heilverfahren eine Rolle[4]).

Besondere Umstände erhöhen die Wirkung des Feuers. In der Sprachinsel Gottschee zündete man noch vor 80 Jahren zur Abwehr von Gewittern Kreuzfeuer an Kreuzwegen an. Es waren Notfeuer, gewonnen durch Reiben eines Scheites unter einem Torflügel. In das Feuer warf man außer Holz auch Schuhflecke, Schweinemist u. a. Denn je mehr der Rauch des Feuers stinkt, desto besser soll die Wirkung sein. Wenn ein solches Feuer gegen die Cholera helfen soll, so müssen die Weiber darüber springen, was noch im Jahre 1855 geschah[5]).

Ein wertvolles Heilmittel ist das Brot, das alter Volksglaube als heilig betrachtet[6]). In der Oberpfalz hebt die Braut das bei der Hochzeit abgeschnittene Stück Brot auf und gebraucht es als Arznei in allen Krankheitsfällen[7]).

Heilmittel können endlich die verschiedensten Dinge sein und werden, so Wäsche- und Kleidungsstücke, besonders Hemden, Kopftücher, Schuhe u. a., dann Nadeln, vor allem Stecknadeln, Zwirn und Garn, Nägel, der Gehstock, mit dem jemand erschlagen wurde[8]) u. a.

[1]) Hw. Aberglaube (s. die einzelnen Artikel).
[2]) Zahler, Simmenthal 54.
[3]) Fossel, Steiermark 138.
[4]) Hw. Aberglaube I. 611ff.; Freudenthal, Feuer 108—121.
[5]) Hauffen, Gottschee 77.
[6]) Hw. Aberglaube I. 1590ff.
[7]) Höfer, Oberpfalz 20.
[8]) Lüpkes, Ostfries. Vl. 118f.

D. Religiöse und kirchliche Heilmittel im besonderen

Schon auf der primitivsten Kulturstufe, auf der Religion und Zauber eng verbunden sind[1]), ist der Zauberer und Medizinmann[2]), der die Krankheitsdämonen vertreibt, eine Art Mittelsperson zwischen den Menschen und der gedachten höheren, bösen Macht. Jedoch auch dann, wenn sich die Religion zu einem klaren Glauben an Gottheiten oder an einen einzigen Gott erhebt, wenn ein geregelter Gottesdienst entsteht, ist zunächst der Priester gewöhnlich auch der Arzt. Er vermittelt auch bei Krankheiten zwischen den Menschen und Gott. Bei der großen Bedeutung, die dem Seelischen bei der Heilung von Krankheiten zukommt, ist dieser natürliche Zusammenhang zwischen Religion und Medizin[3]) begründet und verständlich. Er ist es noch mehr dann, wenn die Krankheit als eine Strafe Gottes aufgefaßt wird.

Diese enge Verbindung von Religion und Medizin veranschaulicht am besten die Geschichte der christlichen Religion[4]). Sie zeigt uns keinen starren Zustand, wie dies bei anderen Religionen meist der Fall ist, sondern eine Entwicklung, in die am stärksten die Reformation eingegriffen hat. Diese hat gar viel von alter kirchlicher Volksmedizin hinweggefegt, so daß der Träger großer Stoffgebiete, z. B. von fast allem, was mit Heiligen- und Reliquienverehrung zusammenhängt, die katholische Kirche allein geblieben ist. Daher kommen als Quellen für die folgenden Ausführungen nahezu bloß Werke in Betracht, die ihren Stoff in katholischen Ländern gesammelt haben[5]).

In den ersten christlichen Jahrhunderten wurde nur zeitweise und zufällig bei Hungersnot und Seuchen Vorsorge für die Kranken getroffen, wurden z. B. Absonderungshäuser für ansteckende Kranke errichtet. Als erstes Krankenhaus kann man die

---

[1]) Vgl. Beth, Religion 201ff.; A. Vierkandt, Die Anfänge der Religion u. Zauberei. In: Globus 92 (1907) 21—25, 40—45, 61—65.

[2]) Bartels, Medizin 47ff.; Ebert, Reallex. VIII. 75; X. 292f. Vgl. M. Gusinde, Der Medizinmann bei den südamerikanischen Indianern. In: MAG. 62 (1932) 286—294.

[3]) Vgl. Magnus, Religion.

[4]) Vgl. Magnus, Volksmedizin 22ff., 80ff.

[5]) Vor allem die Bücher von R. Andree, M. Andree-Eysn und R. Kriß.

Abteilung für Kranke in der von Bischof Basilius im Jahre 368 vor Cäsarea errichteten Fremdenherberge (Xenodochium) bezeichnen. Eine geregelte Krankenpflege kam aber doch erst durch die Mönch- und Ritterorden auf. So wurden manche Klöster zu Mittelpunkten der Heilkunst [1]). Vielfach war es ein ähnlicher Zustand, wie ihn in völliger Erstarrung das heutige Tibet zeigt, wo die Priester (Lamas) die ganze Heilkunst in Händen haben und einzelne Klöster geradezu medizinische Fachschulen sind [2]).

Die Mönche und Nonnen, wie auch die weltlichen Geistlichen des Mittelalters waren nicht allein praktische Ärzte, sondern betätigten sich hier und da auch als medizinische Schriftsteller. So schrieb die hl. Hildegard von Bingen (1099—1179) mehrere naturwissenschaftlich-medizinische Werke [3]), der Lapidarius des Bischofs Marbod von Rennes († 1123) und andere Steinbücher handeln über die Heilkraft der Edelsteine und auch unter den Verfassern der Kräuterbücher [4]) sind nicht wenige Geistliche. Erst als mit dem 11. und 12. Jahrhundert allmählich medizinische Fachschulen und Universitäten aufkamen, beginnen sich die kirchlichen Behörden gegen die Ausübung der Heilkunst durch Geistliche zu wenden, denen mehrere Kirchenversammlungen die ärztliche Tätigkeit verboten und die Leitung von Hospitälern untersagten. Die medizinische Wissenschaft und die Ärzte selbst blieben aber weiterhin in Abhängigkeit von der Kirche und wurden erst mit dem 17. Jahrhundert, nachdem durch den Humanismus die nötigen Voraussetzungen geschaffen worden waren, frei und selbständig [5]).

Damit aber hat keineswegs die Behandlung der Kranken mit den durch die Religion und Kirche gebotenen Mitteln aufgehört. Sie wird bestehen, so lange es gläubige Menschen gibt. Denn sie stützt sich auf erwiesene Tatsachen. Ohne Zweifel ist der religiöse Glaube und das fromme Gottesvertrauen ein mächtiger

[1]) Diepgen, Geschichte II. 21f.

[2]) Vgl. H. Laufer, Beiträge zur Kenntnis der Tibetischen Medizin. I. Teil. Berlin 1900.

[3]) Neuburger, Geschichte II. 320.

[4]) Vgl. Jungbauer, Geschichte 38f.

[5]) Vgl. Magnus, Religion 39 u. 53f.

Helfer, vor allem bei Krankheiten, die sich auf suggestivem Wege allein heilen lassen, wo oft schon der Glaube allein genügt und jede ärztliche Behandlung entbehrlich macht. Selbstverständlich ist ferner, daß in jenen Fällen, in denen die Krankheit als eine Strafe Gottes angesehen wird, sich der Kranke zunächst wieder an Gott mit der Bitte um Vergebung und um Heilung wenden und von den kirchlichen Heilmitteln Gebrauch machen wird.

Im übrigen sind Priester bis heute als Heilkundige tätig, besonders in abgelegenen Gegenden und im Hochgebirge, wo der Weg zum nächsten Arzt weit und beschwerlich ist. Man könnte da eine ganze Reihe von vorwiegend katholischen Pfarrern aufzählen [1]), zu denen auch der Schriftsteller Hansjakob gehört. Der berühmteste ist wohl Sebastian Kneipp (1821—1897), durch den die alten Wasserkuren zu einem ganzen System ausgebaut wurden.

Wenn sympathetische Behandlung im Vordergrund steht, ist häufig die Tatsache zu verzeichnen, daß das Volk fremde und unbekannte Priester bevorzugt. Auch nach der Reformation hat der Glaube an die besondere Heilkunst katholischer Ordensgeistlicher bei der evangelischen Bevölkerung weiter gewirkt [2]) und sie veranlaßt, katholische Geistliche bei Krankheiten und anderen Anlässen holen zu lassen. Allerdings waren dies früher zuweilen Anlässe, z. B. Beschwören von Geistern, Bannen von Gespenstern u. a., bei denen aufgeklärte evangelische Geistliche von Anfang an nicht mitgetan hätten.

Am beliebtesten waren seit je die Kapuziner. In dem Buche eines Aufklärers aus dem Ende des 18. Jahrhunderts heißt es: „... immer noch räuchern Scharfrichter oder alte Weiber die Ställe des kranken Viehes, oder die Wiege des verwahrlosten Kindes; und Capuciner werden in protestantische Orte gefodert, Gespenster zu bannen, oder Geister zu citiren [3])." Bei Krankheiten nimmt man noch gegenwärtig Kapuziner in Anspruch [4])

[1]) Vgl. etwa Höhn, Volksheilkunde 80, Anm. 95; Höser, Oberpfalz 5f.; Liek, Wunder 115f.

[2]) Wuttke 148f. § 207. Vgl. Hempler, Weichselland 45f., 63f.

[3]) (Fischer) Aberglaube, Vorrede. Vgl. ebd. I. 163 u. III. (Anhang) 165.

[4]) Sartori, Westfalen 72; Manz, Sargans 45; Zahler, Simmenthal 55, 121f.; Stoll, Zauberglaube 116; Schmid, Glarus 45, 51.

und der „englische Kapuzinerbalsam", ein likörartiges Wundergetränk, das innerlich und äußerlich gebraucht werden kann, wird immer noch vom Kapuzinerkloster in Prag (Hradschin)[1]) und von anderen Kapuzinerklöstern vertrieben, wobei jeder Flasche eine umfangreiche Gebrauchsanweisung mitgegeben wird.

Der Stoff der religiösen und kirchlichen Volksmedizin läßt sich am übersichtlichsten in der Weise gliedern, daß zuerst die Krankheitsheiligen und dann die Heilmittel, die zumeist auch Vorbeugungs- und Schutzmittel sind, besprochen werden.

1. Krankheitsheilige

Hier zeigt sich bei den christlichen Völkern eine andere Entwicklung als etwa im griechischen Altertum. Nach dem Glauben der alten Griechen besaßen ursprünglich wohl alle, später mehrere Götter die Gabe der Heilung[2]), aber vom 7. Jahrhundert v. Chr. an wurde Asklepios nahezu zum alleinigen Heilgott. Das Christentum hingegen entwickelte im Laufe der Jahrhunderte eine Vielheit von Krankheitsheiligen, die zuweilen höher stehen als Jesus Christus, von dessen Wunderheilungen die hl. Schrift berichtet, oder einer seiner ebenfalls als Heilkünstler beglaubigten Apostel und Jünger.

Denn diese Heiligen helfen nicht allein als Fürbitter bei Gott, sondern auch selbst. „Wird es auch von seiten der Kirche betont, daß die Heiligen nur Fürbitter bei Gott seien und dieser allein gewähre, so tritt doch diese Lehre beim Volke vielfach in den Hintergrund und es wähnt, daß der Heilige unmittelbar eine ihm vorgetragene Bitte gewähren könne. Unbewußt kommen die alten polytheistischen Vorstellungen wieder zum Vorschein oder sie haben sich noch aus alter heidnischer Zeit fortgesetzt, so daß man glauben kann, die vielen Heiligen seien einfach an die Stelle der alten Götter getreten, eine Ansicht, die oft genug ausgesprochen und mit mehr oder weniger Glück vertreten worden ist[3])."

---

[1]) Jungbauer, Geschichte 60.

[2]) Vgl. Kutsch, Heilgötter.

[3]) Andree, Votive 7.

Dabei darf man aber durchaus nicht glauben, daß diese Heiligenverehrung etwas Starres ist, das sich seit Jahrhunderten nicht ändert. Im Gegenteil zeigen sich gerade hier immer wieder Wandlungen und Schwankungen. „Auch Heilige haben ihren Ruf, auch sie unterliegen einer gewissen Mode und mancher, dessen Wallfahrtskapelle einst überlaufen war, wo reiche Gaben zusammenflossen, viele Wunder geschahen, sieht seine Stätte nun verödet; andere, denen neues Vertrauen entgegengebracht wurde, haben ihn ersetzt. Dabei wird einem und demselben Heiligen, gleichsam als ob er aus verschiedenen Personen bestände, an seinen verschiedenen Kultstätten eine verschieden große Kraft zugetraut. Man spricht vom Ditramzeller, vom Aigener, vom Siegertsbrunner Leonhard wie von verschiedenen Heiligen. Von all den zahllosen Marien, die verehrt werden, sind jene zu Altötting, Einsiedeln, Mariazell die kräftigsten und man kann hören, wie ihre Verdienste gegeneinander abgewogen werden [1])."

Zu ihrer Stellung als Helfer in Krankheiten kommen die Heiligen auf verschiedene Weise. Gewöhnlich gibt ihr sagenhaft ausgeschmücktes Leben und bei Märtyrern ihr Leiden und die Art ihres Todes den Anlaß, um sie zu Sonderpatronen bestimmter Krankheiten zu erheben oder zu bestimmten Körperteilen in Beziehung zu bringen. Oft spielt eine rein mechanische und äußerliche Wort- und Namenanalogie oder eine Volksetymologie eine Rolle, wenn etwa der hl. Augustin bei Augenkrankheiten angerufen wird, der hl. Valentin den Fallsüchtigen hilft oder der hl. Blasius Blasen heilt.

Die Heiligen helfen, wenn man zu ihnen betet oder um ihre Fürsprache bei Gott fleht, wenn man ihnen Opfer bringt, wenn man die ihnen geweihten Kirchen und Kapellen besucht und die dort vorhandenen Heilmittel, z. B. das Wasser eines Gesundbrunnens, oder Reliquien gebraucht, wenn man an ihrem Tage fastet [2]), wenn man in die von ihnen zurückgelassenen Fußspuren tritt, was vor allem bei Fußleiden gut ist [3]) usw. Auch ihre Statuen

---

[1]) Andree, Votive 8.

[2]) Zimmermann, Baden 68.

[3]) Kapff, Schwaben 40.

und Bilder, denen man schon im Altertum Heilkraft zuschrieb [1]), kommen in Betracht. Man verwendet Holzsplitter der Statuen [2]), man reibt die Windeln kranker Kinder an den Statuen oder berührt deren Gesicht mit dem Brot, das dann die Kranken essen [3]). Nähere Umstände beleuchten die folgenden Darstellungen, die das Leben und Wirken einiger Krankheitsheiligen vorführen.

Jesus selbst, den wir so häufig in Heilsegen begegnen, galt schon früh nicht allein als Arzt der Sünder, sondern auch der Kranken. Daher wurde noch im Mittelalter die Jesusgestalt stets benützt, wenn man den Arzt als Gott darstellen wollte [4]).

Von den Heiligen sei zunächst der hl. Blasius [5]) behandelt, der um 316 als Märtyrer gestorben ist. Er wurde zum Schutzheiligen der Kehlkopf- und Halsleidenden, weil er den Sohn einer Witwe rettete, der an einer Gräte, nach andern an einer Kröte zu ersticken drohte [6]). Schon im 6. Jahrhundert kennt der Arzt Aëtius von Amida eine Besegnung im Namen des Blasius zur Entfernung eines Knochens aus dem Halse [7]). Noch heute wird an seinem Tage (3. Feber) in der Kirche der Blasiussegen erteilt [8]). Hiebei spricht der „anblaselnde" Geistliche: Per intercessionem S. Blasii liberet te omnipotens Deus ab omni malo gutturis. [9]). In Ottau im südlichen Böhmerwald hält der Priester nach der Messe jedem, der sich segnen läßt, zwei kreuzförmig gebundene Kerzen vor den Hals und spricht: „Auf die Fürbitte des hl. Bischofs und Märtyrers Blasius bewahre dich vor allen Krankheiten des Mundes und des Halses der allmächtige Gott Vater, Sohn und hl. Geist!" [10]).

---

[1]) Weinreich, Heilungswunder 76ff.

[2]) Kriß, Gnadenstätten 209, Nachträge dazu 35f. Vgl. Laube, Teplitz 67.

[3]) Zimmermann, Baden 33.

[4]) Vgl. H. Peters, Darstellungen von Jesus als Arzt oder Apotheker. In: Janus 5 (1900) 437—440. Vgl. auch O. Rosenthal, Wunderheilungen u. ärztliche Schutzpatrone in der bildenden Kunst. Leipzig 1925.

[5]) Doyé I. 138; Künstle II. 112—115.

[6]) Hw. Aberglaube I. 1360.

[7]) Ebd. 1364.

[8]) Sartori, Sitte u. Brauch III. 87; Schneeweis, Wenden 159.

[9]) Andree, Votive 85.

[10]) SudZfVk. 3 (1930) 89f.

Der hl. Blasius wird ferner bei Blasenkrankheiten, bei den Siebenbürger Deutschen gegen eiternde Geschwüre und bei den Franzosen gegen Kolik angerufen [1]). Es gab auch Blasibrunnen, Blasiwasser und Blasiwein, die als heilsam galten [2]). Endlich ist der Heilige Helfer bei mancherlei Krankheiten der Haustiere. In England heilt man Zahnweh durch Berührung des Zahnes mit der Kerze, die auf dem Altar der dem hl. Blasius geweihten Kirche gestanden hat. Dieselben Kerzen helfen auch gegen Halsschmerzen und bei Viehkrankheiten. Es ist wahrscheinlich, daß hier ebenfalls der Anklang des Heiligennamens an das englische Wort blaze (Flamme, Lichtschein) mitspielt [3]).

Die volksetymologische Verbindung von Blasius und blasen hat Beziehungen des Heiligen zum Winde hergestellt und gefördert. Er ist Patron der Windmüller und „Blasisten", d. h. der auf Blasinstrumenten spielenden Musikanten, aber auch der Bäcker [4]). Im Böhmerwald meint man vom Blasiustage, daß es da stark blasen (wehen) und schneien soll. Es soll neun Fuhren Schnee bei einer „Neigerluka" (Loch eines Bohrers) hinausblasen, dann wird bald Sommer [5]).

Durch ein Mißverständnis ist der im Jahre 303 gestorbene hl. Erasmus zu einem Krankheitshelfer geworden. Wie noch neuere Darstellungen [6]) berichten, wurden ihm der Legende nach die Eingeweide aus dem Unterleibe herausgehaspelt, weshalb man ihn mit einer Haspel abzubilden pflegt und zum Patron für Unterleibsleiden (Krämpfe, Kolik, Geburtsschmerzen) gemacht hat, dem man in Niederbayern Haspeln opfert [7]). Wegen dieses Gerätes wurde er auch zum Patron der Drechsler.

In Wirklichkeit [8]) weiß die Vita des Heiligen nichts von jener Folter. Die älteste bekannte Darstellung (8. Jahrhundert) in der

---

[1]) Hw. Aberglaube I. 1361.

[2]) ZfVk. 1 (1891) 294.

[3]) Hw. Aberglaube I. 1361.

[4]) Ebd. 1363.

[5]) SudZfVk. 3 (1930) 90.

[6]) Hw. Aberglaube II. 866f.; Doyé I. 322f.

[7]) Vgl. R. Kriß, Neue Votivfunde aus Niederbayern und Steiermark. In: ZfVk. 35/36 (1925/26) 252—258.

[8]) Vgl. Künstle II. 210—213.

Kirche S. Maria in Via Lata in Rom zeigt ihn im Kessel mit siedendem Öl. Seine ursprünglichen Attribute waren Engel, die ihn in seiner Verlassenheit besuchen, dann Raben, die ihn als Einsiedler ernähren, und der Pech- oder Ölkessel, in den er getaucht werden sollte, aber keine Haspel. Der hl. Erasmus wurde zunächst in den Hafenstädten und Küstengebieten des Mittelländischen Meeres und auf den Inseln, namentlich in Sizilien, verehrt und war Patron der Seeleute, die nach ihm (Ermo, Elmo sind italienische Verkleinerungsformen von Erasmus) die an den Spitzen der Schiffsmasten beobachteten Lichterscheinungen Elmsfeuer nannten und ihm die Schiffswinde mit dem um sie gewickelten Schiffstau als Attribut gaben.

Mit der Verbreitung der Verehrung des hl. Erasmus in die nördlichen Binnenländer kam es im späteren Mittelalter dazu, daß man dieses Attribut nicht mehr verstand und anders ausdeutete. So wurde das Tau zu den Gedärmen und die Schiffswinde zur Haspel, mit der man dem Märtyrer die Eingeweide herausgerissen haben soll. Und so wurde der hl. Erasmus zum Helfer bei Unterleibsleiden.

Der Tag der um das Jahr 303 gestorbenen hl. Lucia[1]), der 13. Dezember, galt bis zum 14. Jahrhundert als der kürzeste Tag des Jahres, weshalb sich daran viele abergläubische Vorstellungen, Sagen und Bräuche schlossen[2]), deren Fülle in den vor dem 14. Jahrhundert begründeten deutschen Sprachinseln der Slowakei, die ausgeprägte volkskundliche Rückzugsgebiete sind, besonders groß ist[3]).

In der Volksmedizin erscheint die hl. Lucia als Augenheilige. Anlaß dazu gab ihr Name (Lucia = die Leuchtende, die Lichtträgerin)[4]). Von ihr, die den Martertod auf dem Scheiterhaufen

---

[1]) Doye I. 701; K. Meisen, St. Lucia u. ihr Festtag im volkstümlichen Glauben u. Brauch. In: Mitt. d. D. Instituts f. Volksk. (Münster i. W.), 1. Heft, August 1933, 11—19.

[2]) Sartori, Sitte u. Brauch III. 20.

[3]) A. Karasek-Langer, Lucienglauben und -bräuche aus der Kremnitz-Probener und Hochwieser Sprachinsel in der Slowakei. In: SudZfVk. 4 (1931) 107—116.

[4]) Künstle II. 408.

erleiden sollte, aber mit einem Schwert durch den Hals gestochen werden mußte, weil ihr die Flammen nichts anhaben konnten, berichtet die Legende weiter, daß ihr ein heidnischer Freier aufgedrungen worden sei, den die Schönheit ihrer Augen bezaubert hatten. Sie soll sich nun die Augen ausgerissen und dem Jüngling auf einer Schale oder einem Teller übersandt haben, sie soll aber von der Muttergottes neue und noch schönere Augen erhalten haben. Das Attribut der Heiligen ist die Schale oder der Teller mit den Augen. Bei den ihr geweihten Kirchen sind gewöhnlich Quellen, deren Wasser für kranke Augen heilsam ist. So befindet sich in der Lucienkirche zu Altenberg bei Trebesing in Kärnten im Boden eine über einen Meter tiefe, ausgemauerte Grube, die mit einer Falltür verschlossen ist und durch eine nicht sichtbare Quelle mit heilendem Augenwasser gespeist wird. Dahinter erhebt sich der Altar mit dem Bilde der Heiligen und mit Weihegeschenken (Votivbildern, Wachsaugen, Täfelchen mit gemalten Augen) der gesund gewordenen Wallfahrer. Auf einem Votivbild aus dem Jahre 1739 trägt die Heilige einen Speer, der ein durchstochenes Augenpaar zeigt, dabei steht eine Nonne, die ein Buch hält, auf dessen Deckel ein Augenpaar liegt [1]). Die hl. Lucia wird auch bei den Slowenen gegen Augenkrankheiten angerufen [2]). Sie hilft auch bei Halsweh [3]).

Die hl. Odilia [4]), die ebenfalls bei Augenkrankheiten durch Heilwasser hilft, hat ihren Festtag wie die hl. Lucia am 13. Dezember. Die um 720 gestorbene Heilige war die Tochter des elsässischen Herzogs Eticho. Blind zur Welt gekommen, wurde sie bei der Taufe sehend. Auf den Abbildungen erscheint sie mit einem Buch in der Hand und einem Augenpaar auf den aufgeschlagenen Blättern des Buches. Nach anderer Überlieferung sollen dies die Augen sein, die sie sich um ihren Vater ausgeweint hat [5]).

---

[1]) Andree, Votive 118.

[2]) ZföVk. 4 (1898) 143.

[3]) Heß, Luxemburg 112.

[4]) Doyé II. 91f.; Künstle II. 475—478.

[5]) Hovorka-Kronfeld I. 346.

Von ihrer wichtigsten Verehrungsstätte, dem berühmten Odilienberg mit dem Kloster und der uralten Heidenmauer im Elsaß wird berichtet [1]: „Unterhalb des Klosters liegt die Quelle, welche die Heilige mit einem Stabe aus der Felswand schlug und die noch heute von augenkranken Pilgern besucht wird, welche hier, mehr aber noch in der Kapelle, Wachsaugen opfern und von dem heilkräftigen Wasser in Flaschen mitnehmen. Vorherrschend sind aber auf Holz oder Papier gemalte Votivaugen, die in großer Menge in der Kapelle hängen. In der frühromanischen Kreuzkapelle des Klosters sah ich eine andere Art, wie die Heilige für die Heilung von Augenkrankheiten verwendet wird, allerdings eine recht gefährliche Art, da sie eher dazu geeignet ist, Augenkrankheiten weiter zu verbreiten als zu heilen. Dort steht der Sarkophag des Herzogs Eticho und auf ihm eine Steinfigur der Heiligen, zu welcher eine Holztreppe von wenigen Stufen hinaufführt. Die Augenkranken steigen da hinauf, wischen mit einem Tuch über die Augen der Heiligen und dann über die eigenen in der Hoffnung, so Heilung zu erlangen, wobei natürlich der Ansteckungsstoff auf die Statue und von da weitergetragen wird."

Andere Wallfahrtskirchen der hl. Odilia mit Heilquellen sind die auf dem Odilienberge über Freiburg im Breisgau, wo vor allem Doppelwachsaugen geopfert werden, und die von St. Ottilienberg in der Pfarrei Altdorf bei Kaufbeuren, wo das Heilwasser aus den Wunden eines steinernen Christusbildes quillt und von den Wallfahrern zum Waschen der kranken Augen benutzt wird [2]).

Der hl. Veit (Vitus) [3]), gestorben im 4. Jahrhundert, war nach der Legende ein frommer sizilianischer Knabe, der mit 7 oder 12 Jahren in einem Kessel mit siedendem Öl zu Tode gemartert wurde [4]). Im Mittelalter wurde er, der nicht allein Schutzpatron der Kupferschmiede (Kessel!), sondern auch der Tänzer ist, vor allem beim Auftreten der Tanzwut angerufen, dann bei Veitstanz,

[1]) Andree, Votive 118.

[2]) Ebd. 119. Vgl. Künzig, Schwarzwald 200.

[3]) Doyé II. 524f.; Künstle II. 583—588.

[4]) Andree, Votive 13.

einer Nerven- und Muskelkrankheit, die man gewöhnlich mit der seuchenartigen Tanzwut vermengt und verwechselt, und endlich auch bei der Fallsucht, für die dann auch der hl. Valentin durch Volksetymologie und in Gegenden, wo die mundartlichen Formen für Veit (Veitl, Valtl) und Valentin ähnlich oder gleich lauten, zum Helfer wurde [1]).

Gegenwärtig ist er bekannter als Krankheitspatron der Bettnässer. Man betet zu ihm, dessen Attribut auch ein Hahn ist, nicht allein, damit er einen in der Früh wecke [2]), sondern auch damit er einen vor dem Pissen wecke, z. B.:

Heiliger St. Veit,
weck mich bei Zeit,
weck mich zur Stund',
wenn mir's Pissen ankummt [3]).

Man erklärt dies wohl am besten aus dem Attribut der Schale, die der hl. Veit in Händen hält [4]).

Dem hl. Veit, der in den Heischesprüchen beim Einsammeln des Holzes zum Sonnwendfeuer immer wieder auftaucht [5]), kommt hier eine besondere Stellung zu. Sein Tag, der 15. Juni, galt etwa seit dem Ende des 13. Jahrhunderts als eigentlicher Sonnwendtag und Sommeranfang. Dies beweisen heute noch eine Reihe von Wetterregeln. Dazu war durch die Fehler des Julianischen Kalenders die astronomische Sonnenwende dem Veitstag nähergerückt und fiel im Jahre der Kalenderverbesserung (1582) auf den 13. Juni. Erst von diesem Jahre an wurde der Johannistag zum festen Tag des Sommeranfanges und der Sonnenwende [6]).

Die 779 als Äbtissin des Klosters Heidenheim bei Eichstätt in Mittelfranken gestorbene hl. Walpurgis [7]) ist Pestpatronin und Beschützerin vor Hexenkünsten. Ihr Festtag, der 1. Mai, hat

---

[1]) ZfVk. 1 (1891) 297.

[2]) Böhme, Kinderlied 318.

[3]) Lammert, Bayern 135. Vgl. Buck, Schwaben 27; Birlinger, Schwaben I. 406; Zimmermann, Baden 52.

[4]) Weitere Erklärungen bei Bargheer, Eingeweide 412f.

[5]) Freudenthal, Feuer 310f.

[6]) Ebd. 323f.

[7]) Doyé II. 529f.; Künstle II. 588—590.

alte Frühlingsgebräuche bewahrt [1]) und die Nacht auf den 1. Mai wurde in der Zeit des Hexenwahns zur berüchtigten Walpurgisnacht, in der sich die Hexen um ihren teuflischen Meister auf dem Blocksberg versammeln.

In der Gruftkapelle der Walpurgiskirche zu Eichstätt wird das heilkräftige Walpurgisöl gewonnen. Der Altar dieser Kapelle besteht aus einem mächtigen Sandsteinblock, der ausgehöhlt ist. In dieser Höhlung ist auf kleinen Trägern eine Kalksteinplatte angebracht, auf der das von den Körperteilen der hl. Walpurgis allein übrig gebliebene Knochenstück, ein Brustbein, ruht. Diese „Gnadenstein" genannte Platte färbt sich anfangs Oktober bläulich und überläuft mit dunstigem Stoff, der zu großen Perlen gerinnt und tropfenweise, ehedem in einem viereckig ausgehauenen Mittelraum sich sammelte, jetzt durch silberne Abzugsrinnen in eine darunter stehende Goldschale geleitet wird.... Dieses „Öl" ist weiß und geruchlos und wird von den Klosterfrauen in kleine Glasfläschchen zum Verkauf umgeleert, oder Baumwolle wird in das Öl getaucht und in silberne eichelförmige kleine Behälter gesteckt, welche die Frauen am Mieder, die Männer an der Uhrkette tragen. Diesen geweihten Metalleicheln ist ein gedrucktes Gebrauchszettelchen beigegeben, wonach man unter bestimmten Gebeten diese Wolle in schmerzende Zähne und Ohren steckt [2]). Als Behälter für die mit dem Öl getränkte Wolle dienen auch zierliche „Walpurgisbüchsl". An der Gnadenstätte erhält man ferner rotseidene, mit dem Wunderöl in Berührung gebrachte Fäden, die mit Gold durchwirkt sind. Sie sind an ein Papier geheftet, auf dem außer dem Klostersiegel die Heilwirkung des Fadens in deutscher, französischer und italienischer Sprache bescheinigt wird. Die deutsche Beglaubigung lautet: „Gegenwärtiges Band hat den Arm der großen Wunderheiligen / und Jungfrau Walburgä berühret / ist mit ihrem heiligen Gnaden-Oel besprenget / und

---

[1]) Sartori, Sitte u. Brauch III. 170ff.

[2]) E. L. Rochholz, Die drei Gaugöttinnen Walburg, Verena u. Gertrud als deutsche Kirchenheilige. Leipzig 1870, 8f. Wie Andree, Votive 130 bemerkt, stimmte diese Beschreibung auch noch für die Verhältnisse um 1910.

wider verschiedene Haupt- und Glieder-Krankheiten / besonders aber in Kindsnöthen ein bewehrtes Mittel[1]."

Seitenstücke zum Walpurgisöl sind das Marienöl[2]), Quirinusöl, Kathreinöl und andere Öle[3]). Zuweilen dürfte es sich bei solchen Wunderölen um Petroleum handeln[4]). Bei dem Walpurgisöl von Eichstätt hat eine chemische Untersuchung nachgewiesen, daß es lediglich Niederschlagwasser ist[5]). Ein Zusammenhang mit christlichen Heiligen fehlt bei dem Rohöl, das durch trockene Destillation von bituminösen, fossile Fischreste enthaltenden Schiefern in der Seefelder Gegend in Tirol gewonnen wird, dort schon seit langem beim Volk als Türsenöl (Blut des Riesen Türsis) zu Heilzwecken dient und, zu Ichthyol verarbeitet, ein erprobtes Heilmittel ist[6]).

In dem Wallfahrtsorte Contern in Luxemburg wird die hl. Walpurga bei Augenkrankheiten angerufen[7]).

In Bayern und im angrenzenden Österreich und Deutschböhmen ist der 994 gestorbene hl. Wolfgang[8]) besonders volkstümlich. Über ihn hat M. Andree-Eysn eingehend gehandelt. Aus ihrem Aufsatz „Volkskundliches zu St. Wolfgang"[9]) sei das volksmedizinisch Wichtige kurz herausgehoben.

Der hl. Wolfgang ist zunächst einer der vielen Quellenerwecker und damit zum Augenheiligen geworden. Daher werden verschiedene Wolfgangbrunnen, darunter besonders der bei St. Wolfgang im österreichischen Salzkammergut, von den Augenkranken aufgesucht. Manche Pilger nehmen das Wasser auch mit nach Hause, wozu in dem genannten St. Wolfgang kleine runde Flaschen verkauft werden, auf denen das Bild des Heiligen eingepreßt ist.

---

1) Andree, Votive 131.
2) Beißel, Marienverehrung 297.
3) Andree, Votive 132 u. ZfVk. 1 (1891) 296.
4) Andree, Votive 132.
5) Hansemann, Aberglaube 72.
6) Vgl. den Großen Brockhaus, 15. Aufl., 9 (1931) 12.
7) Heß, Luxemburg 112.
8) Doyé II. 564f.; Künstle II. 596—601.
9) Andree-Eysn 1—18.

Ferner gehört der hl. Wolfgang zu jenen Wundertätern, die Steine zu erweichen vermögen und deren Körperspuren, insbesondere Fußspuren, im Gestein sichtbar bleiben. Diese heiligen Fußspuren helfen bei Fußleiden. So halten z. B. die Wallfahrer ihre kranken Füße in eine Vertiefung in der Wolfgangikapelle zu Lienz hinein. In Deutschböhmen werden Fußspuren des hl. Wolfgang in Graupen im Erzgebirge und in Gojau im Böhmerwalde verehrt [1]).

Auf der erwähnten Gnadenstätte bei St. Wolfgang im österreichischen Salzkammergut steht die Falkensteinkapelle. Neben dem Eingang zur Kapelle führen 14 Stufen zu einem engen und finsteren, von sickerndem Wasser feuchten Spalt, durch den Wallfahrer kriechen und damit ihre Krankheiten, vor allem Kreuzschmerzen, aber auch Sünden abzustreifen meinen. Es ist wahrscheinlich, daß diese uralte Heilhandlung des Durchkriechens (s. o.) bei dieser Felsspalte schon zu einer Zeit geübt wurde, in der die Kapelle noch gar nicht bestand [2]).

Endlich wird auch das Attribut des hl. Wolfgang, das Beil, volksmedizinisch verwendet. Nachbildungen dieser „Wolfgangihackl" werden an Rosenkränzen und Uhrketten als Amulette getragen. Sie gelten als heilkräftig, wenn sie mit dem angeblichen Meßkelch des Heiligen in Berührung gebracht worden waren, der zu St. Wolfgang im Salzkammergut aufbewahrt wird. Man kann diese oft aus Silber verfertigten Amulette, die meist die Gestalt des Heiligen in bischöflicher Tracht und mit dem Beile in der Hand auf der Klinge eingeprägt zeigen, auch in anderen Wallfahrtsorten kaufen [3]).

Von den Heiligen, die von der Kirche förmlich nicht anerkannt, aber doch zeitweise geduldet wurden, sei bloß die hl. Kümmernis

[1]) Andree-Eysn a. a. O. schreibt irrtümlich, daß die Tschechen in Kojau (die tschech. Form für Gojau lautet Kajov) eine Fußspur des Heiligen verehren. Gojau ist deutsch, tschechisch ist das ebenfalls genannte Chudenitz (nicht Chrudenitz, wie Andree-Eysn schreibt) im Bezirk Klattau, wo nicht bloß die Fußspur verehrt wird, sondern auch eine Wolfgangsbad genannte Quelle ist, deren Wasser besonders bei Lähmungen und Verrenkungen als heilkräftig gilt, wie Reinsberg, Böhmen 488, anführt.

[2]) Andree-Eysn 9ff. mit Abbildung der Felsspalte.

[3]) Ebd. 6f.

genannt. Sie wird namentlich von leidenden Frauen angerufen, bei Gebärmutterkrankheiten, Nervensucht, aber auch, wie in Tirol, bei Unfruchtbarkeit. Da sie den blinden Geiger durch den zugeworfenen Schuh sehend gemacht hat, gilt sie auch als Helferin bei Augenübeln [1]).

Während die hl. Kümmernis auch heute noch in Abbildungen und Standbildern öffentlich dargestellt und verehrt wird, hat die Kirche in den letzten zwei Jahrhunderten manche Reste aus einer derberen Zeit beseitigt, die erst mit einer Verfeinerung des religiösen Denkens und Fühlens und einer größeren Heilighaltung des Gotteshauses Anstoß erregt haben. So war in der Kirche von St. Ilgen in Baden bis zum Jahre 1726 die Figur des Blöckarsch zu sehen, zu der an Verstopfung und anderen Darmbeschwerden Leidende wallfahrteten, um aus dem After der Figur Sandkörner zu kratzen, die daheim verzehrt wurden. Nach der Vernichtung des Steinbildes durch einen Pfarrer gruben die Bauern die heiltätigen Stücke wieder aus. Und in der Kapelle des hl. Veit im Isteiner Klotz — ebenfalls in Baden — stand noch um die Mitte des 19. Jahrhunderts eine Holzfigur, die den Heiligen als Kind in bischöflicher Kleidung auf einem Häfele sitzend darstellte. Dazu legte man den an Verstopfung Leidenden das Gebetsprüchlein in den Mund:

Heiliger Sankt Vit!
's Drucke battet nit.
Helfer in der Not,
hilf mer, daß es got! [2])

Mit den angeführten Beispielen ist ein genügender Einblick in den Ursprung und in die Art der Krankheitsheiligen und ihre Verehrung gegeben. Das oben besprochene Gesetz der Verquickung und Häufung spricht sich auch hier darin aus, daß nicht selten für eine und dieselbe Krankheit mehrere Heilige als Helfer angerufen werden und daß das Volk selbst die am meisten in

[1]) SudZfVk. 1 (1928) 241; Hw. Aberglaube V. 807ff. u. bes. G. Schnürer u. J. M. Ritz, Sankt Kümmernis und Volto Santo. Düsseldorf 1934 (= Heft 13—15 der Forschungen zur Volkskunde).

[2]) Zimmermann, Baden 44f.

Unglücksfällen und Krankheiten angerufenen Heiligen in den 14 Nothelfern[1]) zusammengefaßt hat.

Zu den 14 Nothelfern, deren Verehrung im 14. Jahrhundert während der Pest aufgekommen sein soll, werden hie und da verschiedene Heilige gezählt. Seit der Mitte des 15. Jahrhunderts aber gilt im allgemeinen die folgende Gruppierung: 3 Bischöfe (Blasius, Erasmus und Dionysius), 3 Krieger (Achatius, Eustachius und Georg), 3 Jünglinge (Cyprianus, Pantaleon und Vitus), 3 Jungfrauen (Barbara, Katharina und Margaretha) und endlich noch Christophorus und Ägidius[2]). Es fehlen hier die zwei volkstümlichsten Heiligen Bayerns, des Kernlandes der katholischen Heiligenverehrung, der hl. Wolfgang und der hl. Leonhard, die bei Krankheiten der Menschen und Tiere (s. u.) angerufen werden. Auf gleichem Boden sind die drei weiblichen Heiligen sehr beliebt, über die der folgende Spruch in Bayern in Umlauf ist:

Barbara mit dem Turm,
Margaretha mit dem Wurm,
Katharina mit dem Radel,
Sind die drei heiligen Madel.[3])

Auch sie helfen bei Krankheiten. Die hl. Barbara, die Patronin der Krieger und überhaupt derer, die mit Schießpulver zu tun haben, also auch der Bergleute, wird in der Todesstunde angerufen[4]), die hl. Margaretha ist Patronin der Gebärenden[5]), weil sie, von einem Drachen verschlungen, durch das Kreuzzeichen den Bauch des Untieres sprengte und aus ihm siegreich hervorging. Ihr Gürtel wurde von kreißenden Frauen in schweren Geburten angelegt[6]). Doch darf nicht vergessen werden, daß hier das Lösen des Gürtels, der damit ausgeübte Analogiezauber, die Hauptsache zu sein pflegt, wobei die Heilige nur die Wirkung verstärkt. Denn zur Erleichterung der Geburt wurde der Gürtel

---

[1]) Doyé II. 86f.; Künstle II. 469—474. Vgl. besonders Buck, Schwaben 26f.

[2]) Doyé II. 87.

[3]) Andree, Votive 13.

[4]) ZfVk. 1 (1891) 304.

[5]) Luther wandte sich dagegen, vgl. Klingner, Luther 113.

[6]) Andree, Votive 9.

seit je auf dreierlei Art verwendet. Erstens begnügte man sich mit dem bloßen Lösen des Gürtels der Schwangeren oder Kreißenden, was schon bei den Griechen und Römern üblich war. Zweitens band man der Schwangeren einen besonderen Gürtel um, wie den der hl. Margaretha oder den Monika-Gürtel, der einst ein Monopol der Augustinermönche war [1]). Drittens kam es auch vor, daß man der Gebärenden einen Mannsgürtel umlegte und wieder löste, eine sinnbildliche Wiederholung des Zeugungsaktes, ergänzt durch den Analogiezauber des Lösens.

Die dritte Heilige endlich erscheint in Siebenbürgen als Helferin bei Bettnässen [2]). Mit ihr, der hl. Katharina von Alexandria, die ihren Festtag am 25. November hat, ist nicht zu verwechseln die hl. Katharina von Siena, deren Festtag auf den 30. April fällt, mit der aber das heilsame Katharinenöl nichts zu tun hat, wie M. Höfler annahm [3]). Nach der Sage wurde der Leichnam der hl. Katharina von Alexandria auf den Berg Sinai getragen. Im dortigen Katharinenkloster sind ihre Knochen aufbewahrt, denen das Wunderöl entfließt [4]).

2. Reliquien

Aus den obigen Proben ist ersichtlich, welche große Rolle die Reliquien der Heiligen in der kirchlichen Volksmedizin spielen [5]). Der christliche Reliquienkult hat sich aus dem des Altertums entwickelt, aber im Laufe der Jahrhunderte seine besondere Ausgestaltung erfahren.

Wie Friedrich Pfister in seinem Werk „Der Reliquienkult im Altertum" [6]) ausführt, bestand er zunächst in dem einem Heros gewidmeten Grabkult und zwar in dem Glauben, daß die zu

---

[1]) Vgl. den Artikel Gürtel im Hw. Aberglaube.

[2]) Bargheer, Eingeweide 413.

[3]) ZfVk. 1 (1891) 296.

[4]) Vgl. Andree-Eysn 132.

[5]) Vgl. St. Beißel, Die Verehrung der Heiligen u. ihrer Reliquien in Deutschland. Freiburg i. Br. 1890 u. 1892. Vgl. Grimm, Myth. II. 985ff.; E. A. Stückelberg, Geschichte der Reliquien in der Schweiz. SchwSchrifen 1 u. 5. Zürich 1902 u. Basel 1908.

[6]) Zum folgenden vgl. bes. den 2. Teil 527ff.

Heroen gewordenen Verstorbenen, die zu Lebzeiten Übermenschliches geleistet hatten, auch nach dem Tode noch wirksam, helfend oder schädigend, sich zeigen können. Eine Voraussetzung dieses Kultes war, daß über die Taten dieser großen Helden der sagenhaften Vorzeit mehr oder minder ausgeschmückte Berichte oder Sagen vorhanden waren.

Auch beim christlichen Heiligen- und Reliquienkult handelt es sich zunächst um einen Grab- und Totenkult von Personen, die zu Lebzeiten Wunder gewirkt hatten, worüber geschichtliche Berichte und Legenden vorlagen. Die Heilig- oder Seligsprechung ist ja auch stets von einem Bericht über das Leben des Heiligen abhängig [1]). Der christliche Reliquienkult empfing eine Erweiterung dahin, daß der Glaube an die Übertragbarkeit der den Reliquien innewohnenden Wunderkraft stärker hervortrat. Der Gedanke, daß die Reliquien teilbar und allen Teilen die gleichen wunderbaren Eigenschaften zukommen wie dem Ganzen, ist in der antiken Welt nur spärlich zu finden, wurde aber in der christlichen Welt allgemein. Aus der Anschauung, daß die wunderbare Kraft überallhin übertragbar sei, z. B. auch auf Öl oder Stoffe, die man mit den echten Reliquien in Berührung brachte, entstand die der antiken Welt ganz fremde Erzeugung künstlicher Reliquien.

Damit aber kam gerade mit dem Christentum ein ungesundes Überwuchern des Reliquienkultes auf. Da die Beschaffung von Reliquien, die echt sein sollten, jederzeit kostspielig war, war sie vor allem im Mittelalter [2]) Sache der Oberschicht. In der Karolingerzeit kann der Reliquienkult geradezu als eine Mode der besitzenden Klassen bezeichnet werden, wobei man allerdings auch den praktischen Zweck verfolgte, das Ansehen der mit Reliquien ausgestatteten Kirchen zu heben [3]).

Er artete in der Folgezeit aus und nahm bis kurz vor der Reformation unglaubliche Ausmaße an. So zeigte man im Jahre 1465 den Besuchern von Aachen die folgenden Reliquien und Heiligtümer: Das Hemd unserer lieben Frau; die Windeln, darin

[1]) Wetzer u. Welte II. 140ff.
[2]) Vgl. Meyer, Mittelalter 165ff.
[3]) Jungbauer, Geschichte 25.

Christus gewindelt wurde; das Tuch Jesu, das er am Kreuze vor sich gespannt hatte; das Tuch, darauf Sankt Johannes enthauptet wurde; die Gürtel Jesu und unserer lieben Frau; den Strick, damit unser Herr an die Säule gebunden ward; einen Nagel und etliche Dornen von der Krone; ferner Sankt Stephans Blut; Kaiser Karls Haupt und Leichnam; Sankt Simons Arm, mit dem er Jesum im Tempel umfing; Haar von unserer lieben Frau; Öl der hl. Katharina und die Stricke, mit denen man Jesum gegeißelt hatte. Von allen diesen Heiligtümern hatte man einen außergewöhnlich großen Ablaß [1]).

Den Gipfel der Verstiegenheit erklommen allerdings die Franzosen, die neben anderem auch den Nabel [2]) und die Vorhaut[3]) Christi in mehreren Stücken als kostbare Reliquien verehrt haben. Die Verehrung der hl. Vorhaut — auch in Hildesheim soll es eine gegeben haben — erfolgte, um unfruchtbare Frauen fruchtbar zu machen und die Niederkunft zu erleichtern.

Luther wurde die Bekämpfung des Reliquienunfugs sehr erschwert, weil sein eigener Landesherr eine riesige Sammlung besaß, die die seinerzeitigen Sammlungen des eifrigen Reliquienjägers Karl IV. weit überragte und im Jahre 1518 sogar 17443 Stück umfaßt haben soll. Wer alle daran geknüpften Ablässe benützt hätte, hätte sich einen Ablaß auf 1443 Jahre verschaffen können [4]).

Eingeschränkt lebt der Reliquienkult bis in die Gegenwart weiter. Das Liebe und Fruchtbarkeit fördernde Hemd der hl. Jungfrau wird noch immer im Siechenhof bei Osterode a. Harz zu Ostern gezeigt [5]), ein Hemd der hl. Jungfrau verwahrt man

[1]) Ebd. 55. In den sagenhaften Berichten über die Heiligtümer Aachens werden stets hervorgehoben das Kleid der Jungfrau Maria, das auch heute noch gezeigt wird, wobei die Erklärung des Führers sich auf Tatsachen beschränkt, und die Windeln Christi. Vgl. St. Beißel, Die Aachenfahrt. Verehrung der Aachener Heiligtümer seit den Tagen Karls des Großen bis in unsere Zeit. In: Stimmen aus Maria-Laach, Erg.-Heft Nr. 82. Freiburg i. Br. 1902, 55.

[2]) Saintyves, Reliques 134ff.

[3]) Ebd. 169ff.

[4]) Klingner, Luther 120f.

[5]) Sartori, Sitte u. Brauch III. 166. Vgl. Hw. Aberglaube IV. 1463ff.

auch in Lund in Schweden [1]). Der hl. Rock in Trier war im Sommer 1933 von Ende Juli bis Anfang September neuerdings ausgestellt, wobei wieder Wunderheilungen stattfanden [2]). Andere ehemalige Reliquien dagegen leben heute nur mehr in frommen Erzählungen und Legenden, wie in der von den Windeln Jesu [3]), weiter.

Oft sind die Reliquien bloße Gegenstände der Verehrung, Anbetung und Erbauung. Aber der nüchterne und eigennützige Sinn des Durchschnittsmenschen einerseits, Habsucht und Geldgier der Vertreter der Kirche andrerseits haben dazu geführt, daß sie auch in einer für beide Seiten vorteilhaften Weise ausgenützt wurden und werden. Wer sie verehrt und berührt [4]), und ihnen, bzw. der Kirche, in der sie aufbewahrt werden, opfert und spendet, wird frei von zeitlichen Strafen, gewinnt Ablässe und kann auch von Krankheiten befreit werden.

Auch da kommt der Grundsatz der Häufung zur Geltung. Man bietet dem Volk an einer Stelle gleich eine größere Anzahl von Heiligen, die für die verschiedensten Leiden helfen, so in den Kirchen mit den verschiedenen Heiligen geweihten Altären, noch mehr aber in Klöstern, in welchen gewöhnlich in den Kreuzgängen die Bilder aller wichtigen Krankheitsheiligen zu treffen sind. Die besten Beispiele bieten die Kapuzinerklöster. In Frankreich gibt es sogar eine Stelle mit deutlicher Häufung von Krankheitsheiligen allein. Im Departement Côtes du Nord in Notre Dame du Haut bei der Ortschaft Moncontour werden sechs Heilige zugleich als Krankheitsheiler verehrt [5]).

Über die volksmedizinische Verwendung der Reliquien sollen die folgenden Beispiele unterrichten.

Nach dem Volksglauben wirken die Reliquien, deren Heilkraft sich steigert, wenn sie nur zeitweise, z. B. einmal im Jahre

---

[1]) Heckscher, German. Vk. 113. Zu den mittelalterlichen Reliquien u. Reliquiaren der hl. Jungfrau vgl. Beißel, Marienverehrung 292—304.

[2]) Vgl. etwa den Münsterischen Anzeiger vom 4. August 1933, 4. Blatt Nr. 869.

[3]) Dähnhardt, Natursagen II. 26f.

[4]) Vgl. Kriß, Relig. Vk. 165f.

[5]) Janus 14 (1909) 167f.

oder nur alle fünf oder zehn Jahre einmal, der Öffentlichkeit zugänglich gemacht werden, entweder schon durch die bloße Anbetung oder — und dies ist gewöhnlich die Forderung — durch die Berührung. Es wird der kranke Mensch oder der kranke Körperteil mit der Reliquie in Berührung gebracht, gewöhnlich aber ist es ein Zwischenträger, ein Bild, ein Skapulier, ein Rosenkranz u. a., mit dem man die Reliquie berührt und der dadurch gleiche Weihe und Kraft erhält.

Der hl. Rock in Trier [1]), der in den Jahren 1844 und 1891 ausgestellt war und 1891 von rund zwei Millionen Pilgern besucht wurde, lag 1891 in einem Glaskasten, in dem sich eine Öffnung befand. Die Segnung der Zwischenträger ging in der folgenden Weise vor sich. Jeder Pilger reichte einem Geistlichen, der bei dem Glaskasten stand, den Gegenstand, dessen Segnung er wünschte. Mit diesem (Skapulier, Rosenkranz u. a.) berührte der Priester den hl. Rock durch die Öffnung des Glaskastens [2]). Wie nun damit die Heilung bewirkt wurde, zeigt anschaulich der folgende Bericht [3]), der klar erkennen läßt, wie sie durch Suggestion erfolgt.

„Heute, den 14. September 1891, erschien bei mir in Begleitung des Herrn Pfarrers Weisenahl Angela Körsch, 27 Jahre alt, aus Cahren (Pfarrei Rehlingen-Litdorf), welche Folgendes zu Protokoll gab: Vor drei Jahren und vier Monaten hatte ich die Sprache verloren. Ich konnte nur ganz leise flüstern, so daß meine Worte nur in nächster Nähe und dann noch mit Mühe vernehmbar waren. Als man von dem hl. Rock sprach, kam mir von Anfang an der Gedanke, wenn ich ihn berühren könnte, dann würde ich gesund. Ich bin siebenmal bei dem hl. Rock gewesen in der Hoffnung, daß, wenn ich einen angerührten Gegenstand an den Hals legte, ich gesund würde. Als ich das erste Mal ein angerührtes Tuch an den Hals legte, fühlte ich plötzlich ein Reißen im Hals, das aber verschwand, ohne daß ich die Sprache erlangte. Heute nun, wie ich in die Domkirche kam und zur Anrührung des hl. Rockes gelangte, da wurde ich von einem plötzlichen Zittern befallen, und es kam mir der Gedanke, daß das der Rock sei, womit unser Herr und Heiland gelitten hatte für unsere Sünden, und in demselben Augenblick fühlte ich einen furchtbaren Schmerz in meinem Halse. Ich zog meinen Ring aus und ließ ihn an den Rock anrühren und tat ihn etwa fünf Minuten in den Mund, und in einer Viertel-

[1]) Vgl. Fox, Saarland 254ff. und 468ff. mit ausführlichen Literaturangaben und dem Hinweis, daß man bisher über zwanzig heilige Röcke kennt.

[2]) Ebd. 254.

[3]) Ebd. 256f. nach der Schrift des Bischofs M. Korum, Wunder und göttliche Gnadenerweise bei der Ausstellung des hl. Rockes zu Trier im Jahre 1891. Trier 1894, 187.

stunde waren die Schmerzen gestillt. Ich fühlte im Halse etwas wie einen harten Knuppen, der sich zusammenzog [1]). Ich legte dann das angerührte Tuch um den Hals, und in einer halben Stunde war alles weg. Ich war zu Bette und hatte einen ganzen Rosenkranz gebetet. Ich ging dann nach längerer Zeit herunter, konnte aber noch nicht sprechen. Dann ging ich wieder hinauf und erweckte Reue und Leid und dann kam ich herunter und konnte guten Tag sagen und ohne Mühe sprechen."

Berührung ist auch bei den seltsamen Heilhandlungen vorgeschrieben, die mit dem vermeintlichen Kopf oder einer Nachbildung des Kopfes eines Heiligen gewöhnlich bei Kopfweh erfolgen [2]). Meist sind es Johannishäupter, die in den Kirchen aufbewahrt und so eingerichtet werden, daß sie bequem auf dem Kopf eines Menschen aufsitzen. Man muß allerdings hier zwischen dem wundertätigen Haupt und zwischen Votiven unterscheiden; denn manche dieser meist aus Holz verfertigten Köpfe werden bei Kopfleiden geopfert.

Eine reine Reliquie ist der in der Klosterkirche auf dem Nonnberge zu Salzburg befindliche, aus Silber getriebene und vergoldete Kopf der hl. Erentraud (Arintrud), der aus dem Jahre 1316 stammt. Er wird unter Gebet des Priesters am 30. Juni, dem Todestag der Heiligen, sowie am 4. September, dem Übertragungstag ihrer Reliquien, den Gläubigen auf den Kopf gestellt zur Abwendung von Kopfleiden durch die Fürbitte der Heiligen [3]). In gleicher Weise werden der Schädel des hl. Makarius in Würzburg [4]) und Teile der Hirnschale der hl. Anastasia in Benediktbeuren [5]) bei Kopfleiden verwendet.

Nachbildungen sind die Holzköpfe kopfloser Heiliger und das gewöhnlich auf einer Schüssel stehende Haupt Johannes des Täufers, die bei Kopfleiden geopfert, aber auch von den Kranken aufgesetzt werden. In Pleßnitz bei Leoben in Kärnten legen die Kranken ihre Hüte auf das Haupt des Johannes, das in einer

---

[1]) Diese Erscheinung bezeichnet die Wissenschaft als Globus hystericus (hysterische Kugel).

[2]) Vgl. den Abschnitt „Tönerne Kopfurnen und Opferholzköpfe" bei Andree, Votive 139—146. Dazu vgl. ZföVk. 10 (1904) 107 (Bericht über zwei Johanneshäupter im Reichenhaller Museum).

[3]) Andree, Votive 145f. Vgl. Bargheer, Eingeweide 18f.

[4]) Andree-Eysn 147.

[5]) Ebd. 120.

hölzernen Schüssel auf einem Seitenaltar steht, und beten zu dem Heiligen um Erlösung von den Kopfschmerzen. Es heißt, daß viele den Schmerz, den sie jahrelang nicht los geworden sind, verloren, sobald sie die Kirchentür verlassen und den Hut, der auf dem geweihten Johanneskopfe lag, aufgesetzt hatten [1]).

Seitenstücke zu diesen Köpfen sind die eisernen Kopfwehreifen in Kirchen Luxemburgs [2]). Als Ersatz erscheinen ferner Brautkronen, die man in der Schweiz bei Kopfweh aufsetzt [3]).

Zu nennen ist noch eine besondere Gruppe von Kopfurnen, die mit den altrömischen Urnen zur Aufnahme der Reste des Leichenbrandes nicht zusammenhängen dürften [4]). Sie kommen nur in Salzburg und Oberösterreich vor. Sie sind keine Reliquien, müssen aber in diesem Zusammenhang erwähnt werden. Sie werden entweder in bezug auf Liebe, Ehe und Fruchtbarkeit oder ebenfalls, was meist der Fall ist, zur Abwehr von Kopfübeln geopfert. Gewöhnlich sind sie mit Getreide gefüllt, das erbettelt und aus drei oder mehreren Gemeinden stammen oder geschenkt sein muß; es muß ferner aus drei Sorten (Roggen, Gerste, Weizen) bestehen. Auch diese Kopfurnen werden von den kranken Wallfahrern verwendet. Sie nehmen sie von den Brettern neben oder hinter dem Altar, auf denen sie stehen, herunter, setzen sie auf den Kopf und gehen so dreimal um den Altar herum, worauf sie die Urnen wieder auf den alten Platz zurückgeben [5]).

Zwei Heilkräfte waren dort wirksam, wo man geweihten Wein aus dem Schädel eines Heiligen trinken ließ. Die Benutzung von Menschenschädeln als Trinkgefäße ist schon für vorgeschichtliche Zeiten nachgewiesen [6]). Sie ist auch für das Altertum und frühe Mittelalter bezeugt [7]), so daß eine Übernahme dieses Brauches durch den christlichen Kult leicht stattfinden konnte.

---

[1]) Andree, Votive 146.
[2]) Heß, Luxemburg 112.
[3]) Hoffmann-Krayer, Feste 165.
[4]) Andree, Votive 139.
[5]) Ebd. 142.
[6]) Trauwitz-Hellwig, Urmensch 96ff.
[7]) R. Andree, Menschenschädel als Trinkgefäße. In: ZfVk. 22 (1912) 1—33.

Nach der Überlieferung soll die Hirnschale des Pestheiligen Sebastian schon seit dem Jahre 931 in Ebersberg bei München sein, wo seit der Zeit kranke Pilger daraus geweihten Wein trinken. Bis gegen 1910 pflegte man noch durch zwei silberne Röhrchen den Wein aus dem in Silber gefaßten Schädel zu saugen. Darnach wurde eingeführt, daß die Wallfahrer den gesegneten Wein am Sebastianstage (20. Jänner), sowie an den sonstigen Pilgerfahrtstagen, aus einem großen silbernen Kelche zu trinken bekamen, wobei wieder die alten zwei Röhrchen benutzt wurden [1]). Seit dieser Zeit steht daher der geweihte Wein und nicht mehr die Reliquie im Vordergrund.

Weitere als Trinkschalen verwendete Heiligenschädel waren die Hirnschale des hl. Alto in dem von ihm im 8. Jahrhundert gestifteten Kloster Altomünster zwischen München und Augsburg, aus der man noch im 19. Jahrhundert geweihten Wein trank, die Hirnschalen des hl. Ernhart zu Niedermünster in Regensburg und des hl. Quirinus zu Neuß am Niederrhein, über die Nachrichten aus dem 15. Jahrhundert vorliegen, die Hirnschale des hl. Theodulphus in Trier, aus der man noch im 17. Jahrhundert trank, um vom Fieber und anderen Krankheiten frei zu werden u. a. [2]).

Eine besondere Form der Berührung ist das Küssen von Reliquien, wie der des hl. Valentin in der Franziskanerkirche zu Würzburg gegen Fallsucht und Fraisen [3]).

Dem Vorgang beim Empfang des hl. Abendmahls endlich ist nachgebildet das Verschlucken und Essen von geweihten Heiligenbildchen, die so an die Stelle der Hostie treten. Der schon im klassischen Altertum belegte Brauch hat sich namentlich in

---

[1]) Ebd. 4.

[2]) Ebd. 11ff. Zu dem von Rochholz (Deutscher Glaube u. Brauch I. 230) und nach ihm von Lammert, Bayern 25, und von Andree-Eysn 147 (Schädelkultus im Alpenlande) angeführten Gumpertusschädel in Ansbach, aus dem die umwohnenden wendischen Heiden Heilung getrunken haben sollen, bemerkt R. Andree ebd. 13, daß er nirgends einen Beleg für das Trinken aus dem Gumpertusschädel finden konnte. Rochholz selbst hat seine Quelle nicht angegeben.

[3]) Hovorka-Kronfeld I. 360.

Österreich bis auf die letzten Jahrzehnte erhalten [1]. In Maria-Enzersdorf in Niederösterreich bestanden diese Eßzetteln oder Eßbildeln aus Papierbogen mit einer Anzahl von etwa 3 cm im Geviert oder im Durchmesser der Rundung breiten Heiligenbildchen, von welchen nach Bedarf abgeschnitten wurde. Sie wurden verschluckt, aber auch dem Vieh ins Futter gegeben [2].

Eine merkwürdige Stellvertretung heilkräftiger Reliquien sind die Längenmaße der heiligen Personen. Vor allem sind die Länge Christi und Mariä verbreitet. Diese Papierstreifen, 6 bis 7 cm breit und zusammengeklebt 142 bis 175 cm lang, werden heute noch erzeugt [3], verbreitet und auch volksmedizinisch verwendet, z. B. durch Auflegen auf die Brust oder das Bett der Gebärenden zur Erleichterung der Niederkunft. Die Entstehung dieses Schutz- und Heilmittels erklärt sich vor allem aus Pilgerbräuchen. Man pflegte die hl. Stätten, das Grab Jesu und Mariens, den Stein der Salbung u. a. abzumessen, und schon im 15. Jahrhundert bekamen die Jerusalempilger an den heiligen Orten solche Maßschnüre als fertige Handelsware zu kaufen und nahmen sie als besonders bei Geburten heilkräftige Reliquien mit nach Hause. Solche Maßbänder versah man später mit Gebeten und Formeln, und im Laufe der Zeit wurden daraus die heutigen papiernen Schutzbriefe [4].

Gleiche heilende Kraft wie den Reliquien kommt auch den Gnadenbildern [5], aber auch allerlei Gegenständen in Wallfahrtskirchen zu, bei welchen es sich nicht feststellen läßt, ob es sich um einen Reliquienersatz oder anderes handelt. So suchen z. B. Ohrenkranke die Wallfahrtskirche des hl. Aegidius bei St. Peters-

---

[1] Andree-Eysn 120 f.; Vorwahl, Geschichte 203.

[2] ZföVk. 20 (1914) 141.

[3] Das von der tschechischen Druckerei V. Augusta in Leitomischl (Böhmen) in tschechischer und deutscher Sprache herausgegebene „Verzeichnis der Gebete und Lieder geistlichen und weltlichen Inhaltes" empfiehlt neben der Länge Marie und Jesu Christi auch das Blatt „Wahrer Abriß der Länge und der Dicke des heil. Dornes aus der hochwürdigen Krone Jesu Christi".

[4] Ausführlich handelt darüber A. Jacoby im SAVk. 29 (1929) 1—17, 181—216. Dazu Hoffmann, Rheinhess.Vk. 94; Kriß, Relig.Vk. 157 f.

[5] Vgl. Kriß, Relig.Vk. 166 ff.

holz im Weilertale auf. Dort hängt an einer Schnur eine Hand aus Holz mit vorgestrecktem Zeigefinger. Bei Regen ist sie im Innern der Kirche, bei schönem Wetter vor der Kirche. Die Ohrenkranken ergreifen die Hand und führen ihren ausgestreckten Zeigefinger in die Ohren ein[1]).

3. Wallfahrten und Votive

Auch die meist mit der Heiligen- und Reliquienverehrung verquickten Wallfahrten zu den Gnadenstätten und die hier dargebrachten Weihegeschenke gehören zum größten Teil in das Gebiet der Volksmedizin[2]). Wallfahrten werden wohl auch unternommen, um ein gutes Wetter oder Regen und reichen Erntesegen zu erflehen oder sie werden nach alter Überlieferung von der ganzen Kirchengemeinde unter Führung der Geistlichkeit an bestimmten Tagen veranstaltet. Neben der Erfüllung einer religiösen Pflicht ist bei solchen Wallfahrten aber doch auch bei den einzelnen Teilnehmern oft ein persönlicher Wunsch nach Erlösung von irgendeinem körperlichen Leiden die treibende Kraft, gerade so wie dort, wo der Kranke allein an die Gnadenstätte pilgert.

Zu betonen ist, daß das „Verloben" zu einem bestimmten Heiligen und seiner Wallfahrtskirche, d. h. das Versprechen, nach der Genesung dorthin zu wallfahren, gewöhnlich nur bei schweren und langwierigen Krankheiten erfolgt[3]).

Im übrigen kann schon der bloße Besuch der Gnadenstätte, mit der stets ein Ablaß verknüpft zu sein pflegt, zur Vorbeugung oder Heilung einer Krankheit nützlich sein. Dies fördert man noch mehr durch Gebete und Opfer, durch einen Umgang oder Umritt um die Kirche[4]), dann aber vor allem durch den Gebrauch der vorhandenen besonderen Heilmittel (Heilquelle, Reliquien u. a.). Auch den vom Wallfahrtsorte als Andenken mitgenommenen,

---

[1]) HessBlfVk. 3 (1904) 165.
[2]) Kriß, Gnadenstätten 9ff. u. Nachträge 5ff. u. Relig. Vk. 20ff.
[3]) Laube, Teplitz 64.
[4]) Vgl. Knuchel, Umwandlung 60f.; Herzog, Wunderheilungen 130ff.

meist geweihten Gegenständen, z. B. Medaillen[1]), Rosenkränzen u. a. kommt solche Kraft zu.

Der Erfolg wird gesichert, wenn die Wallfahrt unter erschwerenden Umständen durchgeführt wird oder wenn mit ihr Bußübungen verbunden sind. Solche besonderen Formen des Wallfahrens[2]) sind das Wandern im groben härenen Gewande oder nackt, die Annahme wunderlicher Körperstellungen, das Trauern in Sack und Asche, die Enthaltung vom Essen und Trinken und vom Beischlaf, das dreimalige Laufen um die Kirche[3]) u. a. Manche von diesen mittelalterlichen Bußübungen haben sich in irgendeiner veränderten Gestalt bis heute erhalten, während etwa Geißelungen heute kaum mehr vorkommen dürften. Dagegen sind noch in neuester Zeit Fälle des Tragens von schweren Holzkreuzen bis zur Gnadenkirche bezeugt, allerdings jetzt meist in der Nacht[4]). Eine Erschwerung stellt auch dar, wenn das Geld für die Opfergabe erbettelt werden muß[5]).

In vielen Wallfahrtskirchen ist auch heute noch der schon im alten Rom bezeugte Brauch des Knierutschens üblich[6]), besonders dann, wenn eine heilige Stiege vorhanden ist, in deren Stufen nicht selten Reliquien eingelegt sind[7]).

Das Gesetz der Häufung offenbart sich in einem merkwürdigen Wallfahrtsbrauch Kärntens, der sogenannten Vierbergerwallfahrt, die darin besteht, daß die Teilnehmer — in manchem Jahre mehrere tausend Leute aus Kärnten und Steiermark — innerhalb von 24 Stunden vier Berge (Magdalensberg, Ulrichsberg, Veitsberg, Lorenziberg) besuchen und außerdem noch dem Gottesdienst in drei Orten beiwohnen müssen. Dies können die mit Laub

---

[1]) Vgl. etwa A. M. Pachinger, Wallfahrts-, Bruderschafts- u. Weihemedaillen der gefürsteten Grafschaft Tirol u. Vorarlberg. Wien 1909; Ders., Wallfahrts-, Bruderschafts- u. Weihemedaillen des Herzogtums Salzburg. Wien 1909.

[2]) Vgl. Andree, Votive 27ff.

[3]) ZfVk. 19 (1909) 175. Vgl. Sébillot, Folk-Lore IV. 135.

[4]) Andree, Votive 29.

[5]) Ebd. 33.

[6]) Ebd. 31. Dazu vgl. ZfVk. 35/36 (1925/26) 280.

[7]) SudZfVk. 3 (1930) 3 f. Vgl. ebd. 91, 136 u. 180.

geschmückten Wallfahrer nur durch einen rücksichtslosen Eilschritt leisten. Dabei sammelt man auf den vier Bergen Laub oder tauscht dortiges Getreide gegen mitgebrachtes ein und nimmt es als heilkräftig für Menschen und Vieh mit nach Hause[1]).

Dieses Laufen über Berg und Tal bis zur vollen Ermüdung erinnert an das Wegtanzen von Krankheiten[2]). Die Echternacher Springprozession, während der man den hl. Willibrord gegen Veitstanz, Fallsucht und Zuckungen anruft[3]), war ursprünglich weiter nichts als ein Heiltanz gegen hysterische und andere Bewegungskrankheiten[4]). Sehr alte und schwer kranke Leute lassen dabei noch heute junge und gesunde Burschen gegen Bezahlung für sich springen[5]).

Auf deutschem Boden kommt heute weniger Baumkult, z. B. heilige Bäume an Wallfahrtsorten, die als Lappenbäume[6]) dienen und an denen die Kranken Kleider u. a. aufhängen[7]), als alter Quellkult in Betracht.

In den Ruf von Gesundbrunnen und heiligen Quellen[8]) sind meist Brunnen gekommen, die im Winter nicht zufrieren, im Sommer aber frisch und kühl sind[9]). Die dabei errichteten Wallfahrtskirchen, bzw. Ortschaften haben zuweilen den Namen „Gutwasser"[10]) und mündliche und schriftliche Berichte erzählen von den an solchen Orten erfolgten Heilungen, namentlich von Augenkrankheiten, Blindheit, Entzündungen, Geschwülsten, Läh-

---

[1]) Geramb, Brauchtum 37f. mit Lit.

[2]) Vgl. A. Martin, Geschichte der Tanzkrankheit in Deutschland. In: ZfVk. 24 (1914) 113—134, 225—239; Hw.Aberglaube III. 536ff.

[3]) Heß, Luxemburg 114, 268f.

[4]) Martin a.a.O. 129.

[5]) Ebd. 131; Fox, Saarland 261.

[6]) Hw. Aberglaube V. 908ff.

[7]) Vgl. Andree, Parallelen 60ff.; Sébillot, Folk-Lore II. 300f.; G. Jungbauer, Die Kleidung im Aberglauben. In: Hochschulwissen 6 (1929), 370.

[8]) Höfler, Volksmedizin 43ff.; Müllenhoff, Schleswig-Holstein 108ff.; Zaunert, Hessen-Nassau 23f., 177; Sieber, Harzland 12f.; Künzig, Schwarzwald 244ff.; Müller, Uri 35f.; Kriß, Gnadenstätten 352ff. u. Relig. Vk. 43ff.

[9]) Eisel, Voigtland 250.

[10]) Schramek, Böhmerwald 286ff.; Jungbauer, Böhmerwaldsagen 146ff.

mungen, Gebrechen der Hände und Füße u. a. Manche dieser Quellen wurden schon in heidnischer Zeit verehrt [1]).

Die sagenhaften Berichte, die gegenwärtig im Volke überliefert werden, weisen aber fast durchweg rein christliche Züge auf. In Blomberg (Westfalen) erhielt das Wasser eines Brunnens Heilkraft, weil eine Übeltäterin gestohlene Hostien hineingeworfen hatte [2]). Das Kilianusbrünnlein zu Würzburg, das gegen Augenweh und eheliche Unfruchtbarkeit hilft, hat seinen Namen, weil einst der hl. Kilianus mit seinen Gefährten daraus getrunken haben soll [3]). Nicht selten weist ein Traum [4]) die Heilquelle oder es wird von einem Blinden aus der Quelle, die ihn sehend gemacht hat, ein Marienbild oder Heiligenbild ausgegraben oder darin gefunden. An solchen Orten und auch dort, wo der Sage nach ein Hirsch oder ein anderes Tier [5]) das Gesundbrünnlein aus dem Boden wühlt, pflegte man gewöhnlich gleich nach der ersten Wunderheilung eine Kapelle zu errichten [6]).

Vergangenen Zeiten gehört die Traumheilung an heiliger Stätte an. Man übte sie in der Form des Tempelschlafes im Altertum namentlich an den Kultstätten des Asklepios, die im 5. und 4. Jahrhundert v. Chr. und auch später noch beliebte Wallfahrtsorte waren [7]). Die christliche Kirche hat diesen Brauch der Inkubation übernommen und bis gegen das Ende des Mittel-

---

[1]) Grimm, Myth. II. 984 f.; Pfannenschmid, Weihwasser 79 ff.; K. Weinhold, Die Verehrung der Quellen in Deutschland. In: Abh. der Berliner Akademie der Wissenschaften 1898.

[2]) Zaunert, Westfalen 127.

[3]) Schöppner, Bayern II. 247.

[4]) Ebd. I. 175.

[5]) Graber, Kärnten 332 f.

[6]) Schöppner, Bayern I. 97 f., 159 f.; Depiny, Oberösterreich 329 f., 353; Jungbauer, Böhmerwaldsagen 146 ff.

[7]) G. Ritter von Rittershain, Der medizinische Wunderglaube u. die Incubation im Altertum. Berlin 1878; L. Deubner, De incubatione. Leipzig 1900; S. Herrlich, Antike Wunderkuren. In: Wissenschaftliche Beilage zum Jahresbericht des Humboldt-Gymnasiums zu Berlin. Berlin 1911; J. Pley, De lanae in antiquorum ritibus usu. RVV. XI. 2. Gießen 1911; Stemplinger, Aberglaube 36 f.; Weinreich, Heilungswunder 76—136; Kritz, Relig. Vk. 159 ff.

alters gepflegt [1]), wobei an die Stelle der heidnischen Gottheiten die christlichen Heiligen Michael, Thekla, Kosmas und Damian [2]) u. a. traten. So wurde der Überlieferung nach Kaiser Heinrich II. (1002—1024) im italienischen Kloster Monte Cassino nachts im Schlafe durch den vom Himmel gekommenen hl. Benedikt von Blasensteinen befreit [3]). Vereinzelt ist der Brauch noch heute zu finden, so im Burgenland und in Mittelitalien [4]).

Von den Votiven [5]) sind hier nur jene zu berücksichtigen, die mit Rücksicht auf die Gesundheit und Heilung einer Krankheit dargebracht werden. Es sind entweder Bittgaben von Kranken oder Dankgaben von Geheilten.

Dieser schon bei den alten Ägyptern, Israeliten, Griechen und Römern [6]) bezeugte Brauch wurde auch vom Christentum übernommen. Hier wurde er allerdings anfangs als heidnisch verabscheut. Aus diesem Grunde verbrannte der hl. Gallus in Köln hölzerne Glieder, die als Votive geopfert worden waren [7]). Mit der Zeit aber mußte die Kirche die Sitte dulden. Gegenwärtig sind Votive auf deutschem Boden besonders im katholischen Süden, aber auch im Rheinland [8]) zu finden, darüber hinaus namentlich in romanischen Ländern [9]).

Als Dankgeschenke für erfolgte Heilung erscheinen in erster Reihe Votivtafeln, die gewöhnlich die Krankheitsgeschichte im Bilde zeigen und zuweilen, z. B. bei Menschen- und Viehseuchen, von ganzen Gemeinden gestiftet wurden. Ferner werden Wachskerzen geopfert, geheilte Lahme lassen ihre Krücken zurück, andere

---

[1]) Meyer, Mittelalter 93ff.

[2]) L. Deubner, Kosmas u. Damian. Berlin 1907. Vgl. dazu Künstle II. 390.

[3]) Magnus, Aberglaube 33 f.

[4]) Kriß, Relig. Vk. 161.

[5]) Andree, Votive 1ff.; Bargheer, Eingeweide 341 f.; Kriß, Gnadenstätten 342ff. u. Relig. Vk. 96ff., 157.

[6]) Ebd. u. Herzog, Wunderheilungen 130ff.

[7]) Meyer, Mittelalter 98f.

[8]) K. Wehrhan, Wachsvotive aus Kiedrich im Rheingau. In: ZfVk. 19 (1909) 199—201.

[9]) Vgl. R. Kriß, Votive u. Weihegaben des italienischen Volkes. In: ZfVk. 40 (1930) 249—271.

widmen kostbare Bilder usw.[1]). Am verbreitetsten sind jene Votive, die menschliche Figuren oder einzelne Körperteile darstellen. Ganze Figuren, z. B. von Wickelkindern aus Wachs oder Eisen, die von den Eltern bei einer schweren Geburt oder bei einer Krankheit des Säuglings gelobt wurden, sind selten. Man hat kranke Kinder nicht bloß in Metall, in besonderen Fällen sogar in Gold[2]) und Wachs, sondern auch in Korn oder Brot abgewogen und die so bestimmte Menge als Votivgabe dargebracht[3]).

Am häufigsten ist die Nachbildung der kranken Körperteile und Organe. Es werden geopfert: Köpfe bei Kopfschmerz, bei Schwindelanfällen u. a.; Hände, die auch Amulette gegen den bösen Blick oder mit einem Eid in Zusammenhang stehen können, gegen Wunden und Geschwüre; Arme, Beine und Füße bei Lähmungen und Verwundungen; weibliche Brüste bei Brustkrankheiten oder um Milch zu erflehen; Augen bei Augenkrankheiten oder bei Blindheit; Zungen bei Erkrankungen der Zunge oder bei Stummheit; Ohren bei Krankheit und Taubheit; Zähne oder ganze Gebisse und endlich innere Organe (Herz, Lunge, Leber u. a.). Dabei ist deutlich zu erkennen, daß Wachszieher, Holzschnitzer und andere Künstler bei der Herstellung der Votive die Eingeweide von Schlachttieren zum Muster genommen haben.

Zu den wirklichen inneren Organen kommen noch Phantasiegestalten, die als Votive geopfert werden, vor allem die Opferkröten und Stachelkugeln. Die Art und Weise und der Verlauf der Geburtswehen hat dazu geführt, daß die Kröte zum Sinnbild der Gebärmutter wurde, die gewissermaßen im Innern des Körpers aufkriecht und die Wehen verursacht, ähnlich wie nach dem Volksglauben der Herzwurm das Sodbrennen und vom Magen kommende Übel verursacht. Man opferte daher im katholischen Süddeutschland bei Gebärmutterleiden Votive in Krötengestalt. In Südtirol dagegen wurde der stechende Schmerz, den die aufsteigende Gebärmutter erzeugt, zum Hin- und Her-

---

[1]) John, Westböhmen 294 f.

[2]) Mailly, Rechtsaltertümer 128f.

[3]) Vgl. H. Hepding, Die Cyriakswage in Neuhausen bei Worms. In: HessBlfVk. 7 (1908) 32—39, 186, bes. 38.

kriechen eines stacheligen Körpers, den man mit dem Igelkalb, dem umgestülpten Tragsack der Kuh in Verbindung bringt, sich aber meist als eine Stachelkugel vorstellt. Daraus erklären sich die auf Südtirol beschränkten Votive in Form von Stachelkugeln[1]).

Unter den Votiven älterer Zeit kommen auch phallische Opferfiguren vor. Sicherlich sind manche davon Fruchtbarkeitsvotive. R. Andree[2]) bestreitet dies und hält sie vor allem für Schutz- und Abwehrmittel, als welches der Phallus seit je gebraucht wurde. Für die wenigen, aus früherer Zeit stammenden Funde auf deutschem Boden nimmt er an, daß es sich bei diesen eisernen Opfermännchen mit bittend erhobenen Händen und mit erigiertem Phallus um Geschlechtskranke handelt. Ähnlich werden noch heute Hoden bei Erkrankungen dieses Körperteiles geopfert und sind zu diesem Zwecke bei Wachsziehern, z. B. in München, noch in der Vorkriegszeit käuflich zu haben gewesen[3]).

4. Gebete (Gesundbeten) und Segen. Geweihte Dinge

Im besonderen ist noch die Heilung der Krankheit durch gesprochene oder geschriebene Worte zu besprechen, ferner die durch andere Handlungen und Dinge als die bereits erwähnten.

Bei der ersten Gruppe steht das **Gebet** an der Spitze, dem wahrlich Wunderkraft innewohnt. In der Volksmedizin haben wir es namentlich mit dem **Gesundbeten**[4]) zu tun. Der Ausdruck ist vieldeutig. Man kann vier Arten des Gesundbetens unterscheiden. Erstens sind es die durch die Religion und Kirche gebotenen Gebete, vor allem das Vaterunser, die in frommem Glauben für sich allein gesprochen werden. Ihr Erfolg ist größer und sicherer, wenn sie in Kirchen, Wallfahrtsorten und an sonstigen geweihten Stätten vorgebracht werden. Zweitens bezeichnet man damit in manchen deutschen Landschaften den ganzen

---

[1]) Kriß, Gebärmuttermotiv; Bargheer, Eingeweide 419ff. Vgl. v. 27f.

[2]) Votive 109—111 (Phallische Opferfiguren).

[3]) Ebd. 111.

[4]) A. Hellwig, Gesundbeten u. andere mystische Heilverfahren. Leipzig 1914; Chr. Blumhardt, Die Heilung von Krankheiten durch Glaubensgebet. Leipzig 1923; Hw. Aberglaube III. 772ff.; Grundriß Sachsen I. 125.

Vorgang des Besprechens von Krankheiten, der stets mit Gebeten verbunden ist [1]).

Drittens kann das Gesundbeten in der Weise erfolgen, daß die kirchlichen Gebete, vor allem das Vaterunser, in einer ungewöhnlichen Art gebetet werden. Man spricht beim Beten des Vaterunsers jedes Wort dreimal [2]), man betet es von rückwärts oder nur bis zum einem bestimmten Worte, man betet es um Mitternacht an einem Grabe usw. [3]) Wie die zweite und dritte Art, hat auch die vierte mit dem rechten Glauben nicht mehr viel zu tun, nämlich die im Zusammenhange mit den von Amerika ausgegangenen Lehren der „Christian Science" [4]) vorwiegend in städtischen Kreisen verbreitete Mode des Gesundbetens, das geschäftsmäßig von Leuten betrieben wird, die gegen Bezahlung für den Kranken beten [5]). Diese Gesundbeter verwerfen gewöhnlich jede ärztliche Behandlung und den Gebrauch von Arzneien.

Die Amerikaner kennen ein aktives Gesundbeten, bei dem die Suggestion durch Anrufen Gottes, gemeinsame Gebete, durch Schreien und Singen ausgeübt wird, und ein passives, bei dem der auf einem Stuhl sitzende Kranke sich ganz dem Gedanken hingeben muß, daß sein Leiden die Folge der Sünde sei, und sich in stillem Gebet an Gott um Vergebung wenden muß, während der Gesundbeter daneben sitzt und seine Gedanken auf dasselbe Thema sammelt [6]).

Auf deutschem Boden verrichtet der Gesundbeter meist am Krankenlager verschiedene Gebete. Es ist ohne Zweifel, daß bei manchen Leiden, die suggestiv geheilt werden können, das Gesundbeten von Erfolg sein kann. Es gibt aber immer wieder Fälle, wo es auch dann, wenn nur eine sofortige Operation den Kranken retten kann, ausgeübt wird. So berichtete zu Anfang Dezember 1924 die Tagespresse: „Die Leiterin der „Gemeinde der christlichen Wissenschaften" in Lübeck, Frau Koch-Gädeke, stand

[1]) Vgl. Sartori, Westfalen 72; Fox, Saarland 296, 301 f.
[2]) Höfer, Oberpfalz 29.
[3]) Seyfarth 138.
[4]) Hw. Aberglaube III. 778.
[5]) Vgl. Magnus, Religion 56 f.
[6]) Hovorka-Kronfeld I. 880.

vor einem Lübecker Gericht unter der Anklage, den Tod eines 14jährigen Knaben verursacht zu haben. Dem Knaben waren Splitter eines Zaunes in den Unterleib gedrungen. Frau Koch erklärte, daß sie den Knaben gesundbeten werde. Die Eltern riefen daher erst zwölf Stunden nach dem Unfall einen Arzt, der aber den Knaben nicht mehr retten konnte, während er bei sofortiger Operation gerettet worden wäre. Die Angeklagte wurde zu einem Jahre Gefängnis verurteilt [1])."

Beschwörungen sind nicht selten mit einem Gebet verbunden, weshalb der hie und da auftauchende Name „Beschwörungsgebet" ganz passend ist [2]). Die Heilsegen, die fast stets mit der Anrufung der hl. Dreifaltigkeit schließen, wonach meist noch einige Vaterunser gebetet werden, wenden sich, gleichwie sich antike Segen auf Äskulap oder Minerva und altgermanische Segen auf die heidnischen Gottheiten bezogen, an Gott, Jesus, Maria, Petrus und andere heilige Personen [3]), die häufig redend und handelnd eingeführt werden, oder an Engel, wobei allerdings, wie bei dem ursprünglich lateinischen Drei Engel-Segen, im Laufe der Entwicklung wieder göttliche Personen an ihre Stelle treten können [4]), die nun einmal mächtiger als Engel sind. Andere Segen wieder nehmen Bezug auf Örtlichkeiten der hl. Schrift, wie etwa die Gruppe der Jordansegen [5]), die im Hinblick darauf, daß der Jordan bei der Taufe Jesu still stand, gern zum Blutstillen verwendet werden.

Dieser religiöse und kirchliche Einschlag ist ebenso bei den geschriebenen und gedruckten Schutz- und Heilmitteln zu finden, bei den Schutzblättern und Amuletten, wie z. B. der Teufelspeitsche [6]), bei den Himmelsbriefen [7]), den Haus-, Stall-, Vieh-,

---

[1]) Deutsche Zeitung Bohemia (Prag) vom 4. Dezember 1924.

[2]) Vgl. ZföVk. 9 (1903), 242 f.

[3]) Vgl. F. Ohrt, Herba, gratia plena. FFC. Nr. 82. Helsinki 1929.

[4]) O. Ebermann, Die Entwicklung der Drei Engel-Segen in Deutschland. In: ZfVk. 26 (1916) 128—136.

[5]) Ebermann, Blutsegen 24 ff.; F. Ohrt, Zu den Jordansegen. In: ZfVk. 39 (1929) 269—274.

[6]) ZfrwVk. 7 (1910) 1ff.; SAVk. 28 (1928) 81—105; Heß, Luxemburg S. 110f.

[7]) Hw. Aberglaube IV. 21ff. Dazu Wirth, Anhalt S. 306ff. —

Fieber-, Wund- und anderen Segen [1]), bei den Fraisbriefen [2]) u. a.

Auch die so beliebte Satorformel, mit deren Deutung sich schon viele Forscher befaßt haben [3]), hat man meist in einem religiösen Sinne zu erklären gesucht. So z. B. daß sich aus den 25 Buchstaben die Anfangsworte des Vaterunsers PATER NOSTER, zweimal mit N als Mittelpunkt, zusammenstellen lassen und daß sich ein Kreuz ergibt, an dessen Spitzen sich die restlichen A—O (Sinnbilder der Unendlichkeit und Ewigkeit) ansetzen lassen [4]). In Wirklichkeit dürfte es sich hier wie bei der Abracadabraformel um Rückzauber handeln. Wie der Zauberer den Zauber durch Rückwärtslesen des Zauberbuches aufhebt und die bösen Geister zum Weichen bringt, so vermag man dasselbe in Gefahr und Krankheit durch die Satorformel. Im übrigen ist die Unverständlichkeit mancher Zauberformeln von Anfang an beabsichtigt.

Zur zweiten Gruppe kann man alle Dinge zählen, die durch ihren Standort im Gotteshause oder durch ihren Zusammenhang mit diesem, dem Priester und dem Gottesdienst und vor allem dadurch zu Heilmitteln geworden sind, weil sie kirchliche Weihe erhalten haben, wie Palmen, Blumen, Karsamstagskohle, Kerzen, Wachs, Salz, Wein u. a. [5]), im besondern auch Brot, wie das Agathabrot [6]), das Antoniusbrot und andere Heilbrote [7]).

Heilkräftig ist das Weihwasser [8]). Trinkt man es am Karsamstag, so ist es besonders gut gegen Wechselfieber [9]). Neben der kirchlichen Weihe macht schon die Verbindung mit einer

[1]) Andree-Eysn 99ff.

[2]) Ebd. 125. Vgl. Hauffen-Jungbauer, Bibl. Nr. 3792, 3859.

[3]) Hovorka-Kronfeld I. 25; HessBlfVk. 13 (1914) 154—183. Vgl. ebd. 20 (1921) 1—14; 24 (1925), 98—105; ZfVk. 25 (1915) 245—259; ZföVk. 23 (1917) 16 ff.; Freudenthal, Feuer 420—425.

[4]) F. Grosser im ARw. 24 (1926) 165—169. Ihm stimmt zu Schneeweis, Wenden 238.

[5]) Manz, Sargans 47ff. Vgl. Höser, Oberpfalz 12ff.

[6]) Hw. Aberglaube I. 209; Hoffmann-Krayer, Feste 124.

[7]) Vgl. M. Höfler, Heilbrote. In: Janus 7 (1902) 189—193, 233—237, 301—306.

[8]) Pfannenschmid, Weihwasser.

[9]) Schneller, Wälschtirol 235f.

heiligen Zeit Wasser zu einem Heilmittel, wie dies beim Osterwasser [1]) im allgemeinen und beim Karfreitagswasser [2]) oder beim Wasser von Karfreitagsschnee, das für kranke Augen gut ist [3]), im besondern der Fall ist. Mit Taufwasser heilt man Kinderkrankheiten. Das Kind, das einen Schluck davon trinkt, wird von seinen Krämpfen befreit [4]). Man kann damit sogar Blindheit heilen [5]).

Gegen Krämpfe, Fieber und sogar gegen Wahnsinn helfen die Hostien [6]), gegen Gelbsucht der Hostienteller und Meßkelch, die der Kranke als Spiegel benützen muß [7]). Mit Abendmahlswein befeuchtet im Erzgebirge die Mutter ihr Taschentuch und bestreicht damit zu Hause den Mund des Säuglings, was das Zahnen fördert [8]). Den beim Trinken der Johannisminne [9]) übriggebliebenen Wein bewahrt man im Hause als Heilmittel auf [10]).

Wichtig sind die bei der Hochzeit getragenen Kleider [11]) und der Trauring [12]), weil sie die kirchliche Weihe erhalten haben, dann Wachs und Docht der Kirchenkerzen [13]), der Wunden heilende Kirchenstaub [14]) oder der von heiligen Steinen abgeschabte Staub [15]), ferner die Glocken [16]), die Glockenschmiere [17]), Glockenfeilspäne, Stückchen vom Glockenstrick, Wasser, mit dem die Glocken ge-

---

[1]) Kuhn, Westfalen II. 141; Hoops, Sassenart 51 f.; Schönermark, Harz 51 ff.; Hoffmann-Krayer, Feste 149. Vgl. oben 55, 158.

[2]) Müller, Isergebirge 26.

[3]) Fogel, Pennsylvania 287 Nr. 1518.

[4]) Seyfarth 273; Pfalz, Marchfeld 86; Fogel, Pennsylvania 336 Nr. 1784.

[5]) BlPommVk. 8 (1899/00), 25.

[6]) Hw. Aberglaube IV. 415; SAVk. 12 (1908) 143—148. Vgl. P. Drews, Das Abendmahl u. die Dämonen. In: HessBlfVk. 4 (1905) 176—205.

[7]) Seefried-Gulgowski, Kaschubei 205; Hempler, Weichselland 68.

[8]) Seyfarth 274.

[9]) Vgl. Franz, Benediktionen I. 294ff.

[10]) Hw. Aberglaube IV. 752; Hauffen, Gottschee 68.

[11]) Seyfarth 274.

[12]) Bächtold, Hochzeit I. 177 f.

[13]) Magnus, Aberglaube 39.

[14]) ZfVk. 16 (1906) 320—322. Vgl. ebd. 19 (1909) 175 u. Sébillot, Folk-Lore IV. 160.

[15]) Sieber, Harzland 160; Brunner, Ostd. Vk. 250.

[16]) Sartori, Glocken 40—45; Hw. Aberglaube III. 870f.

[17]) Zaunert, Rheinland II. 159.

waschen wurden u. a. Bei manchen Heilhandlungen ist vorgeschrieben, daß sie während des Läutens der Kirchenglocken erfolgen müssen [1]). Endlich bieten der Friedhof und die Friedhofserde Heilmittel [2]).

Wie jeder Handlung, die kreuzweise geschieht, besondere Zauberkraft zugeschrieben wird, so nimmt das Kreuz selbst eine wichtige Stelle in der Volksmedizin ein. Und so kommen auch Splitter von geweihten Holzkreuzen als Heildinge vor [3]). An ein im Freien oder im Totengarten stehendes Christuskreuz hängen die Deutschen in der Zips (Slowakei) das Hemd oder Kleidchen eines an Krämpfen leidenden Kindes [4]). Mit dem Kreuz [5]) sind geweihte Münzen [6]) und Medaillen besonders beliebte Amulette [7]), die auch im Heilverfahren verwendet werden, gleichwie das Meßbuch, das Gesang- und Gebetbuch, die Bibel und andere heilige Schriften.

---

1) Zimmermann, Baden 69.
2) Hw. Aberglaube III. 93ff.
3) Höfer, Oberpfalz 24. Vgl. Hempler, Weichselland 64.
4) Gréb, Zips 51.
5) Vgl. Meyer, Baden 576.
6) Niemer, Geld 33ff.
7) Vgl. oben u. bes. Andree-Eysn 116—146; Heimatgaue 1 (1919/20) 50ff.; Stoll, Zauberglaube 70ff., 196f.

VI. Tierheilkunde

Hier soll nicht davon die Rede sein, wie es manche Tiere verstehen, selbst den Krankheiten vorzubeugen und sie zu heilen[1]). Von Hunden wird z. B. behauptet, daß sie bestimmte Kräuter, die bei Verdauungsstörungen helfen oder die gegen Schlangenbiß heilsam sind, kennen und gebrauchen. Hier soll nur die volksmedizinische Behandlung der Haustiere kurz überblickt werden.

Der Mensch macht zunächst einen Unterschied zwischen den kostbaren Tieren, den Pferden und Rindern[2]), dann auch den Schweinen und Schafen, deren Krankheiten sorgfältig erforscht und behandelt werden, und den weniger wertvollen Tieren, den Ziegen, Hunden, Katzen, Gänsen, Hühnern, Tauben u. a., um deren Krankheiten er sich nur in besonderen Fällen kümmert, etwa wenn sie seuchenartig auftreten oder irgendwie auffallen, wie z. B. die Pips genannte Vogelkrankheit.

Bei der Behandlung der Krankheiten der ersten Gruppe ergibt sich dasselbe Bild wie bei der Volksmedizin des Menschen. Einerseits geht man mit erprobten Mitteln vor, andererseits überträgt man einfach das ganze Zauberheilverfahren mit seinen Beschwörungsformeln und Heilmitteln vom Menschen auf das mit gleichen oder ähnlichen Krankheiten behaftete Tier. Gedruckte und in Handschriften verbreitete Tierarzneibücher vereinigen gewöhnlich beide Arten des Heilverfahrens, wie dies das von J. N. Textor im Jahre 1739 zusammengetragene Vieharzneibuch[3]), das

---

[1]) Vgl. oben die tierischen Heilhandlungen.

[2]) Vgl. Zimmermann, Baden 98f.

[3]) J. N. Textor, Vernunft- und Erfahrungs-mäßiger Versuch, wie die gifftig-ansteckende Vieh-Seuchen unter dem Horn-Vieh und Pferdten wohl erkannt, praeserviret und curiret werden können nebst einer kurtzen Abhandlung von Pferds- und anderen Vieh-Krankheiten; Auf Einer Hochfürstl.

sich auf „eingelangte Berichte" stützte, und andere Bücher [1]) gleichen Inhalts zeigen. Hand in Hand damit geht die starke Übereinstimmung in der Auffassung über die Entstehung der Krankheiten.

I. Schon die Krankheitsnamen [2]) lassen dies erkennen. Man trifft hier die gleichen Zusammensetzungen mit Brand, Feuer, Seuche, Sucht, Wurm u. a. und damit dieselben Vorstellungen über die Ursache und Art der Krankheit. Mit dem Wort Seuche [3]) z. B. werden allgemeine Krankheiten bezeichnet, die den Körper schwächen, dann ansteckende Krankheiten, wie die Maul- und Klauenseuche, und endlich auffällige Krankheiten, wie die Stärz-Seuche, eine Geschwürbildung am Schweif des Rindes mit brandiger Erweichung des Schwanzwirbelknochens, die der Stärzwurm verursachen soll [4]). Häufig sind Verbindungen mit „Sucht", so wird der Milzbrand der Schweine zuweilen Milzsucht genannt. Noch häufiger taucht der „Wurm" als Erreger der Krankheit auf. Die Klauenseuche beim Rinde heißt auch Hornwurm, beim Schafe Klauenwurm; bei der Rotzkrankheit der Pferde spricht man nicht selten von einem Rotzwurm [5]).

Einzelne Namen verraten ihre Herkunft aus der früheren Schulmedizin, so die Bezeichnung Koller für die Wutkrankheit der Pferde, die auf das griechische χολέρα zurückgeht und Heißblütigkeit, Zorn und Wut aus der Veranlagung des Cholerikers erklärt, aus dem im Deutschen ein Kollerer wurde [6]). Das Wort Kolik, mit dem man oft bloß bei Tieren, insbesondere Pferden die Bauchkrämpfe bezeichnet, während man beim Menschen von

---

hohen Ober-Vormundschafftlichen Landes-Administration gnädigsten Befehl aus den eingelangten zuverlässigen schrifftlichen und gedruckten Berichten zusammen-getragen. (Karlsruhe 1739). Vgl. Alemannia 5 (1877) 57—62, 147 ff.; Zimmermann, Baden 99.

[1]) M. Höfler, Ein Sindelsdorfer Hausmittelbuch für Tierkrankheiten. In: Janus 15 (1910) 577—608, 675—697, 754—779, 834—857; BlBayVk. 2 (1913) 15—18. Vgl. auch Höhn, Volksheilkunde 80.

[2]) Vgl. Höfler, Krankheitsnamen.

[3]) Ebd. 640 ff.

[4]) Ebd. 644 u. 833.

[5]) Ebd. 523 u. 821.

[6]) Ebd. 292.

einem „Grimmen“ spricht [1]), ist aus dem lateinischen colica (passio) = Darm (Schmerz) abzuleiten [2]).

II. Die Krankheitsnamen offenbaren auch hier des öfteren die Ansichten des Volkes über die Entstehung der Krankheiten. Nicht selten kennt das Volk natürliche Ursachen, die etwa in der Art oder Menge des Futters, in dem schlechten Zustande des Stalles und anderen Umständen zu suchen sind, und weist gelegentlich in heiteren Seitenstücken zu Hexensagen darauf hin [3]). Sonst aber kommen vielfach auch gegenwärtig noch übernatürliche Ursachen in Betracht.

1. Zunächst sind es Krankheitsdämonen [4]), die meist in tierischer Gestalt, z. B. als Würmer gedacht sind. Viehkrankheiten verursacht der süddeutsche Norg oder Nork [5]) (lat. orcus, ital. orco), der auch Viehschelm [6]) oder bloß Schelm [7]) heißt und den Rauschbrand der Tiere erzeugt [8]). Mit ihm ist der Kosac Dalmatiens verwandt [9]). Auch bei den Tieren erscheint der Alp als Dämon, der sie nachts drückt, reitet und saugt [10]). Für diesen Tieralp hat man in Tirol den Namen Schrattl [11]).

Auch wirklichen Tieren gibt man die Schuld an Viehkrankheiten. Die Anwesenheit eines Igels im Stalle oder unter dem Stallboden verursacht Euterkrankheiten [12]). Jenen Kühen schwillt das Euter an und sie geben blutige Milch, die von einem Wiesel angeblasen oder gebissen wurden [13]).

---

[1]) Höhn, Volksheilkunde 109.

[2]) Höfler, Krankheitsnamen 291.

[3]) Zaunert, Westfalen 278 f.

[4]) Vgl. Grimm, Myth. II. 973.

[5]) Höfler, Krankheitsnamen 448.

[6]) Leoprechting, Lechrain 75f.; Höfler, Volksmedizin 28; Liebrecht, Zur Volksk. 354; Zahler, Simmenthal 27 f.

[7]) Jungbauer, Böhmerwaldsagen 26, 243. Vgl. Graber, Kärnten 164 (Ochsengeist); Müllenhoff, Schleswig-Holstein 256 f. (Kuhtod); Zaunert, Hessen-Nassau 318 (Wambiß).

[8]) Andree, Votive 37.

[9]) ZföVk. 3 (1897) 85. Vgl. ebd. 302.

[10]) Hw. Aberglaube I. 293.

[11]) Alpenburg, Tirol 369.

[12]) Zahler, Simmenthal 23.

[13]) Bargheer, Eingeweide 172; Vonbun, Beiträge 106; SudZfVk. 6 (1933), 42; Staak, Mecklenburg 247 ff. Vgl. ZfVk. 8 (1898) 393.

2. Krankheiten der Haustiere verursachen böse und zauberkundige Menschen, die z. B. durch den bloßen Blick ein Pferd lahm machen können [1]), und vor allem die Hexen [2]). Sie „verneiden" das Vieh, das abmagert und hinsiecht, oder sie bewirken, daß die Kühe rote und ungenießbare Milch geben. Schon ihre Anwesenheit im Stalle und ihr Blick kann diese Folgen haben. Man läßt daher verdächtige Leute gar nicht in den Stall hinein [3]). Mitunter heißt es, daß Juden Tiere verhexen [4]). Dieser Hexenglaube wird noch gegenwärtig von Kurpfuschern bestärkt [5]).

3. Unabsichtlich kann der Mensch, der Besitzer der Tiere oder ein Hausangehöriger, selbst die Krankheit veranlassen. Dabei handelt es sich meist um pädagogischen Aberglauben, der durch Hinweis auf schädliche Folgen zur Vorsicht mahnen und von unnützem Tun abhalten will. Im Simmenthal sagt man, daß man den Tieren das Blut einsiede, wenn Wasser und insbesondere Brühwasser zum Kochen der Milchgeschirre unnütz koche [6]). Oder es heißt, daß man den Kühen im Euter weh tut, wenn man in der Milch mit Messern stochert [7]). Läuft die Milch beim Kochen über, so kriegt die Kuh, von der sie ist, ein böses Euter [8]) oder der Kuh wird die Milch im Euter verbrannt [9]). Im Simmenthal darf man Biestmilch vor dem dritten Tag nicht kochen, weil man sonst die Kuh der Gefahr aussetzt, den „Mütterlibrand" zu bekommen [10]). Die Kühe erhalten Brandblattern, in Schleswig-Holstein wunde Zitzen, wenn man sich unmittelbar vor oder nach dem Melken mit dem Feuer zu schaffen macht [11]).

[1]) ZfVk. 11 (1901), 71.

[2]) Hw. Aberglaube III. 1863ff.; Müllenhoff, Schleswig-Holstein 235ff.; Haas, Rügen 40; Lübbing, Friesland 181; Zaunert, Westfalen 266f. u. Hessen-Nassau 277f.; Künzig, Baden 59 u. Schwarzwald 23f.; Manz, Sargans 103f.; Depiny, Oberösterreich 171ff.; Altrichter, Iglau 23.

[3]) Schremmer, Schlesien 166.

[4]) Zaunert, Rheinland II. 138f.

[5]) Vgl. ARw. 18 (1915) 287ff.

[6]) Zahler, Simmenthal 20.

[7]) Ebd. 19. Vgl. Stoll, Zauberglaube 183.

[8]) Peuckert, Schles. Vk. 83.

[9]) Fischer, Oststeierisches 114.

[10]) Zahler, Simmenthal 19.

[11]) Freudenthal, Feuer 91f.

4. Als Strafe Gottes empfindet der Mensch meist verheerende Tierseuchen. Sonst ist der Glaube verbreitet, daß besonders Menschen, die das Arbeitsverbot an Sonn- und Feiertagen, namentlich Tieren gegenüber oder im Stalle, übertreten, von Gott mit Viehkrankheiten bestraft werden [1]). Dabei ist oft Analogieglaube am Werke, der zwischen der bestraften Handlung und der Krankheit einen Zusammenhang herstellt. Spinnt man z. B. an verbotenen Tagen, so erzeugt die drehende Bewegung des Spinnrades bei den Haustieren Drehkrankheit [2]).

Endlich kommt den Gestirnen ein unheilvoller Einfluß zu. So soll der Mond den Mondkoller, die Sonne den Sonnenkoller der Pferde hervorrufen, der nur bei Sonnenschein und anhaltender Hitze auftritt [3]).

III. Zahlreich sind die Mittel zur Vorbeugung von Krankheiten.

1. Zunächst sind es Worte, die z. B. gesprochen werden, wenn man den Stall betritt oder verläßt [4]) oder wenn jemand, dem man nicht traut, im Stall ist, das Vieh besichtigt oder gar lobt, ferner geschriebene oder gedruckte Worte, Zeichen, Gebete und Segen, die man am Stalleingang anbringt oder im Stalle vergräbt [5]).

2. Häufiger sind vorbeugende Handlungen, z. B. das Räuchern des Viehes und Stalles [6]), das Treiben der Tiere über ein reinigendes Feuer, besonders über ein Notfeuer [7]) und Sonnwendfeuer, das Baden oder Begießen mit Osterwasser u. a. Bis in das Mittelalter hatte sich der schon in Rom geübte Brauch erhalten, den Pferden drei- oder viermal im Jahre zur Ader zu lassen [8]). Heute noch pflegt man bei Aufblähung, aber auch wenn ein Pferd tobt und sich nicht bändigen läßt, das Tier in den

---

[1]) Treutlein, Arbeitsverbot 26, 30, 33f., 35, 63, 66, 88, 91, 94, 96f.
[2]) Ebd. 92.
[3]) Höfler, Krankheitsnamen 293.
[4]) Stoll, Zauberglaube 120.
[5]) Andree-Eysn 100.
[6]) Freudenthal, Feuer 114 f.
[7]) Ebd. 213.
[8]) Fossel, Studien 21.

Wanst zu stechen [1]). Dazu kam stets allerlei Zeitaberglaube. So wird in einem Roß-Arzneibüchlein [2]) des 18. Jahrhunderts empfohlen, den Mist am Mittwoch und Freitag im Stall zu lassen, dann bleibe er vor Zauberei bewahrt. Gegenwärtig ist wohl die üblichste vorbeugende Handlung das Ausspucken. Dies macht der Besitzer, wenn eine verdächtige Person im Stalle war und das Vieh besichtigt hatte [3]). In Oldenburg spuckt man dreimal in den Backtrog, um die Schweine vor Behexung zu schützen [4]). Wird in Osterode im Harz die Kuh vor dem Hause einer Hexe vorbeigetrieben, so muß der Treiber dreimal ausspucken [5]).

3. Am häufigsten sind vorbeugende Dinge, die man an den Tieren, vor allem am Geschirr, am Stalleingang oder im Stall selbst anbringt oder hinterlegt, z. B. Schutzkräuter [6]), zwei in Kreuzform übereinandergelegte Besen [7]) u. a. Im deutschen Südböhmen binden auch heute noch Bauern vor der Ausfahrt rote Stoffflecken, die sogenannten „Neidfleckerln", an das Joch der Ochsen [8]). Rote Wollappen am Pferdekummet, an dem meist auch ein Stück Dachsfell [9]) und glänzendes Messingzeug angebracht ist, sind auch heute noch überall zu finden [10]); doch wird dies alles in manchen Gegenden nur mehr als reine Schmucksache betrachtet.

In Niederbayern teilt man ein Antlaßei, wickelt jede Hälfte in Leinwand und legt die eine in den Pferdestall, die andere in den Kuhstall [11]). Die Zahl der durch die Religion und Kirche gebotenen Schutzmittel (s. unten) ist sehr groß. Irgendwie hat

[1]) Zahler, Simmenthal 88; Fogel, Pennsylvania 169 Nr. 806; Verfasser (Böhmerwald) nach eigener Beobachtung; Hempler, Weichselland 94f.

[2]) J. Deigendesch, Nachrichters nützliches u. aufrichtiges Roß-Arzney-Büchlein. Neue u. verbesserte Auflage. Eichstädt 1789, 65.

[3]) Verfasser (Böhmerwald).

[4]) Wuttke 438 § 688.

[5]) Seligmann, Blick II. 210 mit weiteren Hinweisen.

[6]) Heimatgaue 1 (1919/20) 48.

[7]) Müller, Isergebirge 9.

[8]) Jungbauer, Böhmerwaldsagen 197.

[9]) Zahler, Simmenthal 39; Fogel, Pennsylvania 157 Nr. 741.

[10]) Haltrich, Siebenbürgen 278; SudZfVk. 1 (1928) 123, 164, 220; 2 (1929) 34.

[11]) Hw. Aberglaube III. 1190 (Gründonnerstag).

fast jedes Abwehrmittel damit einen Zusammenhang. So gießt man z. B. in Oldenburg das Wasser, in dem die Ostereier gekocht wurden, an die Stallwand. Dann werden die Euter der Kühe das ganze Jahr nicht wund. Eine Handvoll Erde aus einem Grabe, die man in die Ställe streut, schützt das Vieh vor Krankheit [1]). Dasselbe bewirken Spinnen im Stalle [2]).

Meist kümmert sich der Mensch nur um das wertvolle Großvieh. Aber auch für die Gesundheit und das Gedeihen der Kleintiere gibt es vorbeugende Mittel. So hat die Sorge um die Bienen sogar Anweisungen und Rezepte für Imker veranlaßt, wie sie z. B. in Sachsen zu Ende des 18. Jahrhunderts bezeugt sind [3]).

IV. Noch vor Jahrzehnten war es nicht selten, daß die Bestimmung der Krankheit einem Hexenbanner überlassen wurde. Der ging etwa folgendermaßen vor. Er steckte ein Messer in die Stalltürschwellen und legte geweihtes Osterbrot auf die Klinge. Fiel das Brot herunter und brach die Klinge ab, so fehlte es im ganzen Stall; drehte sich das Brot bloß, so fehlte es nur bei einigem Vieh. In diesem Falle nahm der Hexenbanner dann das Messer, das am Johannistag zwischen 11 und 12 Uhr gemacht sein mußte und zu keinem anderen Zwecke verwendet werden durfte, legte das Brot fest auf die Klinge und ging so im Stalle herum. Sprang bei einem Stück Vieh das Brot weit von der Klinge und fing dieses Vieh zu schnaufen an, so war es krank. Es wurde dann entsprechend behandelt [4]).

Nicht selten haben Volksheilkünstler ihr bei Menschen angewandtes Verfahren auch bei Tieren geübt. So hat der oben erwähnte Spanner Peter nicht bloß bei Menschen, sondern auch bei Tieren die Art der Krankheit durch „Spannen" festgestellt [5]).

Heute vermag jeder bessere Bauer die meisten Tierkrankheiten, vor allem Magen- und Darmleiden, selbst zu bestimmen und

---

1) Strackerjan, Oldenburg I. 66.

2) Vgl. Birlinger, Schwaben I. 400; Fogel, Pennsylvania 157 Nr. 738. Weitere Schutzmittel s. Wuttke 428 ff. § 671 ff.; Manz, Sargans 92 f.

3) MsäVk. 3 (1903) 117—121, 140—143.

4) Leoprechting, Lechrain 28.

5) Jungbauer, Böhmerwaldsagen 206.

richtet zuweilen die Behandlung danach ein, ohne einen Tierarzt zu rufen.

V. Bei der Heilung der Krankheiten verwendet man nur mehr dort, wo man an das Verneiden oder Behexen glaubt, magische Mittel. Kennt der Bauer die natürlichen Ursachen, so gebraucht er erprobte Mittel, die er aus Erfahrung weiß oder die ihm der Tierarzt bei einem früheren Anlaß gezeigt und gelehrt hat. Am gefürchtetsten sind die meist durch Grünfutter veranlaßten Wanstblähungen, bei welchen man den Tieren reizende und abführende, sowie gasauffaugende Flüssigkeiten eingibt [1]).

A. Was die Träger der Tierheilkunde betrifft, ergeben sich manche Abweichungen gegenüber dem oben von den Volksärzten Gesagten. So hieß es z. B. in der Grafschaft Ruppin von einem Mittel gegen Maden des Viehes, daß es nur hilft, wenn es ein Mann von seiner Frau oder eine Frau von ihrem Mann erlernt hat [2]). Doch kann auch hier die Fähigkeit zu heilen durch eine magische Handlung erworben werden. In Norddeutschland erhält ein Kind, wenn es gleich nach der Geburt nackt auf ein Pferd gesetzt wird, später die Kraft, Pferdekolik zu heilen. Durch Reiten auf dem kranken Pferde reitet dann der Heilkräftige die Kolik tot [3]).

Als Tierärzte aus dem Volke treten Angehörige bestimmter Berufe auf, die mit Tieren zu tun haben, ihre Krankheiten kennen und sie daher zu behandeln verstehen [4]), so Hirten (Schäfer) [5]) Metzger [6]), Sauschneider [7]), Schinder (Abdecker, Wasenmeister) und Schmiede, die meist Fachmänner für Pferdekrankheiten sind, wie zuweilen auch Zigeuner und Juden [8]). Das eine Mal sind es reine Fachärzte, die keinerlei Aberglauben kennen, das andere Mal aber zeigt sich die überlieferte Auffassung vom Behexen der

[1]) Zimmermann, Baden 100.
[2]) ZfVk. 8 (1898) 308.
[3]) Ebd. 9 (1899) 335 f.; 10 (1900) 223; Schiller, Mecklenburg II. 2; Hoops, Sassenart 84.
[4]) Vgl. NiederZfVk. 10 (1932) 85ff.
[5]) Sieber, Harzland 262.
[6]) Höhn, Volksheilkunde 77.
[7]) Vgl. Bauern-Philosophie I. 165f.
[8]) Vgl. Fox, Saarland 306.

Tiere und die darauf aufgebaute Heilweise, bei der Zauber und Sympathie im Vordergrund stehen.

Ein solcher Volkstierarzt ist der „Hansjörg" in der Skizze „Sympathie und Geheimnisse" von H. Hansjakob [1]). Was von diesem berichtet wird, gilt auch für andere, weshalb die betreffende Stelle hier wörtlich folgt.

„Er (Hansjörg) gab sich vorzugsweise nur mit dem „Unvernünftigen" ab. Schweine heilte er aus der Ferne, bei Rindvieh aber war seine persönliche Gegenwart notwendig. Kam ein Bauer wegen Borstenviehs, so fragte er ihn, wie weit er nach Hause habe. Dann gab er dem Mann ein Gebet auf „unter den Weg" und berechnete die Zeit, bis wann der Betreffende daheim sein könnte; war diese Stunde da, so nahm der Hansjörg eine Haselgerte, die er am Palmtag hatte weihen lassen, und machte unter geheimer Formel Einschnitte in dieselbe.

War es der Milzbrand, die schlimmste Krankheit unter den Schweinen, so sprach der Hansjörg: ‚Es reiten aus drei Herren zwischen zwei Seen, der erste heißt St. Lucas, der zweite St. Marcus, der dritte St. Johannis, sie strecken aus ihre Hand und nehmen den Brand'.

Item es half und muß geholfen haben; denn selten ging einer fehl, wenn er den Hansjörg aufgesucht hatte.

Bei Rindvieh gestaltete sich die Sache deshalb schwieriger, weil er nicht bloß im Stall gewesen sein mußte, sondern es durfte ihn auf dem ganzen Weg dahin niemand „beschreien". Traf ihn einer und fragte: „Hansjörg, wohin?" — so war alle Sympathie zum Kuckuck, und unverrichteter Sache mußte der Doktor umkehren.

So kam es, daß er nur in dunkeln Nächten und auf einsamen Bergpfaden auf die Praxis ging. Er kannte alle Wege und Stege in Berg und Tal, Wald und Feld und wußte jeden Hof auf viele Stunden im Umkreis. Er gab jeweils, wenn er zu kommen vorhatte, Ordre, den Hofhund in die Stube zu tun, in der kommenden Nacht die Stalltür offen zu lassen und ihn, wenn er käme, nicht

[1]) Ausgewählte Schriften. III. Bd. Wilde Kirschen. 8. Aufl. Ohlau o. J., 338ff.

anzureden. Es sollte alles ruhig ins Bett gehen und schlafen, nur eine Laterne sollte brennen im Stall.

War er hier eingetreten, so sah er sofort unter fünfzig und mehr Tieren, welches krank sei. Er riß nun unter stillen Formeln dem Patienten je drei Haare aus zwischen den Hörnern, auf dem „Bug" und auf dem „Kreuz". War ein fließendes Wasser in der Nähe, so trug er die Haare alsbald dahin; wenn nicht, wickelte er sie in Papier und übergab sie auf dem Heimweg einem Waldbächlein.

Je nach dem Befund gab er dem Tier auch ein Stück Brot zu fressen mit einem Zettel, auf dem geschrieben stand: „Es gehen drei Jungfrauen über Land, sie tragen ein Stück Brot in der Hand, die eine sprach, wir wollen's zerschneiden, die andere, wir wollen der Kuh des N. N. ihre Krankheit damit vertreiben."

War die Prozedur beendigt, so ging er still, wie er gekommen, von dannen, wenn nicht der Hofbauer, den der Hund durch sein Lautgeben geweckt hatte, unter einem kleinen Schiebfensterchen wartete, bis der Sympathie-Mann aus dem Stall kam. Jetzt durfte er beschrieen werden, und der Bauer lud ihn ein, „a weng Chriesewasser un Speck" zu sich zu nehmen, oder die Bäuerin stand auf und machte ihm einen Kaffee."

Auch Sauhändler waren in der Regel Tierärzte und sind es hie und da noch heute. „Kommt er auf einen Hof und der Bauer hat etwas Krankes im Stall, so weiß er seinen guten Rat, der meist auch hilft" [1]). Es ist selbstverständlich, daß ein kluger Mann, der zeitlebens mit denselben Tieren beruflich zu tun hat, auch zu einem guten Kenner ihrer Krankheiten werden muß und nach Gegenmitteln sucht. Schon früh haben es z. B. Schäfer verstanden, bei der Drehkrankheit [2]) der Schafe, die durch Infektion des Gehirnes mit dem Blasen- oder Drehwurm (Coenurus cerebralis) entsteht, durch Bohren die Schädelkapsel zu eröffnen,

[1]) H. Hansjakob, Schneeballen I. (6. Bd. d. Ausgewählten Schriften) 89. In der Erzählung „Der Wendel auf der Schanz". Dazu wird in einer Anmerkung ergänzt: „Im 16. Jahrhundert lebte in Hasle ein Sauhändler, der alle Operationen an den Menschen ausführte und namentlich als Accoucheur sehr gesucht war."

[2]) Höfler, Krankheitsnamen 311.

um den Drehwurm aufzusuchen. Ebenso haben sie es verstanden, den Nasenwurm der Schafe herauszuziehen, d. h. die Bremsenlarven in der Nasenhöhle des Schafes, das bei diesem Leiden zum Schleuderer wird und den Kopf öfters auf die Seite wirft, um sich gewissermaßen von den Peinigern zu befreien. Dieses Verfahren der Hirten haben die Jahrmarktsquacksalber früherer Jahrhunderte nachgebildet, indem sie den kranken Leuten einredeten, daß sie den Hirn- oder Nasenwurm hätten. Und diesen zogen sie gegen gute Bezahlung heraus, wobei gewöhnlich nur getrockneter Nasenschleim die Stelle der „Würmer, die man aus der Nase zog", vertrat.

B. Was die allgemeinen Grundlagen, Grundsätze und Gesetze anbelangt, so kann natürlich die Suggestion bei der Behandlung kranker Tiere nicht dieselbe Rolle spielen wie bei Menschen. Im äußeren Heilverfahren steht aber auch hier der Analogiezauber im Vordergrund [1]). Ein Wortzauber liegt z. B. vor, wenn man in Baden einer Kuh das geschwollene Euter mit den Worten zu heilen vermeint: „De Hisch un Hasch, die geh'n über'n Bach un nemme de Kuh 's g'schwollene Euter ab" [2]). Ferner kommt der Grundsatz der Umkehrung (Rückzauber) und die Meinung, daß das Gegenteil wirksam sein kann, zum Ausdruck, dann der Gedanke der Übertragung u. a.

Volkstierärzte arbeiten ebenfalls mit dem Verfahren der Zeitgewinnung. Ein Beispiel ist etwa die in Oberösterreich übliche Behandlung eines krummen Pferdes, das ebenso wie der bei der Sympathiekur gebrauchte Stuhl vierzehn Tage lang ruhig stehen muß [3]). Endlich gelten auch für die Tierheilkunde die Regel der Wiederholung und Nachahmung, der Verallgemeinerung, der Verquickung und Häufung und alles das, was an sonstigen Geboten, Verboten und Vorschriften für Zauberhandlungen besteht.

Das folgende Beispiel [4]) soll zeigen, wie man die Heilmittel

---

[1]) Vgl. Hw. Aberglaube I. 385ff.
[2]) Fehrle, Baden I. 65.
[3]) ZföVk. 9 (1903) 240.
[4]) Ebd. 3 (1897), 4.

zu häufen pflegt und wie in katholischen Ländern der religiöse Glaube eine besondere Rolle spielt. Wenn im Salzburgischen alles Vieh in einem Stalle krank wird, so muß zunächst eine fremde, d. h. nicht zum Hause gehörende Person drei Tage hintereinander das Vieh betreuen. Dann muß man von fünf Häusern Brot betteln, in Stücke brechen, diese in Weihwasser tauchen und jedem Vieh fünf Stück eingeben. Weiter muß in jeden Barn und in jede Türschwelle ein Loch gebohrt und mit einem Stöpsel versehen werden. In diese Löcher kommt folgende Mischung: Drei Kätzchen von einem geweihten Palmbaum, ein Zweiglein von einem Segenbaum, ein Kränzchen aus Kühlkraut (Kugelkraut, wie es in den Ameisenhaufen wächst) oder aus Steinröserln, geweiht am Fronleichnamstag und ein Stück der fünf „Kranel" von der Osterkerze (Weihrauchkörner, die am Karsamstag zur Erinnerung an die fünf Wundmale Christi an die Osterkerze angefügt werden). Über alles wird Weihwasser gespritzt, dann wird in jedes Loch etwas von der Mischung, in Fetzen eingewickelt, gelegt und die Stöpsel werden eingeschlagen mit den Worten: „Ich vergrabe dich im Namen der allerheiligsten Dreifaltigkeit, im Namen Gottes des Vaters und des Sohnes und des hl. Geistes. Amen." Außerdem muß aus dem Schlauche eines Kochofens während des Ave Maria-Läutens Kienruß genommen und mit geweihtem Salz vermischt werden. Mit dieser Mischung wird jedem Stück Vieh täglich einmal Zunge und Zähne ausgerieben und dann mit Essig ausgewaschen. Eine Stunde darauf darf nichts zu fressen gegeben werden. Während dieses „Anbrauchens" müssen Bauer und Bäuerin im Stalle für jedes Stück Vieh fünf Vaterunser beten; werden sie damit nicht fertig, dann haben sie an einem einsamen Orte auszubeten. Endlich muß zu jeder Mahlzeit Barn und Wassergrant sauber ausgewaschen werden und während der ganzen drei Tage darf im Hause nichts verkauft und den Armen, außer Geld, nichts verschenkt werden.

Bei aller Umständlichkeit und abergläubischer Einfalt ist diese Heilhandlung in einzelnen Punkten ganz vernünftig, so durch die Betonung der Reinlichkeit und Vorsicht gegenüber dem Hausgesinde einerseits, das Schuld an der Krankheit haben kann, weshalb während der Behandlung eine fremde Person das Vieh wartet, und gegenüber Bettlern und anderen verdächtigen Fremden andrerseits.

C. Die **Heilung im allgemeinen** erfolgt durch Wort oder Schrift, durch Handlungen und durch Dinge.

1. Bei der **Heilung durch Wort und Schrift** steht das Besprechen an erster Stelle, das gewöhnlich durch Heilsegen geschieht, die in ihrem Inhalt und in ihrer Form Seitenstücke zu den bei menschlichen Krankheiten verwendeten Segen sind [1]). Gewöhnlich verknüpft man sie mit einer Heilhandlung, zumindest muß das kranke Tier beim Besprechen berührt werden. So fährt man z. B. im Böhmerwald, wenn ein Stück Vieh verneidet ist, diesem mit entblößtem Arm über den Rücken und spricht:

Ich wisch' dich weg! Der wilde, hastige, garstige Neid
Ist in dich g'flogen, — in dich g'schoben,
Und so geschwind, — wie unsere liebe Frau Sonn'
Über den Berg hereinspringt [2]).

2. Bei den **Handlungen** ist insbesondere auf die oben beschriebenen tierischen zu verweisen. Häufig ist die Übertragung der Krankheit durch einen Zwischenträger auf Pflanzen und Bäume [3]). Auch von Tieren auf Tiere ist eine Übertragung möglich. Doch reicht der Gedanke der Übertragung nicht immer zur Erklärung aus. Es heißt, daß Böcke, besonders schwarze, die man in Pferde- und Rinderställen hält, alle Krankheiten an sich ziehen [4]). Man erklärt dies damit, daß die Ziegenböcke Lieblingstiere der Hexen seien. Kommt nun eine Hexe in den Stall, so reitet sie auf ihrem Lieblingstier und läßt das andere Vieh in Ruhe [5]). In Siebenbürgen, wo man nur in Herrschaftshäusern, aber nicht bei armen Leuten, im Pferdestalle schwarze Ziegenböcke hielt, begründete man dies damit, daß die Hexen den Geruch der Ziegen

---

[1]) Vgl. Fehrle, Zauber 32ff.

[2]) ZfVk. 1 (1891) 312.

[3]) Vgl. M. Höfler, Ein Sindelsdorfer Hausmittelbuch für Tierkrankheiten. In: Janus 15 (1910) 580.

[4]) Wuttke 436f. § 686; Manz, Sargans 92; Zahler, Simmenthal 40; SAVk. 8 (1905) 153.

[5]) Schiller, Mecklenburg III. 9. Vgl. ebd. II. 22.

nicht vertragen [1]). Den Stall schützen auch Spinnen, die das sich ansammelnde Gift aufzehren und die man daher nicht ausfegen soll [2]), dann Kaninchen, tote Kröten u. a. [3]).

Üblich ist ferner die Vernichtung der Krankheit durch Vergraben, Verbrennen oder Wegschwemmen des Zwischenträgers. Man wirft z. B. Haare, die von verschiedenen Körperstellen des Tieres genommen sind, in den nächsten Bach oder Fluß [4]). Eine abgeschwächte Form des Verbrennens [5]) ist das Räuchern [6]) des Zwischenträgers, eine Steigerung des einfachen Vergrabens das Mitgeben in ein Grab.

Von einem Opfer [7]) kann man sprechen, wenn bei einer Viehseuche eins der kranken, zuweilen auch eins der gesunden Tiere getötet oder wenn das erste verendete Stück verbrannt wird. Noch vor einigen Jahren hat ein Bauer im südlichen Böhmerwald ein lebendes Schwein nachts vergraben, um so seine an Rotlauf erkrankten Schweine zu retten [8]). In Schlesien wurde bei einer Schafkrankheit das zuletzt krank gewordene Tier bei Sonnenaufgang erschlagen und der Leichnam an der Giebelseite des Stallgebäudes eingegraben [9]). In Oberösterreich pflegte man bei Schwindelkrankheit der Haustiere den Schädel des ersten verendeten Tieres auf den Gipfel einer hohen Tanne zu geben und war der Meinung, daß die Krankheit verschwindet, wenn der Schädel vermodert ist [10]). In Kärnten schnitt man bei einer Rinderseuche einer lebendigen Kalbin den Kopf ab und nagelte ihn hinter dem Hoftor auf [11]). Tierköpfe an den Häusern dienten auch in der Schweiz zur Abwehr von Seuchen [12]). Noch um 1875

[1]) Haltrich, Siebenbürgen 278.
[2]) Zimmermann, Baden 97; Fogel, Pennsylvania 157 Nr. 738.
[3]) Zahler, Simmenthal 40.
[4]) Hw. Aberglaube III. 1287.
[5]) Vgl. Freudenthal, Feuer 87ff.
[6]) Ebd. 114f.; Wirth, Anhalt 324.
[7]) Jahn, Opfergebräuche 25.
[8]) Jungbauer, Böhmerwaldsagen S. 20.
[9]) ZfVk. 4 (1894) 458 = Kühnau, Schlesien III. 267f.
[10]) ZföVk. 9 (1903) 239.
[11]) Graber, Kärnten 204.
[12]) Lütolf, Sagen 331f.

verbrannte man in Baumholder bei Trier bei einer Schweineseuche das erste Dutzend der verendeten Tiere an einem Kreuzweg. Dann trieb man die gesunden Tiere zur Brandstelle, der Hirte streute Körnerfrucht in die Asche, die Tiere fraßen beides und die Seuche hörte auf [1]).

Das Verbrennen oder Räuchern kranker Tiere kann aber auch anders zu erklären sein. Man will damit der Hexe, die das Vieh krank gemacht hat, Schmerzen bereiten und sie zum Kommen zwingen [2]). Dasselbe bezweckt man, wenn man die behexte Milch kocht und Nadeln hineinwirft, wenn man die Milch mit einer Rute peitscht usw. [3]).

3. Von den Dingen, die als Heilmittel dienen, stehen auch hier in erster Reihe die Heilkräuter, wobei meist erst eine größere Anzahl zusammen die rechte Arznei liefert [4]). Dort wo eine einzelne Pflanze oder ein einzelner Baum, bzw. seine Teile gebraucht werden, z. B. die Eibe gegen Kropfkrankheiten der Pferde [5]), handelt es sich gewöhnlich um Mittel, die durch Erfahrung in bestimmten Fällen erprobt sind. Bei den Tieren holt man sich meist nach dem Grundsatz „Similia similibus curantur" das Heilding von jenem Tier, das die Krankheit verursacht hat oder mit ihr in Beziehung gebracht wird. Ein geschwollenes Euter, das nach der Volksmeinung durch Saugen des Wiesels entsteht, wird durch Reiben mit einem Wieselfell geheilt [6]). Bei Seuchen bekommen die noch lebenden Tiere etwas (Fleisch, Herz u. a.) von den verendeten Tieren zu fressen [7]), eine Abart der eben erwähnten Heilhandlung, bei welcher die gesunden Tiere Asche von der Brandstelle und darein gestreute Körnerfrucht zu fressen bekamen. Der Mensch steuert endlich selbst auch zu den Heildingen

[1]) ZfVk. 23 (1913) 59 f. Vgl. ZfrwVk. 2 (1905) 298; Freudenthal, Feuer 214 f.; Zimmermann, Baden 95.

[2]) Freudenthal, Feuer 97 f.

[3]) Wuttke 284 § 417.

[4]) Vgl. etwa die ZfVk. 8 (1898) 307 angeführten Mittel gegen den Kropf der Pferde.

[5]) Ebd. 12 (1902) 190.

[6]) Bargheer, Eingeweide 172; Schulenburg, Sagen 230. Vgl. ZfVk. 8 (1898) 393 u. 23 (1913), 181.

[7]) ZfVk. 8 (1898) 390 f.

mit, vor allem mit seinem Speichel und Harn. Bei innerlichen Entzündungen gab man in Oldenburg dem Vieh als letztes Mittel Menschenkot, mit Wasser verdünnt, ein und legte auch bei äußerlichen Entzündungen von Menschen und Tieren, namentlich wenn das Hinzutreten des kalten Brandes befürchtet wurde, Menschenkot auf [1]).

Weitere Heildinge bieten die Erde, namentlich die von Friedhöfen [2]), Wasser und Wasserdampf [3]), Feuer u. a. Gegen Finnen der Schweine gibt der Besitzer den Tieren Seifenwasser zu saufen, in dem er sich zuvor gewaschen hat [4]). Auch das Feuer darf kein gewöhnliches sein, sondern muß als Notfeuer auf altertümliche Art erzeugt werden. Durch ein solches trieb man früher bei Seuchen das Vieh, besonders Schweine bei Bräune oder Rotlauf, für die das Volk auch die Namen „wildes" oder „laufendes Feuer" oder „Feuer" [5]) schlechthin hat. Dieses Verfahren begründet das Volk auf verschiedene Weise. Das Feuer selbst reinige, dann bringe man dabei das Vieh in „Alteration" und in Schweiß und Schrecken, was die Heilung befördere, und endlich vertreibe man eben da ein Feuer durch das andere [6]).

Wenn Waffen, Werkzeuge oder Geräte, die als Waffen dienen könnten, im Heilverfahren auftauchen, so liegt das alte Motiv der Drohung vor. Man legt z. B. in Braunschweig Sicheln oder ein großes Messer kreuzweise über den Melkeimer, wenn die Kühe oder Ziegen rote Milch geben [7]). Vielleicht ist auch der Gebrauch von Schießpulver, das manche Eigenschaft mit dem heilkräftigen Salz teilt und ein Allheilmittel gegen Verstopfungen und Blähungen der Haustiere ist [8]), hieher zu ziehen.

D. Religiöse und kirchliche Heilmittel sind namentlich im katholischen Süddeutschland daheim. Der Mensch gebraucht

---

1) Strackerjan, Oldenburg I. 96.
2) Hw. Aberglaube II. 902.
3) Heyl, Tirol 802.
4) ZfVk. 8 (1898), 307.
5) Vgl. Staak, Mecklenburg 91 ff.
6) Freudenthal, Feuer 209 ff., 512 ff.
7) Andree, Braunschweig 311.
8) W. Peiter, Volkstümliche Tierheilkunde im Hocherzgebirge. In: ZföVk. 4 (1898), 307.

hier bei den Tieren fast alles das, was ihm bei seinen Krankheiten Religion und Kirche an Hilfs- und Heilmitteln bieten.

Auch hier wendet man sich an Jesus Christus oder nimmt auf ihn Bezug, zuweilen in einer recht sonderbaren Art, so in dem Spruch gegen Verrenken [1]), der ähnlich auch gegen Blähungen [2]) gebraucht wird:

> Bläß, du hast dein Glied verrenkt,
> und die Juden haben den Herrn Jesum gehenkt.
> Tat ihm sein Henken nichts,
> tut dir dein Verrenken nichts.

Ferner wendet man sich an die Heiligen und vor allem an die im Laufe der Zeit zu ausgeprägten Viehpatronen gewordenen. Bei diesen gibt es zeitliche und räumliche Unterschiede und Schwankungen [3]). Der eine Heilige, der vor Jahrhunderten ein mächtiger Tierpatron gewesen ist, gilt heute nicht mehr viel, der andere wieder wird nur in einem beschränkten landschaftlichen Umkreis angerufen. So wird eine der wenigen weiblichen Heiligen für das Vieh, die vom Volke geschaffene und von der Kirche nicht anerkannte hl. Gunthild nur zu Biberach bei Plankstetten verehrt. Bloß in der bayerischen Holbertau erfreut sich der hl. Castulus eines guten Rufes als Viehpatron, in der Oberpfalz steht der hl. Sebastian im Vordergrund, in Vorarlberg der hl. Theodul, im Vintschgau der hl. Rochus, in Obersteiermark der hl. Patricius und in Tirol und Bayern der hl. Wendelin. Im ganzen südöstlichen Deutschland bis nach Ungarn hinein wird der hl. Koloman [4]) als Viehpatron verehrt, ferner der hl. Stephan als Schutzheiliger der Pferde im besonderen [5]). Älter und bedeutender sind der hl. Wolfgang, der hl. Martin und der hl. Georg. Alle überragt der hl. Leonhard [6]), der mächtigste Viehheilige im südöstlichen Deutschland, der „altbayerische Herrgott“.

---

1) VkBlWürttemberg 1910, 14.

2) ZfVk. 5 (1895) 297; Alemannia 31 (1903), 183.

3) Andree, Votive 37f.

4) Vgl. BayHmtschutz 23 (1927) 35—42.

5) Hindringer, Weiheroß 126 ff.; ZfrwVk. 12 (1915), 258.

6) Andree, Votive 39 ff.; A. Becker, Der St. Leonhard-Kult in der Pfalz. In: BayHefte 5 (1918) 224—226; Hw. Aberglaube V. 1215 ff.; Hindringer, Weiheroß 142 ff. Vgl. Doyé I. 683f.; Künstle II. 402—405.

Bei der Verehrung der Heiligen macht das Volk Unterschiede. Manche helfen bei allen Haustieren, manche nur beim Kleinvieh [1]), wie z. B. der hl. Georg im Lungau oder der hl. Wendelin, manche nur bei bestimmten Tieren, so der hl. Celsus und Eligius bei Pferden, der hl. Johannes bei Schafen in Luxemburg [2]), der hl. Anton der Eremit bei Schweinen, wovon schon S. Franck berichtet [3]), in Süddeutschland und Italien [4]). In der Eifelgegend vertraut man der irischen Landesheiligen Brigida besonders die Kühe an, dem hl. Wendelin die Schafe und dem hl. Quirin die Pferde [5]). Der hl. Blasius, der schon im Mittelalter als Schutzheiliger der Haustiere verehrt wurde, ist dies in Schwaben in erster Reihe für die Pferde [6]), was auch in Frankreich der Fall ist [7]). In diesem Land hat sich wie in Deutschland die in der Diözese Lüttich und in den Ardennen im 10. Jahrhundert aufgekommene Verehrung des hl. Hubertus stark verbreitet, der Patron der Jäger, Beschützer der Hunde und Helfer gegen Hundebiß und Hundswut ist [8]).

Zur Vorbeugung und Heilung von Krankheiten kommen weniger die Reliquien, die fast ganz den menschlichen Krankheiten vorbehalten bleiben, als vielmehr die Wallfahrten zu den Gnadenstätten der Tierheiligen und die dort dargebrachten Votive in Betracht.

Die Wallfahrten sind aber anderer Art, es sind bei Pferden Umritte oder Umzüge um die Kirche des Heiligen oder Segnungen der zur Kirche gebrachten Tiere durch den Priester [9]). Dabei

---

[1]) Andree, Votive 37 f.

[2]) Heß, Luxemburg 114.

[3]) Schmidt, Volksk. 126.

[4]) Buck, Schwaben 28; Andree, Votive 35 ff.

[5]) Wrede, Eifel 84.

[6]) Hw. Aberglaube I. 1362.

[7]) Ebd.

[8]) Ebd. IV. 425ff.; Doyé I. 526 f.; Künstle II. 311—313. Vgl. SAVk. 13 (1909), 305; 17 (1913) 56—59; 22 (1918/9) 250 (zum Hubertusschlüssel); ZfVk. 24 (1914) 145 (Französisches Gebet zum hl. Hubert gegen den Biß toller Hunde).

[9]) Andree, Votive 53ff.; G. Schierghofer, Altbayerns Umritte u. Leonhardifahrten. München 1913; Hindringer, Weiheroß.

bringt man gewöhnlich Geldopfer, früher auch Hufeisenopfer, wie z. B. in Maria Kulm im Egerland [1]), läßt Messen lesen und widmet die auf die Tiere bezüglichen Votive. Es sind dies meist eiserne Opferfiguren von Pferden, Rindern, Schafen, Ziegen, Schweinen, seltener Bienen und ganz ausnahmweise Hühnern [2]). Die an den acht Beinen erkennbaren, aus Eisenblech hergestellten Votivbienen sind nur in der Leonhardskirche bei Neuern im Böhmerwald bezeugt [3]).

Ganz vereinzelt ist der Brauch, einem Heiligen, bzw. seiner Kirche ein lebendes Tier als Opfer zu bringen. Im Allgäu besteht noch der Brauch, bei einer Viehseuche ein Tier einem Heiligen zu opfern, und zwar jenes, das als erstes eine bestimmte Grenze (ein Seil, eine Stange u. a.) überschreitet. Dieses Tier wird dann verkauft und der Erlös der Krankenkasse zugeführt [4]). Sonst kommt das Opfern großer Tiere auf deutschem Boden wohl kaum mehr vor, man begnügt sich mit dem Opfern von Hühnern und Tauben [5]). Zu Carnac in der Bretagne dagegen war es in der Kirche des hl. Cornelius, der infolge der volksetymologischen Deutung seines Namens zum „protecteur des bêtes a cornes" geworden ist, noch um 1900 üblich, lebende Kühe in der Weise zu opfern, daß sie zugunsten der Kirche verkauft wurden [6]).

Neben Gebeten, die daheim oder an den Wallfahrtsorten verrichtet werden, und den meist mit Gebeten verbundenen Heilsegen, die beim Besprechen der Krankheiten gebraucht werden, gibt es eine große Zahl von Schutz- und Heilmitteln in Form von Amuletten, Bildern der Tierheiligen und Schutztafeln, die man über der Stalltür oder im Stall aufhängt [7]).

Dazu kommen endlich alle geweihten Dinge, die volksmedizinisch verwendet werden. So wird z. B. das Antoniusbrot,

---

[1]) John, Westböhmen 294.

[2]) Andree, Votive 86 ff., 152 ff.

[3]) J. Blau, Die eisernen Opfertiere von Kohlheim. In: ZföVk. 10 (1904) 129—140.

[4]) Hindringer, Weiheroß 76.

[5]) Andree, Votive 149 f.

[6]) Ebd. 37.

[7]) Ebd. 52; Andree-Eysn 100; Heimatgaue 1 (1919/20) 48 f.

das in der Wallfahrtskirche zu Drei Ähren bei Kolmar in den Vogesen den Landleuten am Tage des Heiligen verkauft wird [1]), den Tieren daheim verfüttert. Häufig findet der Kirchenschlüssel Verwendung, mit dem man Kühen, die keine Milch geben, die Zähne einreibt [2]) oder den man kranken Ziegen durch das Maul zieht [3]). Besondere Heilkraft kommt den Hostien zu, denen auch Tiere ihre Ehrfurcht erweisen [4]). Durch den Genuß dieses Allerheiligsten können sie erlöst werden. Eine Böhmerwaldsage erzählt, daß ein ruchloses Ehepaar beim Tische des Herrn Hostien unterschlug und daheim den Kühen gab, damit sie mehr Milch lieferten. Kaum aber hatten die Tiere die geweihten Hostien verschlungen, so sanken sie in die Knie, sprachen heilige Worte und standen dann auf und verschwanden für immer [5]).

Wie hier in der Sage die Tiere zu Gottes Gnade kommen und Erlösung finden, so ist auch in der Tierheilkunde des Volkes stets der schöne Zug und ergreifende Glaube vorherrschend, daß Gott allen Lebewesen in ihren Leiden hilft und daß die Tiere gleich den Menschen aller Gnaden und Segnungen der Religion und Kirche teilhaftig sind. Die Frage nach dem „Heiland der Tiere" hat der einfache deutsche Mensch in seiner alles umfassenden Liebe längst gelöst.

---

[1]) Andree, Votive 36 f.
[2]) Höfer, Oberpfalz 33.
[3]) ZfrwVk. 5 (1908) 99.
[4]) Meyer, Mittelalter 183 f.; Zaunert, Rheinland I. 160, 213 f.
[5]) Jungbauer, Böhmerwaldsagen 237.

Schriftenverzeichnis

Abt, Apuleius = A. Abt, Die Apologie des Apuleius von Madaura u. die antike Zauberei. Beiträge zur Erläuterung der Schrift de magia. Gießen 1908 (= RVV IV. 2).

Albers Jahr = J. H. Albers, Das Jahr u. seine Feste. 3. Aufl. Stuttgart 1917.

Alemannia = Alemannia. Zeitschrift für Sprache, Literatur u. Volkskunde des Elsasses u. Oberrheins, begründet von A. Birlinger. Freiburg i. Br. 1873ff.

Alpenburg Tirol = J. N. Ritter v. Alpenburg, Mythen u. Sagen Tirols. Zürich 1857.

Altrichter Iglau = A. Altrichter, Aus dem Schatzberg. Sagen u. Märchen aus der Iglauer Sprachinsel. Reichenberg i. B. 1931.

Andree Braunschweig = R. Andree, Braunschweiger Volkskunde. Braunschweig 1896. (2. Aufl. 1901.)

Andree Parallelen = R. Andree, Ethnographische Parallelen u. Vergleiche. 2 Teile. Leipzig 1878 u. 1887.

Andree Votive = R. Andree, Votive u. Weihegaben des katholischen Volkes in Süddeutschland. Ein Beitrag zur Volkskunde. Braunschweig 1904.

Andree-Eysn = M. Andree-Eysn, Volkskundliches. Aus dem bayrisch-österreichischen Alpengebiet. Braunschweig 1910.

ARw. = Archiv für Religionswissenschaft. Freiburg i. Br., später Leipzig u. Berlin, 1898ff.

Bacher Lusern = Josef Bacher, Die deutsche Sprachinsel Lusern. Bd. X der Quellen u. Forschungen zur Geschichte, Literatur u. Sprache Österreichs u. seiner Kronländer. Innsbruck 1905.

Bächtold Hochzeit = H. Bächtold, Die Gebräuche bei Verlobung u. Hochzeit mit besonderer Berücksichtigung der Schweiz. I. Bd. Basel 1914 (= SchwSchriften 11).

Bächtold Soldatenbrauch = H. Bächtold, Deutscher Soldatenbrauch u. Soldatenglaube. Straßburg 1917.

Bargheer Eingeweide = E. Bargheer, Eingeweide. Lebens- u. Seelenkräfte des Leibesinneren im deutschen Glauben u. Brauch. Berlin u. Leipzig 1931.

Bartels Medizin = M. Bartels, Die Medicin der Naturvölker. Leipzig 1893.

Bartsch Mecklenburg = K. Bartsch, Sagen, Märchen u. Gebräuche aus Mecklenburg. 2 Bde. Wien 1879, 1880.

Bauern-Philosophie = Bauern-Philosophie oder Belehrung über die wichtigsten Gegenstände des Aberglaubens usw. Neueste, veränderte Aufl. 2 Teile. Passau 1802. (Verfasser H. L. Fischer).

BayHfte = Bayerische Hefte für Volkskunde, hg. vom Bayer. Verein für Volkskunst u. Volkskunde, geleitet von Fr. v. d. Leyen u. A. Spamer. I.—X. München 1914—1923/24.

BayHmtschutz = Bayerischer Heimatschutz. Zeitschrift des bayerischen Landesvereins für Heimatschutz (Verein für Volkskunst u. Volkskunde). München 1903ff., bzw. 1925ff.

Becker Pfalz = A. Becker, Pfälzer Volkskunde. Bonn u. Leipzig 1925 (= Volksk. rhein. Landschaften, hg. von A. Wrede).

Beitzel Marienverehrung = St. Beitzel, Geschichte der Verehrung Marias in Deutschland während des Mittelalters. Freiburg i. Br. 1909.

BdböVk. (BsudVk.) = Beiträge zur deutschböhmischen Volkskunde, seit 1926 Beiträge zur sudetendeutschen Volkskunde, begründet von A. Hauffen, geleitet von G. Jungbauer. Prag 1896ff.

Berthold Unverwundbarkeit = O. Berthold, Die Unverwundbarkeit in Sage u. Aberglauben der Griechen, mit einem Anhang über den Unverwundbarkeitsglauben bei anderen Völkern, besonders den Germanen. Gießen 1911 (= RVV XI. 1).

Beth Religion = K. Beth, Religion u. Magie bei den Naturvölkern. Ein religionsgeschichtlicher Beitrag zur Frage nach den Anfängen der Religion. Leipzig u. Berlin 1914.

Birlinger Schwaben = A. Birlinger, Aus Schwaben. 1. Bd. Sagen, 2. Bd. Legenden, Volksaberglauben. Wiesbaden 1874.

Bischoff Zahlen = E. Bischoff, Die Mystik u. Magie der Zahlen. Berlin 1920 (= Geheime Wissenschaften XX).

BlBayVk. = Blätter zur bayrischen Volkskunde. Würzburg 1912ff.

BlhessVk. = Blätter für hessische Volkskunde. I.—III. Gießen 1899—1901.

BlPommVk. = Blätter für Pommersche Volkskunde, hg. von O. Knoop u. A. Haas. Stettin, später Labes 1892ff.

Böhme Kinderlied = F. M. Böhme, Deutsches Kinderlied u. Kinderspiel. Leipzig 1897.

Boll Sternglaube = F. Boll, Sternglaube u. Sterndeutung. Die Geschichte u. das Wesen der Astrologie. 3. Aufl. hg. von W. Gundel. Leipzig u. Berlin 1926.

Bolte-Polivka = J. Bolte u. G. Polivka, Anmerkungen zu den Kinder- u. Hausmärchen der Brüder Grimm. 5 Bde. Leipzig 1913—1932.

Brandstetter Cysat = R. Brandstetter, Renward Cysat. Der Begründer der schweizerischen Volkskunde. Luzern 1909.

Brunner Ostd. Vk. = K. Brunner, Ostdeutsche Volkskunde. Leipzig 1925.

Buck Schwaben = M. R. Buck, Medicinischer Volksglauben u. Volksaberglauben aus Schwaben. Ravensburg 1865.

Byloff Strafprozesse = F. Byloff, Volkskundliches aus Strafprozessen der österreichischen Alpenländer. Berlin u. Leipzig 1929 (= Quellen zur deutschen Volkskunde, hg. von V. v. Geramb u. L. Mackensen, Heft 3).

Dähnhardt Natursagen = O. Dähnhardt, Natursagen. Eine Sammlung naturdeutscher Sagen, Märchen, Fabeln u. Legenden. 4 Bde. Leipzig u. Berlin 1907—1912.

Dähnhardt Volkstüml. = O. Dähnhardt, Volkstümliches aus dem Königreich Sachsen. 2 Hefte. Leipzig 1898.
Depiny Oberösterreich = A. Depiny, Oberösterreichisches Sagenbuch. Linz 1932.
Diener Hunsrück = W. Diener, Hunsrücker Volkskunde. Bonn 1925 (= Volksk. rhein. Landschaften, hg. von A. Wrede).
Diepgen = P. Diepgen, Volksheilkunde u. wissenschaftliche Medizin. In: Die Volkskunde u. ihre Beziehungen zu Recht, Medizin, Vorgeschichte. Drei Vorträge. Berlin 1928. S. 26—40.
Diepgen Geschichte = P. Diepgen, Geschichte der Medizin. 3 Bde. Berlin u. Leipzig 1913, 1914, 1919.
Dornseiff Alphabet = F. Dornseiff, Das Alphabet in Mystik u. Magie. 2. Aufl. Leipzig u. Berlin 1925.
Doyé = F. Doyé, Heilige u. Selige der römisch-katholischen Kirche. 2 Bde. Leipzig o. J. (1929, 1930).
Drechsler Schlesien = P. Drechsler, Sitte, Brauch u. Volksglaube in Schlesien. 2 Bde. Leipzig 1903, 1906.
Dunger Rundâs = H. Dunger, Rundâs u. Reimsprüche aus dem Vogtlande. Plauen 1876.
Ebermann Blutsegen = O. Ebermann, Blut- u. Wundsegen in ihrer Entwicklung dargestellt. Berlin 1903 (= Palaestra XXIV).
Ebstein Luther = W. Ebstein, Dr. Martin Luthers Krankheiten u. deren Einfluß auf seinen körperlichen u. geistigen Zustand. Stuttgart 1908.
Eisel Voigtland = R. Eisel, Sagenbuch des Voigtlandes. Gera 1871.
Endt Erzgebirge = J. Endt, Sagen u. Schwänke aus dem Erzgebirge. Der Zauberer P. Hahn, der Wunderdoktor Rölz u. anderes. 2. Aufl. Reichenberg 1925 (= BdböVk. X).
Fehrle Baden = E. Fehrle, Badische Volkskunde. 1. Teil. Leipzig 1924.
Fehrle Zauber = E. Fehrle, Zauber u. Segen. Jena 1926.
FFC. = F. F. Communications. Helsingfors 1911 ff.
(Fischer) Aberglaube = (H. L. Fischer), Das Buch vom Aberglauben. Neue Auflage. 1. u. 2. Teil. Leipzig 1791. 3. Teil Hannover 1794.
Fischer Kittel = K. R. Fischer, Doktor Kittel, der nordböhmische Faust in Sage u. Geschichte. Gablonz a. N. 1924. (In der 2. Aufl., 1932, fehlen die Abschnitte über das Leben Kittels u. die geschichtliche Entwicklung der Sage).
Fischer Oststeierisches = R. Fischer, Oststeierisches Bauernleben. Wien o. J. (1903).
Flügel Frankenwald = Dr. Flügel, Volksmedizin u. Aberglaube im Frankenwalde. München 1863.
Fogel Pennsylvania = Edvin Miller Fogel, Beliefs and Superstitions of the Pennsylvania Germans. Philadelphia 1915.
Fossel Studien = V. Fossel, Studien zur Geschichte der Medizin. Stuttgart 1909.
Fossel Steiermark = V. Fossel, Volksmedicin u. medicinischer Aberglaube in Steiermark. 2. Aufl. Graz 1886.
Fox Saarland = N. Fox, Saarländische Volkskunde. Bonn 1927 (= Volksk. rhein. Landschaften, hg. von A. Wrede).

Franz Benediktionen = A. Franz, Die kirchlichen Benediktionen im Mittelalter. 2 Bde. Freiburg i. Br. 1909.

Freudenthal Feuer = H. Freudenthal, Das Feuer im deutschen Glauben u. Brauch. Berlin u. Leipzig 1931.

Geramb Brauchtum = V. v. Geramb, Deutsches Brauchtum in Österreich. Graz 1924.

Geßmann Pflanze = G. W. Geßmann, Die Pflanze im Zauberglauben. Wien, Pest, Leipzig o. J.

Gesundheitsdienst = Gesundheitsdienst. Zeitschrift gegen Mißstände u. für Fortschritte im Gesundheitswesen. B.-Leipa 1932ff.

Globus = Globus. Illustrierte Zeitschrift für Länder- u. Völkerkunde. Braunschweig 1862ff.

Gördes Münster = E. Gördes, Heilkundige in Münster i. W. im 16. u. 17. Jahrhundert. Diss. Hildesheim 1917.

Götze Luther = A. Götze, Volkskundliches bei Luther. Ein Vortrag. Weimar 1909.

Graber Kärnten = G. Graber, Sagen aus Kärnten. 3. Aufl. Leipzig 1921.

Gréb Zips = J. Gréb, Zipser Volkskunde. Kesmark u. Reichenberg 1932.

Grimm Myth. = J. Grimm, Deutsche Mythologie. 4. Ausgabe, besorgt von E. H. Meyer. 3 Bde. Berlin 1875—78.

Grimm Sagen = Deutsche Sagen, hg. von den Brüdern Grimm. 4. Aufl. besorgt von R. Steig. Berlin o. J. (1903).

Grundriß Sachsen = Grundriß der Sächsischen Volkskunde, hg. von W. Frenzel, F. Karg, A. Spamer. 2 Bde. Leipzig 1932, 1933.

Grüner Egerland = S. Grüner, Über die ältesten Sitten u. Gebräuche der Egerländer. 1825 für J. W. Goethe niedergeschrieben, hg. von A. John. Prag 1901 (= BdböVk. IV. 1).

Gubernatis = Angelo de Gubernatis, Die Tiere in der indogermanischen Mythologie. Aus dem Englischen übersetzt von M. Hartmann. Leipzig 1874.

Haas Rügen = A. Haas, Rügensche Volkskunde. Stettin 1920.

Hälsig Zauberspruch = F. Hälsig, Der Zauberspruch bei den Germanen bis um die Mitte des XVI. Jahrhunderts. Diss. Leipzig 1910.

Haltrich Siebenbürgen = J. Haltrich, Zur Volkskunde der Siebenbürger Sachsen. Kleinere Schriften. In neuer Bearbeitung hg. von J. Wolff. Wien 1885.

Hansemann Aberglaube = D. v. Hansemann, Der Aberglaube in der Medizin u. seine Gefahr für Gesundheit u. Leben. 2. Aufl. Leipzig u. Berlin 1914.

Hauffen Gottschee = A. Hauffen, Die deutsche Sprachinsel Gottschee. Geschichte u. Mundart, Lebensverhältnisse, Sitten u. Gebräuche, Sagen, Märchen u. Lieder. Graz 1895 (= Quellen u. Forschungen zur Geschichte, Literatur u. Sprache Österreichs u. seiner Kronländer III).

Hauffen-Jungbauer Bibl. = Bibliographie der deutschen Volkskunde in Böhmen. Von A. Hauffen. Neue Ausgabe, eingeleitet u. hg. von G. Jungbauer. Reichenberg 1931 (= BsudVk. XX).

Heckenbach de nuditate = J. Heckenbach, De nuditate sacra sacrisque vinculis. Gießen 1911 (= RVV. IX. 3).

Heckscher German. Vk. = K. Heckscher, Die Volkskunde des germanischen Kulturkreises. An Hand der Schriften E. M. Arndts u. gleichzeitlicher wie neuerer Parallelbelege dargestellt. Hamburg 1925.

Heckscher Hannover I. = K. Heckscher, Die Volkskunde der Provinz Hannover. I. Bd. Die Volkskunde des Kreises Neustadt am Rübenberge. Hamburg 1930.

Heilborn Völkerkunde = A. Heilborn, Allgemeine Völkerkunde. 2 Bde. Leipzig u. Berlin 1915.

Heimatgaue = Heimatgaue. Zeitschrift für oberösterreichische Geschichte, Landes- u. Volkskunde. Linz 1919/20ff.

Hellwig Aberglaube = A. Hellwig, Verbrechen u. Aberglaube. Leipzig 1908.

Hellwig Ritualmord = A. Hellwig, Ritualmord u. Blutaberglaube. Minden i. W. 1914.

Hellwig Weltkrieg = A. Hellwig, Weltkrieg u. Aberglaube. Leipzig 1916.

Hempler Weichselland = F. Hempler, Psychologie des Volksglaubens insbesondere der volkstümlichen Natur- u. Heilkunde des Weichsellandes. Königsberg i. Pr. 1930 (= Einzelschriften der Historischen Kommission für ost- u. westpreußische Landesforschung 4).

Herzog Wunderheilungen = R. Herzog, Die Wunderheilungen von Epidauros. Ein Beitrag zur Geschichte der Medizin u. der Religion. In: Philologus. Erg.-Bd. XXII, Heft III. Leipzig 1931.

Hesemann Ravensberg = H. Hesemann, Beiträge zur Ravensbergischen Volkskunde. Diss. Greifswald 1909.

HessBlfVk. = Hessische Blätter für Volkskunde. Gießen 1902ff.

Heß Luxemburg = J. Heß, Luxemburger Volkskunde. Grevenmacher 1929.

Heyl Tirol = J. A. Heyl, Volkssagen, Bräuche u. Meinungen aus Tirol. Brixen 1897.

Hindringer Weiheroß = R. Hindringer, Weiheroß u. Roßweihe. Eine religionsgeschichtlich-volkskundliche Darstellung der Umritte, Pferdesegnungen u. Leonhardifahrten im germanischen Kulturkreis. München 1932.

Hobinka Bibl. = E. Hobinka, Bibliographie der deutschen Volkskunde in Mähren u. Schlesien. Reichenberg 1928 (= BsudVk. XVIII. 1).

Hochschulwissen = Hochschulwissen. Monatsschrift für das deutsche Volk u. seine Schule. Prag-Warnsdorf 1924—1931.

Hoffmann Rheinhess. Vk. = W. Hoffmann, Rheinhessische Volkskunde. Bonn u. Köln 1932 (= Volksk. rhein. Landschaften, hg. von A. Wrede).

Hoffmann-Krayer Feste = E. Hoffmann-Krayer, Feste u. Bräuche des Schweizervolkes. Zürich 1913.

Höfler Baumkult = M. Höfler, Wald- u. Baumkult in Beziehung zur Volksmedizin Oberbayerns. München 1894.

Höfler Botanik = M. Höfler, Volksmedizinische Botanik der Germanen. Wien 1908 (= Quellen u. Forschungen zur deutschen Volkskunde, hg. von E. K. Blümml, Bd. V).

Höfler Krankheitsnamen = M. Höfler, Deutsches Krankheitsnamen-Buch. München 1899.

Höfler Volksmedizin = M. Höfler, Volksmedizin u. Aberglaube in Oberbayerns Gegenwart u. Vergangenheit. München 1888.

Hofschläger Heilmethoden = R. Hofschläger, Über den Ursprung der Heilmethoden. Festschr. zur Feier des 50jährigen Bestehens des Naturwissenschaftlichen Vereins zu Krefeld. Krefeld 1908.

Höhn Volksheilkunde = H. Höhn, Volksheilkunde. In: Württembergische Jahrbücher für Statistik u. Landeskunde. Jahrgang 1917/18. Stuttgart 1920 (= Mitteilungen über volkstümliche Überlieferungen in Württemberg Nr. 8).

Hoops Sassenart = H. Hoops, Sassenart. Niedersächsische Volkssitten u. Bräuche. Bremen 1922.

Höfer Oberpfalz = J. Höfer, Oberpfälzische Volks-Heilkunde. Regensburg 1921.

Hovorka Medizin = O. v. Hovorka, Geist der Medizin. Analytische Studien über die Grundideen der Vormedizin, Urmedizin, Volksmedizin, Zaubermedizin, Berufsmedizin. Wien u. Leipzig 1915.

Hovorka-Kronfeld = O. v. Hovorka u. A. Kronfeld, Vergleichende Volksmedizin. 2 Bde. Stuttgart 1908—09.

Hübner Aussig = R. Hübner, Die Sagen. Heimatkunde des Bezirkes Aussig, 2. Teil, 1. Heft. Aussig 1929.

Huß Aberglaube = A. John, Die Schrift „Vom Aberglauben" von Karl Huß. Prag 1910 (= BdböVk. IX. 2).

Hw. Aberglaube = Handwörterbuch des deutschen Aberglaubens. Hg. unter besonderer Mitwirkung von E. Hoffmann-Krayer u. Mitarbeit zahlreicher Fachgenossen von H. Bächtold-Stäubli. Berlin u. Leipzig 1927ff.

Hw. Märchen = Handwörterbuch des deutschen Märchens. Hg. unter besonderer Mitwirkung von J. Bolte u. Mitarbeit zahlreicher Fachgenossen von L. Mackensen. Berlin u. Leipzig 1931ff.

Jacobj Okkultismus = C. Jacobj, Okkultismus u. medizinische Wissenschaft. Vortrag. Stuttgart 1912.

Jahn Opfergebräuche = U. Jahn, Die deutschen Opfergebräuche bei Ackerbau u. Viehzucht. Breslau 1884 (= German. Abhandl. III).

Jahn Pommern = U. Jahn, Volkssagen aus Pommern u. Rügen. 2. Aufl. Berlin 1889.

Janus = Janus. Archives internationales pour l'histoire de la médecine et pour la géographie médicale. Amsterdam 1896/97ff.

Jegerlehner Oberwallis = J. Jegerlehner, Sagen u. Märchen aus dem Oberwallis. Basel 1913 (= SchwSchriften 9).

Jegerlehner Unterwallis = J. Jegerlehner, Sagen aus dem Unterwallis. Basel 1909 (= SchwSchriften 6).

John Erzgebirge = E. John, Aberglaube, Sitte u. Brauch im sächsischen Erzgebirge. Annaberg 1909.

John Westböhmen = A. John, Sitte, Brauch u. Volksglaube im deutschen Westböhmen. 2. Aufl. Reichenberg 1924 (= BdböVk. VI).

Jörger Valsertal = J. Jörger, Bei den Walsern des Valsertales. Basel 1913 (= SchwSchriften 10).

Jühling Tiere = J. Jühling, Die Tiere in der deutschen Volksmedizin alter u. neuer Zeit. Mittweida o. J. (1900).

Jungbauer Bibl. = G. Jungbauer, Bibliographie des deutschen Volksliedes in Böhmen. Prag 1913 (= BdböVk. XI).

Jungbauer Böhmerwaldmärchen = G. Jungbauer, Böhmerwaldmärchen. Passau 1923 (= Böhmerwäldler Volksbücher 4).
Jungbauer Böhmerwaldsagen = G. Jungbauer, Böhmerwald-Sagen. Jena 1924.
Jungbauer Geschichte = G. Jungbauer, Geschichte der deutschen Volkskunde. Prag 1931.
Jungbauer Rübezahlsage = G. Jungbauer, Die Rübezahlsage. Reichenberg 1923.
Jungbauer Turkestan = G. Jungbauer, Märchen aus Turkestan u. Tibet. Jena 1923.
Jungbauer Volksdichtung = G. Jungbauer, Volksdichtung aus dem Böhmerwalde. Prag 1908 (= BdböVk. VIII).
Kapff Schwaben = R. Kapff, Schwäbische Sagen. Jena 1926.
Keller Scharfrichter = A. Keller, Der Scharfrichter in der deutschen Kulturgeschichte. Bonn u. Leipzig 1921 (= Bücherei der Kultur u. Geschichte 21).
Keller Tierwelt = O. Keller, Die antike Tierwelt. 2 Bde. Leipzig 1909, 1913. Registerband 1920.
Kern Leitmeritz = J. Kern, Die Sagen des Leitmeritzer Gaues. Reichenberg 1922.
Kircher Wein = K. Kircher, Die sakrale Bedeutung des Weines im Altertum. Gießen 1910 (= RVV. IX. 2).
Klapper Schles. Vk. = J. Klapper, Schlesische Volkskunde auf kulturgeschichtlicher Grundlage. Breslau 1925.
Klingner Luther = E. Klingner, Luther u. der deutsche Volksaberglaube. Berlin 1912 (= Palaestra LVI).
Knuchel Umwandlung = E. F. Knuchel, Die Umwandlung in Kult, Magie u. Rechtsbrauch. Basel 1919 (= SchwSchriften 15).
Köhler Volksbrauch = J. A. E. Köhler, Volksbrauch, Aberglauben, Sagen u. andere alte Überlieferungen im Voigtlande. Leipzig 1867.
Kriß Gebärmuttermotiv = R. Kriß, Das Gebärmuttermotiv. Augsburg 1929.
Kriß Gnadenstätten = R. Kriß, Volkskundliches aus altbayrischen Gnadenstätten. Beiträge zu einer Geographie des Wallfahrtsbrauchtums. Augsburg 1930. Dazu „Nachträge", Baden bei Wien 1933.
Kriß Relig. Vk. = R. Kriß, Die religiöse Volkskunde Altbayerns. Dargestellt an den Wallfahrtsbräuchen. Baden bei Wien 1933.
Kronfeld Krieg = E. M. Kronfeld, Der Krieg im Aberglauben u. Volksglauben. München 1915.
Kuhn Westfalen = A. Kuhn, Sagen, Gebräuche u. Märchen aus Westfalen u. einigen anderen, besonders den angrenzenden Gegenden Norddeutschlands. 2 Bde. Leipzig 1859.
Kuhn u. Schwartz = A. Kuhn u. W. Schwartz, Norddeutsche Sagen, Märchen u. Gebräuche. Leipzig 1848.
Kühnau Schlesien = R. Kühnau, Schlesische Sagen. 3 Bde u. Registerbd. Leipzig 1910—13.
Künzig Baden = J. Künzig, Badische Sagen. Leipzig-Gohlis 1925.
Künzig Schwarzwald = J. Künzig, Schwarzwald-Sagen. Jena 1930.

Künstle = K. Künstle, Ikonographie der Heiligen. II. Bd. der Ikonographie der christlichen Kunst. Freiburg i. Br. 1926.

Kurtz Schlesien = O. Kurtz, Beiträge zur Erklärung des volkstümlichen Hexenglaubens in Schlesien. Diss. Anklam 1916.

Kutsch Heilgötter = F. Kutsch, Attische Heilgötter u. Heilheroen. Gießen 1913 (= RDV. XII. 3).

Lammert Bayern = G. Lammert, Volksmedizin u. medizinischer Aberglaube in Bayern u. den angrenzenden Bezirken, begründet auf die Geschichte der Medizin u. Kultur. Würzburg 1869.

Laube Teplitz = G. C. Laube, Volkstümliche Überlieferungen aus Teplitz u. Umgebung. 2. Aufl. Prag 1902 (= BdböVk. I. 2).

Lauffer Niederd. Vk. = O. Lauffer, Niederdeutsche Volkskunde. Leipzig 1917.

Lea Inquisition = H. Ch. Lea, Geschichte der Inquisition im Mittelalter. Neue Ausgabe von J. Hansen. 3 Bde. Bonn 1905, 1909, 1913.

Lehmann Aberglaube = A. Lehmann, Aberglaube u. Zauberei von den ältesten Zeiten an bis in die Gegenwart. Deutsche Übersetzung von Petersen. 2. Aufl. Stuttgart 1908.

Leoprechting Lechrain = K. Freiherr v. Leoprechting, Aus dem Lechrain. Zur deutschen Sitten- u. Sagenkunde. München 1855.

Lewin Gifte = L. Lewin, Die Gifte in der Geschichte. Berlin 1920.

Liebrecht Gervasius = F. Liebrecht, Des Gervasius von Tilbury Otia imperialia. Hannover 1856.

Liebrecht Zur Volksk. = F. Liebrecht, Zur Volkskunde. Alte u. neue Aufsätze. Heilbronn 1879.

Liek Wunder = E. Liek, Das Wunder in der Heilkunde. München 1930.

Lippert Festbräuche = J. Lippert, Deutsche Festbräuche. Prag 1884.

Löbe Altenburg = J. Löbe, Aberglaube u. Volksheilmittel aus dem Altenburgschen. In: Mitteil. der Geschichts- u. Altertumsforschenden Gesellsch. des Osterlandes 7 (1874), S. 441—457.

Lübbing Friesland = H. Lübbing, Friesische Sagen. Jena 1928.

Lucas Volkspflanzen = K. Lucas, Volkspflanzen. Volkskundliche Streifzüge durch die Pflanzenwelt Sachsens u. seiner Grenzgebiete. Leipzig 1929 (= Sächsisches Volkstum 4).

Lüpkes Ostfries. Vk. = W. Lüpkes, Ostfriesische Volkskunde. 2. Aufl. Emden 1925.

Lütolf Sagen = A. Lütolf, Sagen, Bräuche, Legenden aus den fünf Orten Lucern, Uri, Schwiz, Unterwalden u. Zug. Lucern 1862.

MAG. = Mitteilungen der Anthropologischen Gesellschaft Wien. Wien 1871 ff.

Magnus Aberglaube = H. Magnus, Der Aberglauben in der Medizin. Breslau 1903 (= Abhandlungen zur Geschichte der Medizin VI).

Magnus Organotherapie = H. Magnus, Die Organ- u. Blut-Therapie. Breslau 1906 (= Ebd. XVII).

Magnus Religion = H. Magnus, Medicin u. Religion in ihren gegenseitigen Beziehungen. Breslau 1902 (= Ebd. I).

Magnus Volksmedizin = H. Magnus, Die Volksmedizin, ihre geschichtliche Entwickelung u. ihre Beziehungen zur Kultur. Breslau 1905 (= Ebd. XV).

Mailly Rechtsaltertümer = A. Mailly, Deutsche Rechtsaltertümer in Sage u. Brauchtum. Wien 1929 (= Kleine historische Monographien 19—20).

Mannhardt Wald- u. Feldkulte = W. Mannhardt, Wald- u. Feldkulte. 2. Aufl. besorgt von W. Heuschkel. 2 Bde. Berlin 1904, 1905.

Manninen Krankheiten = J. Manninen, Die dämonistischen Krankheiten im finnischen Volksaberglauben. Vergleichende volksmedizinische Untersuchung. Helsinki 1922 (= FFC. 45).

Manz Sargans = W. Manz, Volksbrauch u. Volksglaube des Sarganserlandes. Basel 1916 (= SchwSchriften 12).

Martin Badewesen = A. Martin, Deutsches Badewesen in vergangenen Tagen. Nebst einem Beitrag zur Geschichte der deutschen Wasserheilkunde. Jena 1906.

Marzell Heilpflanzen = H. Marzell, Unsere Heilpflanzen, ihre Geschichte u. ihre Stellung in der Volkskunde. München 1922.

Marzell Volksleben = H. Marzell, Die Pflanzen im deutschen Volksleben. Jena 1925.

Meier Volksk. = John Meier, Deutsche Volkskunde, insbesondere zum Gebrauch der Volksschullehrer. Berlin u. Leipzig 1926.

Meißner Altenburg = M. J. Meißner, Volksaberglaube und sympathetische Curen im Herzogthum Altenburg. In: Globus 17 (1870), S. 103—106.

Mensching Schweigen = G. Mensching, Das heilige Schweigen. Eine religionsgeschichtliche Untersuchung. Gießen 1926 (= RVV. XX. 2).

Meyer Baden = E. H. Meyer, Badisches Volksleben im neunzehnten Jahrhundert. Straßburg 1900.

Meyer Mittelalter = C. Meyer, Der Aberglaube des Mittelalters u. der nächstfolgenden Jahrhunderte. Basel 1884.

Meyer Volksk. = E. H. Meyer, Deutsche Volkskunde. Straßburg 1898.

MNböhmExc. = Mitteilungen des Nordböhmischen Excursionsclubs. B.-Leipa 1878ff.

Most Hausmittel= G. F. Most, Encyklopädie der gesammten Volksmedicin, oder Lexikon der vorzüglichsten u. wirksamsten Haus- u. Volksarzneimittel aller Länder. Leipzig 1843.

MsäVk. = Mitteilungen des Vereins für sächsische Volkskunde. (Leipzig) 1897/99—1923.

MschlesVk. = Mitteilungen der Schlesischen Gesellschaft für Volkskunde. Breslau 1896ff.

Müllenhoff Schleswig-Holstein = K. Müllenhoff, Sage, Märchen u. Lieder der Herzogtümer Schleswig, Holstein u. Lauenburg. Neue Ausgabe, besorgt von O. Mensing. Schleswig 1921.

Müller Isergebirge = W. Müller-Rüdersdorf, Aberglaube u. Volksmeinung im Isergebirge. Friedeberg (Queis) 1920.

Müller Uri = J. Müller, Sagen aus Uri. I. Bd. Hg. von H. Bächtold-Stäubli. Basel 1926 (= SchwSchriften 18).

Neuburger Geschichte = M. Neuburger, Geschichte der Medizin. 2 Bde. Stuttgart 1906, 1911.

NiederdZfVk. = Niederdeutsche Zeitschrift für Volkskunde. Bremen 1925ff.

Niemer Geld = G. Niemer, Das Geld. Ein Beitrag zur Volkskunde. Breslau 1930 (= Wort u. Brauch 21).

OberdZfVk. = Oberdeutsche Zeitschrift für Volkskunde. Bühl (Baden) 1927ff.

Olbrich Freimaurer = K. Olbrich, Die Freimaurer im deutschen Volksglauben. Breslau 1930 (= Wort u. Brauch 20).

Peters Arzt = H. Peters, Der Arzt u. die Heilkunst in der deutschen Vergangenheit. Leipzig 1900.

Peuckert Schlesien = W. E. Peuckert, Schlesische Sagen. Jena 1924.

Peuckert Schles. Vk. = W. E. Peuckert, Schlesische Volkskunde. Leipzig 1928.

Pfalz Marchfeld = A. Pfalz, Bauernlehr' u. Bauernweis'. Volkstümliche Redensarten u. Wörter, Bräuche u. Meinungen usw. aus dem Leben eines Marchfelders. Wien 1914.

Pfannenschmid Weihwasser = H. Pfannenschmid, Das Weihwasser im heidnischen u. christlichen Cultus unter besonderer Berücksichtigung des germanischen Altertums. Hannover 1869.

Pfister Reliquienkult = F. Pfister, Der Reliquienkult im Altertum. 2 Bde. Gießen 1909, 1912 (= RVV. V).

Pollinger Landshut = J. Pollinger, Aus Landshut u. Umgebung. Ein Beitrag zur Heimats- u. Volkskunde. München 1908.

Pradel Gebete = F. Pradel, Griechische u. süditalienische Gebete, Beschwörungen u. Rezepte. Gießen 1907 (= RVV. III. 3).

Quensel Thüringen = P. Quensel, Thüringer Sagen. Jena 1926.

Reinsberg Böhmen = O. Frh. v. Reinsberg-Düringsfeld, Fest-Kalender aus Böhmen. Neue Ausgabe. Prag o. J. (1861).

Reiser Allgäu = K. Reiser, Sagen, Gebräuche u. Sprichwörter des Allgäus. 2 Bde. Kempten o. J. (1897—1902).

Réz Bibl. = H. Réz, Bibliographie der deutschen Volkskunde in den Karpathenländern. Prag 1934 (= BsudVk. XVIII. 2).

Rütimeyer Schweiz = L. Rütimeyer, Ur-Ethnographie der Schweiz. Ihre Relikte bis zur Gegenwart mit prähistorischen u. ethnographischen Parallelen. Basel 1924 (= SchwSchriften 16).

RVV. = Religionsgeschichtliche Versuche u. Vorarbeiten. Begründet von A. Dieterich u. R. Wünsch. Gießen 1903ff.

Saintyves Reliques = P. Saintyves, Les Reliques et les Images légendaires. Paris 1912.

Samter Geburt = E. Samter, Geburt, Hochzeit u. Tod. Beiträge zur vergleichenden Volkskunde. Leipzig u. Berlin 1911.

Sanders Hypnose = H. Th. Sanders, Hypnose u. Suggestion. Stuttgart 1921.

Sann Steiermark = H. von der Sann, Sagen aus der grünen Mark. 2. Aufl. Graz 1920. (3. Aufl. 1922).

Sartori Glocken = P. Sartori, Das Buch der deutschen Glocken. Berlin u. Leipzig 1932.

Sartori Sitte u. Brauch = P. Sartori, Sitte u. Brauch. 3 Bde. Leipzig 1910—14.

Sartori Westfalen = P. Sartori, Westfälische Volkskunde. Leipzig 1922.

SAVk. = Schweizerisches Archiv für Volkskunde. Basel 1897 ff.

Scheftelowitz Huhnopfer = J. Scheftelowitz, Das stellvertretende Huhnopfer. Mit besonderer Berücksichtigung des jüdischen Volksglaubens. Gießen 1914 (= RVV. XIV. 3).

Scheftelowitz Schlingenmotiv = J. Scheftelowitz, Das Schlingen- u. Netzmotiv im Glauben u. Brauch der Völker. Gießen 1912 (= RDV. XII. 2).
Schiller Mecklenburg = K. Schiller, Zum Thier- u. Kräuterbuche des mecklenburgischen Volkes. 3 Hefte. Schwerin, 1. u. 2. Heft 1861, 3. Heft 1864.
Schirmunski Ukraine = V. Schirmunski, Die deutschen Kolonien in der Ukraine. Charkow 1928.
Schmid Glarus = H. Schmid, Volksmedizinisches aus dem Kanton Glarus. Zürich 1924 (= Zürcher medizingeschichtliche Abhandlungen III).
Schmid Sprachinsel = H. Schmid, Sprachinsel u. Volkstumsentwicklung. Münster i. W. 1931 (= Deutschtum u. Ausland 46).
Schmidt Kräuterbuch = G. Schmidt, Mieser Kräuter- u. Arzneibuch. Prag 1905 (= BdböVk. V. 3).
Schmidt Volksk. = E. Schmidt, Deutsche Volkskunde im Zeitalter des Humanismus u. der Reformation. Berlin 1904 (= Historische Studien 47).
Schneeweis Wenden = E. Schneeweis, Feste u. Volksbräuche der Lausitzer Wenden. Leipzig 1931 (= Veröffentlichungen des Slavischen Instituts an der Friedrich-Wilhelms-Universität Berlin 4).
Schneller Wälschtirol = Chr. Schneller, Märchen u. Sagen aus Wälschtirol. Innsbruck 1867.
Schönermark Harz = O. Schönermark, Sitten, Gebräuche u. anderes aus dem Harzgebiet. Thale am Harz 1924.
Schöppner Bayern = A. Schöppner, Sagenbuch der Bayerischen Lande. Neue Volksausgabe. 3 Bde. München 1874.
Schramek Böhmerwald = J. Schramek, Der Böhmerwaldbauer. Prag 1915 (= BdöVk. XII).
Schremmer Schlesien = W. Schremmer, Schlesische Volkskunde. Breslau u. Oppeln 1928.
Schulenburg, Sagen = W. v. Schulenburg, Wendische Volkssagen u. Gebräuche aus dem Spreewald. Leipzig 1880.
Schulenburg Volkstum = W. v. Schulenburg, Wendisches Volkstum in Sage, Brauch u. Sitte. Berlin 1882.
SchwSchriften = Schriften der Schweiz. Gesellschaft für Volkskunde. Zürich, später Basel 1902 ff.
SchwVk. = Schweizer Volkskunde. Korrespondenzblatt der Schweiz. Gesellschaft für Volkskunde. Basel 1911 ff.
Sébillot Folk-Lore = P. Sébillot, Folk-Lore de France. 4 Bde. Paris 1904—07.
Seefried-Gulgowski Kaschubei = E. Seefried-Gulgowski, Von einem unbekannten Volke in Deutschland. Ein Beitrag zur Volks- u. Landeskunde der Kaschubei. Berlin 1911.
Seligmann Blick = S. Seligmann, Der böse Blick u. Verwandtes. 2 Bde. Berlin 1910.
Seligmann Heil- u. Schutzmittel = S. Seligmann, Die magischen Heil- u. Schutzmittel aus der unbelebten Natur mit besonderer Berücksichtigung der Mittel gegen den bösen Blick. Eine Geschichte des Amulettwesens. Hg. von W. Krickeberg. Stuttgart 1927.
Seligmann Zauberkraft = S. Seligmann, Die Zauberkraft des Auges u. das Berufen. Ein Kapitel aus der Geschichte des Aberglaubens. Hamburg 1922.

Seyfarth = C. Seyfarth, Aberglaube u. Zauberei in der Volksmedizin Sachsens. Leipzig 1913.
Sieber Harzland = F. Sieber, Harzland-Sagen. Jena 1928.
Sieber Sachsen = F. Sieber, Sächsische Sagen. Jena 1926.
Staak Mecklenburg = G. Staak, Die magische Krankheitsbehandlung in der Gegenwart in Mecklenburg. Diss. Kiel 1930.
Steinlein Astrologie = St. Steinlein, Astrologie, Sexual-Krankheiten u. Aberglaube in ihrem inneren Zusammenhange. 2 Bde. München u. Leipzig 1915.
Stemplinger Aberglaube = E. Stemplinger, Antiker Aberglaube in modernen Ausstrahlungen. Leipzig 1922.
Stoll Suggestion = O. Stoll, Suggestion u. Hypnotismus in der Völkerpsychologie. 2. Aufl. Leipzig 1904.
Stoll Zauberglaube = O. Stoll, Zur Kenntnis des Zauberglaubens, der Volksmagie u. Volksmedizin in der Schweiz. Jahresbericht der geogr.-ethnographischen Gesellschaft in Zürich 1908/09, Zürich 1909, 37—208.
Strack Blut = H. L. Strack, Das Blut im Glauben u. Aberglauben der Menschheit. 5.—7. Aufl. München 1900.
Strackerjan Oldenburg = L. Strackerjan, Aberglaube u. Sagen aus dem Herzogtum Oldenburg. 2. Aufl. hg. von K. Willoh. 2 Bde. Oldenburg 1909.
Stückrath Nassau = O. Stückrath, Nassauisches Kinderleben in Sitte u. Brauch, Kinderlied u. Kinderspiel. Wiesbaden-Biebrich 1931 ff. (= Veröffentlichungen des Volksliedausschusses für das Land Nassau, die Stadt Frankfurt a. M. u. den Kreis Wetzlar, Bd. II).
SudZfVk. = Sudetendeutsche Zeitschrift für Volkskunde. Prag 1928 ff.
Trauwitz-Hellwig Urmensch = J. v. Trauwitz-Hellwig, Urmensch u. Totenglaube. München 1929.
Trebitsch Psychologie = R. Trebitsch, Versuch einer Psychologie der Volksmedizin u. des Aberglaubens. In: MAG. 43 (1913), 169—209.
Treutlein Arbeitsverbot = W. Treutlein, Das Arbeitsverbot im deutschen Volksglauben. Bühl (Baden) 1932 (= Bausteine zur Volkskunde u. Religionswissenschaft 5).
Urban Tepl = M. Urban, Aus dem Volksleben des Tepl-Weseritzer Hochlandes. Mies 1903.
Urquell = Am Ur-Quell. Monatsschrift für Volkskunde, hg. von F. S. Krauß. Hamburg u. Wien 1890—1896, N. F. 1897, 1898.
VkBlWürttemberg = Volkskunde-Blätter aus Württemberg u. Hohenzollern, hg. von K. Bohnenberger. Tübingen 1910—1915.
Volkskundl. Bibl. = Volkskundliche Bibliographie, hg. von E. Hoffmann-Krayer, seit 1931 von P. Geiger. Berlin u. Leipzig 1919 ff.
Vonbun Beiträge = F. J. Vonbun, Beiträge zur deutschen Mythologie. Gesammelt in Churrhaetien. Chur 1862.
Vorwahl Geschichte = H. Vorwahl, Geschichte der Medizin unter Berücksichtigung der Volksmedizin. Berlin 1928 (= Medizinisch-Biologische Schriftenreihe 9.)
Wehrhan Frankfurt = K. Wehrhan, Frankfurter Kinderleben in Sitte u. Brauch, Kinderlied u. Kinderspiel. Wiesbaden 1929 (= Veröffent-

lichungen des Volksliedausschusses für das Land Nassau, die Stadt Frankfurt a. M. u. den Kreis Wetzlar, Bd. I).
Weinhold Neunzahl = K. Weinhold, Die mystische Neunzahl bei den Deutschen. Berlin 1897 (= Abhandlungen der Preuß. Akademie der Wissenschaften in Berlin).
Weinhold Ritus = K. Weinhold, Zur Geschichte des heidnischen Ritus. Berlin 1896 (= Ebd.).
Weinreich Heilungswunder = O. Weinreich, Antike Heilungswunder. Untersuchungen zum Wunderglauben der Griechen u. Römer. Gießen 1909 (= RDV. VIII. 1).
Weisweiler Buße = J. Weisweiler, Buße. Bedeutungsgeschichtliche Beiträge zur Kultur- u. Geistesgeschichte. Halle (Saale) 1930.
Wesselski Erlesenes = A. Wesselski, Erlesenes. Prag 1928 (= Veröffentlichung der Gesellschaft deutscher Bücherfreunde in Böhmen 8).
Wetzer u. Welte = Wetzer u. Weltes Kirchenlexikon oder Encyklopädie der katholischen Theologie u. ihrer Hilfswissenschaften. 2. Aufl. Freiburg i. Br. 1882—1903.
Widlak Synode = F. Widlak, Die abergläubischen u. heidnischen Gebräuche der alten Deutschen nach dem Zeugnisse der Synode von Liftinae im Jahre 743. Znaim o. J.
Wirth Anhalt = A. Wirth, Anhaltische Volkskunde. Dessau 1932.
Wrede Rhein. Vk. = A. Wrede, Rheinische Volkskunde. Leipzig 1919. (2. Aufl. 1922).
Wrede Eifel = A. Wrede, Eifeler Volkskunde. Bonn 1922.
Wucke Werra = Chr. L. Wucke, Sagen von der mittleren Werra. 3. Aufl. hg. von H. Ullrich. Eisenach 1921.
Wuttke = A. Wuttke, Der deutsche Volksaberglaube. Dritte Bearbeitung von E. H. Meyer, 4. Aufl. Leipzig 1925.
Wuttke Sächs. Vk. = R. Wuttke, Sächsische Volkskunde. Dresden 1900. (2. Aufl. Leipzig 1903).
WZfVk. = Wiener Zeitschrift für Volkskunde (Fortsetzung der ZföVk.)
Zachariae Kl. Schriften = Th. Zachariae, Kleine Schriften zur indischen Philologie, zur vergleichenden Literaturgeschichte, zur vergleichenden Volkskunde. Bonn u. Leipzig 1920.
Zahler Simmenthal = H. Zahler, Die Krankheit im Volksglauben des Simmenthals. Diss. Bern 1898.
Zaunert Hessen-Nassau = P. Zaunert, Hessen-Nassauische Sagen. Jena 1929.
Zaunert Rheinland = P. Zaunert, Rheinland-Sagen. 2 Bde. Jena 1924.
Zaunert Westfalen = P. Zaunert, Westfälische Sagen. Jena 1927.
ZföVk. = Zeitschrift für österreichische Volkskunde. Wien 1896 ff.
ZfrwVk. = Zeitschrift des Vereins für rheinische u. westfälische Volkskunde. Elberfeld 1904 ff.
ZfVk. = Zeitschrift des Vereins für Volkskunde. Berlin 1891 ff.
Zimmermann Baden = W. Zimmermann, Badische Volksheilkunde. Karlsruhe 1927 (= Heimatblätter „Vom Bodensee zum Main" 29).
Zingerle Tirol = J. v. Zingerle, Sitten, Bräuche u. Meinungen des Tiroler Volkes. 2. Aufl. Innsbruck 1871.
Züricher Kinderlieder = G. Züricher, Kinderlieder der deutschen Schweiz. Basel 1926 (= SchwSchriften 17).

Weitere Schriften sind mit vollem Titel an Ort und Stelle angeführt. Zu vergleichenden Untersuchungen mit der Volksmedizin anderer Völker Europas sei noch verwiesen auf:

K. V. Adámek, O léčeni lidovém. (Über Volksheilkunst). Prag 1903. — M. A. van Andel, Volksgeneeskunst in Nederland. Diss. Leiden 1909. — Ders., Dutsch Folk-Medecine. In: Janus 15 (1910) 452—461, 609—621, 698—711, 730—753, 858—872; 16 (1911) 254—270, 351—359, 719—731. — Ders., Klassieke Wondermiddelen. Gorinchem 1928. — C. Bakker, Volksgeneeskunde in Waterland, een vergelijkende studie met de Geneeskunde der Grieken en Romeinen. Amsterdam 1928. — G. W. Black, Folk-Medicine, a chapter in the History of culture. London 1883. — A. de Cock, Volksgeneeskunde in Vlaanderen. Gent 1891. — V. W. Forsblom, Magisk folkmedicin. Helsingfors 1927 (= Finlands Svenska Folkdiktning VII. 5). — L. Glück, Skizzen aus der Volksmedizin u. dem medizinischen Aberglauben in Bosnien u. Herzegowina. In: Wissenschaftliche Mitteilungen aus Bosnien u. Herzegowina II. Wien 1894. — F. Grön, Altnordische Heilkunde. In: Janus 12 (1907), 665—679; 13 (1908), 73—87, 138—149, 206—220, 258—267, 313—327, 369—382, 433—436, 486—514, 569—584, 631—653. — J. Grünthal, Eesti rahvameditsiin, eriti sünnituse ning naistehaiguste puhul ja laste arstimisel, vanavara valgustussel. (Die estnische Volksmedizin, mit besonderem Hinblick auf die Geburt, die Frauenkrankheiten u. die Behandlung von Kindern). In: Eesti Kirjandus 18 (1924) 299—308, 334—347, 386—395, 443—453, 475—491. — P. Hermant u. D. Boomans, La médecine populaire. Brüssel 1928 (= Le Folklore Brabançon 8, Heft 43—45). — O. v. Hovorka, Volksmedizin auf der Halbinsel Sabioncello in Dalmatien. In: Wissenschaftliche Mitteilungen aus Bosnien u. Herzegowina VIII. Wien 1901. — Kr. Isäger, Aus der dänischen Volksmedizin. In: Janus 10 (1905) 581—586, 627—637; 11 (1906) 10—15, 63—68. — Th. J. Pettigrew, On superstitions connected with the history and practice of medicine and surgery. London 1844. — G. Pitré, Medicina popolare Siciliana. Turin-Palermo 1896 (= Biblioteca delle Tradizioni popolari Siciliane XIX). — F. Řehoř, Lidová léčba u haličských Malorusů. (Volksmedizin bei den galizischen Kleinrussen.) In: Časopis musea království českého 65 (1891) 281—298, 489—504. — F. V. Vykoukal, Domáci lékařství našeho lidu. (Häusliche Heilkunde unseres Volkes.) Prag 1894. — Č. Zíbrt, Staročeská tělověda a zdravověda. (Alttschechische Körperkunde und Heilkunde). Prag 1924. — Vgl. auch den ständigen Abschnitt „Volksmedizin" in der Volkskundl. Bibl.

Sachverzeichnis

Vom gleichen Verfasser sind bisher folgende Werke erschienen:

Im **Verlag Walter de Gruyter & Co.** in Berlin W 10, Genthiner Straße 38:

Die deutsche Volkskunde in der Tschechoslowakei. In: Deutsche Volkskunde im außerdeutschen Osten. 1930. 8°. IV. 81 Seiten. RM. 5.—.

Egerländer Volkslieder. Heft 22 der Landschaftlichen Volkslieder, herausgegeben vom Verband deutscher Vereine für Volkskunde. Mit Bildern von Toni Schönecker. 1932. 8°. 86 Seiten. RM. 3.—.

*

In **Eugen Diederichs Verlag** in Jena:

Märchen aus Turkestan und Tibet. 1923.

Böhmerwald-Sagen. 1924.

*

Im **Sudetendeutschen Verlag Franz Kraus** in Reichenberg i. B.:

Volksdichtung aus dem Böhmerwalde. 8. Band der Beiträge zur deutschböhmischen Volkskunde. 1908. Vergriffen.

Bibliographie des deutschen Volksliedes in Böhmen. 11. Band derselben Beiträge. 1913.

Die Rübezahlsage. 1923.

Bibliographie der deutschen Volkskunde in Böhmen. Von † Adolf Hauffen. Eingeleitet und herausgegeben von G. Jungbauer. 20. Band der Beiträge zur sudetendeutschen Volkskunde. 1932.

*

Im **Verlag M. Waldbauer** in Passau:

Böhmerwald-Märchen. Nr. 4 der Böhmerwäldler Volksbücher. 1923.

*

Im **Verlag der „Staatsanstalt für das Volkslied"** in Prag (Vertrieb durch die Univ.-Buchhandlung J. G. Calve in Prag I):

Volkslieder aus dem Böhmerwald. I. Band. Bisher 6 Lieferungen.

*

Im **Verlag des Vereins „Böhmerwaldmuseum"** in Oberplan:

Die fünfblättrige Rose. Ein Sagenbüchlein. 1922.

*

Im Selbstverlag der **„Sudetendeutschen Zeitschrift für Volkskunde** (Prag XII. Tylovo nám. 28).

Geschichte der deutschen Volkskunde. 1931.

*

Im **Verlag Moldavia** in B.-Budweis:

Kriegsgefangen. 1921. Zweite Auflage 1934.

Deutsche Volkskunde in Auswahl

Handwörterbuch des deutschen Aberglaubens. Herausgegeben unter besonderer Mitwirkung von E. Hoffmann-Krayer und Mitarbeit zahlreicher Fachgenossen von Hanns Bächtold-Stäubli. Groß-Oktav.

Band I: Aal—Butze(n)mann. LXXI, 1764 Spalten. 1927/28.
Subskriptionspreis 44.—, in Halbleder 52.—

Band II: C—Frautragen. 1778 Spalten. 1928/1930.
Subskriptionspreis 45.—, in Halbleder 53.—

Band III: Freem—Hexenschuß. IV, 1920 Spalten. 1930/31.
Subskriptionspreis 53.—, in Halbleder 61.—

Band IV: hieb- u. stichfest—knistern. 1584 Spalten. 1932.
Subskriptionspreis 44.—, geb. 52.—

Band V: Knoblauch—Matthias. 1872 Spalten. 1932/1933.
Subskriptionspreis 52.—, geb. 57.—

Handwörterbuch des deutschen Märchens. Herausgegeben unter besonderer Mitwirkung von Johannes Bolte und Mitarbeit zahlreicher Fachgenossen von Lutz Mackensen. Lexikonformat.

I. Band. **Aarnes Märchentypensystem—Exotische Vögel.** Groß-Oktav. XXIV, 659 Seiten. 1930—1933. RM. 42.50, in Leinen RM. 45.—

(Handwörterbuch zur deutschen Volkskunde, herausgegeben vom Verband deutscher Vereine für Volkskunde, Abteilung II.)

Die Eingeweide. Lebens- und Seelenkräfte des Leibesinnern im deutschen Glauben und Brauch. Von Ernst Bargheer. Groß-Oktav. XV, 443 Seiten. Mit 8 Tafeln und 8 Abbildungen im Text. 1931.
RM. 28.—, in Leinen 30.—

Das Feuer im deutschen Glauben und Brauch. Von Herbert Freudenthal. Groß-Oktav. XX, 571 Seiten. Mit 11 Tafeln und 15 Textabbildungen. 1931. RM. 38.—, in Leinen 40.—

Das Buch von deutschen Glocken. Im Auftrage des Verbandes deutscher Vereine für Volkskunde geschrieben von Paul Sartori. Oktav. XII, 258 Seiten. 1932. RM. 10.—, geb. 12.—

Die Idee des Aberglaubens. Sein Wachsen und Werden. Von Julius von Negelein. Groß-Oktav. VIII, 372 Seiten. 1931. RM. 17.10, geb. 18.— (Weltgeschichte des Aberglaubens, Bd. 1.)

Deutsche Volkskunde, insbesondere zum Gebrauch der Volksschullehrer. Im Auftrage des Verbandes deutscher Vereine für Volkskunde herausgegeben von John Meier. Oktav. IV, 344 Seiten. 1926.
RM 4.50, geb. 5.—

Quellen zur deutschen Volkskunde. Herausgegeben von Dr. V. von Geramb und L. Mackensen.

Erstes Heft: Arabische Berichte von Gesandten an germanische Fürstenhöfe aus dem 9. und 10. Jahrhundert. Ins Deutsche übertragen und mit Fußnoten versehen von Georg Jacob. Groß-Oktav. V, 51 Seiten. 1927. RM. 4.—

Zweites Heft: Die Knaffl-Handschrift, eine obersteierische Volkskunde vom Jahre 1813. Herausgegeben von Viktor von Geramb. Mit 4 einfarbigen und 4 mehrfarbigen Tafeln. 173 Seiten. 1928. RM. 24.—

Drittes Heft: Volkskundliches aus Strafprozessen der österreichischen Alpenländer mit besonderer Berücksichtigung der Zauberei- und Hexenprozesse 1455 bis 1850. Herausgegeben von Fritz Byloff. 68 Seiten. 1929. RM 8.—

Viertes Heft: Das Zerbster Prozessionsspiel 1507. Von Wilhelm Reupke. VI, 65 Seiten. 1930. RM 6.—

Fünftes Heft: Die Martin-Felner-Handschrift. Von G. Brandsch. Im Druck.

Sechstes Heft: Hexenglaube und Hexenverfolgung in den österreichischen Alpenländern. Von Fritz Byloff. Im Druck.

Lehrproben zur deutschen Volkskunde. Im Auftrage des Verbandes deutscher Vereine für Volkskunde hrsg. von John Meier. Oktav. 136 Seiten. 1928. RM. 1.40, kart. 1.80

Deutsche Volkskunde im außerdeutschen Osten. Vier Vorträge von G. Brandsch, G. Jungbauer, V. Schirmunski, E. von Schwartz. Groß-Oktav. IV, 81 Seiten. 1930. RM. 5.—

Land und Leute in Niederdeutschland. Von Otto Lauffer. Oktav. Mit 8 Tafeln. X, 291 Seiten. 1934. Geb. RM 4.80

Jahrbuch für Volksliedforschung. Im Auftrage des Deutschen Volksliedarchivs mit Unterstützung von H. Mersmann, H. Schewe und E. Seemann herausgegeben von John Meier. I. Jahrgang. 1928. RM 14.—, geb. 16.—. II. Jahrgang. 1930. RM 14.—, geb. 16.—. III. Jahrgang. 1932. RM. 14.—, geb. 15.50

Volksliedstudien. Von John Meier. Klein-Oktav. X, 246 Seiten. 1917. (Trübners Philologische Bibliothek Nr. 8.) RM 4.—

Zeitschrift für Volkskunde. Im Auftrage des Verbandes deutscher Vereine für Volkskunde mit Unterstützung von Johannes Bolte herausgegeben von Fritz Boehm. Lexikon-Oktav. Jährlich 3 Hefte im Umfang von je etwa 7 Bogen. Jährlich RM 18.—

Volkskundliche Studien. Friedrich Schmidt-Ott zum siebzigsten Geburtstag dargebracht. Groß-Oktav. 248 Seiten. 1930. RM 12.—
(Sonderdruck aus der Zeitschrift für Volkskunde, neue Folge, Jahrgang II.)